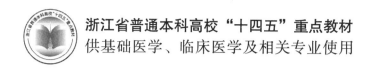

浙江省普通本科高校"十四五"重点教材

供基础医学、临床医学及相关专业使用

医学整合课程PBL教学案例

主　审：卢中秋

主　编：金可可　李章平　王万铁

副主编：汪　洋　张海邻　朱蓓蕾

　　　　许益笑　袁琳波　徐昌隆

中国教育出版传媒集团

高等教育出版社·北京

内容简介

　　本书为整合医学教育改革成果,共收集了 100 个 PBL 教学案例,分为循环系统、呼吸系统、消化系统、泌尿系统、神经系统、内分泌系统与代谢性疾病、血液系统、免疫系统、性－生殖－成长病学、传染病与感染、运动骨关节系统及急诊与重症医学等 12 章。案例素材均来源于一线医生提供的临床上真实的典型病例,同时配有视频、图片等数字资源,并提供了每个案例的学习目标和问题提示,涵盖基础和临床的问题,供 PBL 教学参考。

图书在版编目（ＣＩＰ）数据

医学整合课程 PBL 教学案例 / 金可可，李章平，王万铁主编 . -- 北京：高等教育出版社，2023.12

　　ISBN 978-7-04-061418-3

　　Ⅰ. ①医… Ⅱ. ①金… ②李… ③王… Ⅲ. ①基础医学－教案（教育）-医学院校 Ⅳ. ① R3

　　中国国家版本馆 CIP 数据核字（2023）第 232392 号

Yixue Zhenghe Kecheng PBL Jiaoxue Anli

| 策划编辑 | 瞿德竑 | 责任编辑 | 瞿德竑 | 封面设计 | 赵　阳 | 责任印制 | 刁　毅 |

出版发行	高等教育出版社	网　　址	http://www.hep.edu.cn
社　　址	北京市西城区德外大街4号		http://www.hep.com.cn
邮政编码	100120	网上订购	http://www.hepmall.com.cn
印　　刷	天津嘉恒印务有限公司		http://www.hepmall.com
开　　本	787mm×1092mm　1/16		http://www.hepmall.cn
印　　张	20		
字　　数	480千字	版　　次	2023 年 12 月第 1 版
购书热线	010-58581118	印　　次	2023 年 12 月第 1 次印刷
咨询电话	400-810-0598	定　　价	46.00元

新形态教材·数字课程（基础版）

医学整合课程
PBL 教学案例

主编　金可可　李章平　王万铁

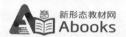

新形态教材网 Abooks

关于我们 ｜ 联系我们　　　登录/注册

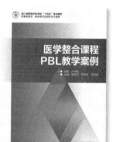

医学整合课程 PBL 教学案例

金可可　李章平　王万铁

开始学习　　收藏

　　医学整合课程 PBL 教学案例数字课程与纸质教材一体化设计，紧密配合。数字课程包括各案例的图、表、视频等，为学生学习和教师教学提供参考。

http://abooks.hep.com.cn/61418

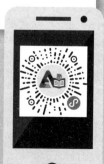

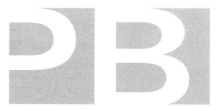

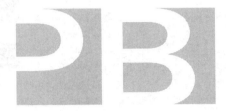

编者

（各校编者按姓氏拼音排序）

温州医科大学：	金晓凤	孟洪冰	史广江	孙鸿霞
	王思斯	王泽楷	赵龙伟	
温州医科大学附属第一医院：	白植标	包影	陈黛茜	陈丹
	陈培荣	陈天新	陈晓微	丁晓凯
	方丹红	谷雪梅	黄航	金尹
	李永吉	梁彬	廖少华	林峰
	林源绍	刘俊	宋文兴	孙媛媛
	汪延辉	王丹	王宇	吴鹏
	谢于鹏	邢冲云	许华清	许跃
	薛海波	杨莉	叶雪挺	应金威
	张宇	章杰	章晓东	郑若宜
	支绍册	朱碧红	朱华	朱旻宇
温州医科大学附属第二医院：	金芬华	林琼琼	刘海斌	南燕
	屠文展	余灵芳	赵艳玲	朱婷婷
温州医科大学附属东阳医院：	蒋壮壮	张为强		
温州医科大学附属衢州医院（衢州市人民医院）：	陈晓春	陈毓	段婷婷	江飞飞
	孔宏伟	卢伟力	马爽	彭春仙
	吴德军	徐林娟	杨铭	
上海交通大学医学院附属瑞金医院：	董磊			
浙江大学医学院附属邵逸夫医院：	单治			
广东医科大学：	李蓉			
丽水学院医学院：	陈光平			

编写秘书： 孟洪冰　王思斯

PBL

基于问题的学习（problem-based learning，PBL）即问题导向学习，于 1960 年首创于加拿大麦克马斯特（McMaster）大学，随后在全球许多学校应用推广，20 世纪 80 年代末进入我国，备受我国各大医学院校推崇。

在当今知识爆炸、科技日新月异的时代，如果仍然单纯采用传统的课堂授课模式，把知识灌输给学生，已经跟不上医学的发展和学生对知识的渴求。PBL 不仅是教学方法的改进，更是教育理念的革命，冲击了"填鸭式"的传统医学教学模式。PBL 以建立终身学习能力为目标，在教师引导下以有目的的学生自主学习为核心，以典型案例为载体，以探索问题为导向，以小组讨论及互动学习为平台，培养学生获取知识、发现问题、解决问题及与人沟通、团结协作的能力。PBL 教学是从"知识中心型"教学向"能力中心型"教学的转变，对培养高素质的医学人才具有十分重要的意义。

本书共收集了 100 个 PBL 教学案例，分为循环系统、呼吸系统、消化系统、泌尿系统、神经系统、内分泌系统与代谢性疾病、血液系统、免疫系统、性-生殖-成长病学、传染病与感染、运动骨关节系统及急诊与重症医学等 12 章。作为本书的特色，案例均来源于一线有经验的医生提供的临床典型病例。本书将"数字资源"融入纸质教材，使用者可随时通过手机或电脑获得视频、图片等内容，这些数字材料使案例更具真实性和直观性，有利于培养学生的临床思维能力。在本书的最后部分，提供了每个案例的学习目标和问题提示，涵盖基础和临床的问题，这部分仅供参考，在具体教学中，教师可根据课程需要制订学习目标，并引导学生提出新的问题。

该教材为整合医学教育改革成果，为了更好地将教书育人落实于课堂教学的主渠道中，特邀请浙江省高校思政名师工作室负责人陈飙教授和陈乃车教授担任编委，以指导作者在编写教学案例时有机融入课程思政内容，使学生通过对案例的讨论学习，实现知识传授、价值塑造和能力培养的多元统一，从而更好地发挥课程育人的功能。

本书由广东医科大学，昆明医科大学，福建医科大学，内蒙古医科大学，滨州医学院，浙江中医药大学，杭州师范大学，杭州医学院，上海交通大学医学院附属新华医院及附属瑞金医院，浙江大学医学院附属第一医院、附属邵逸夫医院及附属杭州市第一人民医院，温州医科大学及附属第一医院、附属第二医院、附属东阳医院、附属衢州医院，丽水学院医学院及澳大利亚 St Vincent's Hospital 的教师和医生参加或指导编写。编者认真而积极地编写每个 PBL 教学案例，为此付诸了大量的心血，给了我们从事 PBL 教学的动力和信心，在此表示由衷的感谢和敬意！

本书适用于基础医学、临床医学及医学相关专业的本科生及研究生教学，可作为学生用书和教师参考书。由于编写时间仓促，水平有限，书中不足之处敬请广大师生及专家批评指正！

金可可　李章平　王万铁

2023年8月

目录

PBL

循环系统

案例一 突如其来的腹痛

【情境1】

广东的李先生是一名工人，今年48岁，身体一直不错。2天前，李先生晚上休息时突然感觉腹痛，疼痛不剧烈，持续数分钟，休息后未缓解，伴恶心、呕吐，把晚饭吃的食物都吐出来了，大汗淋漓。李先生自认为是吃坏肚子，未去医院。1 h前李先生感觉头晕，眼前发黑，烦躁不安，四肢乏力，意识不清，家人连忙把他送到医院急诊。

心电图：Ⅱ、Ⅲ、aVF导联ST段抬高（e 图1-1-1 心电图）。

实验室检查结果：肌酸激酶（CK）1 235 U/L，肌酸激酶同工酶（CK-MB）114 U/L，高敏肌钙蛋白T（Hs-TnT）7.69 μg/L，脑钠肽（BNP）250 pg/ml。

【情境2】

接诊医生考虑为急性心肌梗死，给予补液、硝酸甘油，但治疗后症状未缓解。予急诊行气管插管，收住冠心病监护治疗病房（CCU）继续治疗。

入院体格检查：体温（T）37.0℃，脉搏（P）135次/分，血压（BP）93/66 mmHg，呼吸（R）24次/分，气管插管呼吸机辅助给氧下，氧饱和度86%。神志朦胧，皮肤、黏膜及巩膜无黄染。颈软，气管居中，甲状腺无肿大。无发绀，无颈静脉怒张，肝颈静脉反流征阴性，颈部血管无异常搏动。全身各处浅表淋巴结未触及。两肺呼吸音清，未闻及干、湿啰音，未闻及胸膜摩擦音。腹软，无压痛，无反跳痛，肝脾肋下未触及。神经系统无异常。

专科体格检查：心前区无隆起，未见异常搏动。触诊心尖冲动位于左第5肋间，锁骨中线内0.5 cm，力量强，无抬举感、无摩擦感及震颤。心相对浊音界大小正常。心音正常，心率（HR）135次/分，心律齐，各瓣膜区未闻及杂音，未闻及心包摩擦音。无交替脉，无水冲脉，无Durozxiez征。双下肢无水肿，足背动脉搏动弱。

入院实验室检查结果：血气分析：血液酸碱度7.278，氧分压50.2 mmHg，碳酸氢根17.5 mmol/L，剩余碱 –8.6 mmol/L，二氧化碳分压38.2 mmHg；淀粉酶140 U/L；降钙素原定量0.136 ng/ml；红细胞4.57×10^{12}/L，血小板178×10^9/L，白细胞22.34×10^9/L，血红蛋

白 142 g/L；血生化：葡萄糖（急诊）5.4 mmol/L，肌酐（急诊）85 μmol/L，血清氯（急诊）107 mmol/L，乳酸（急诊）1.5 mmol/L，尿素氮（急诊）10.0 mmol/L，血清钾（急诊）4.47 mmol/L，血清钙（急诊）2.04 mmol/L，血清钠（急诊）136 mmol/L，脑钠肽 250 pg/ml，肌钙蛋白定量（急诊）7.69 μg/L，D- 二聚体 2.94 mg/L。

CT 检查结果：两肺气肿，两肺弥漫性炎症；心包、两侧胸腔积液；左侧冠状动脉少许钙化；胆囊炎改变；左肾结石。

【情境 3】

给予拜阿司匹林、硫酸氢氯吡格雷片、阿托伐他汀钙片、米力农 + 多巴胺 + 去甲肾上腺素升压，头孢曲松钠抗感染。

病情变化：HR 158 次 / 分，窦性心律（窦律），见有短阵室性心动过速及室性期前收缩，室性心动过速能自动转窦律，米力农 + 多巴胺 + 去甲肾上腺素针维持下 BP 76/46 ~ 95/54 mmHg，球结膜水肿及双上肢水肿明显，心音低钝，未闻及病理性杂音，双肺呼吸音粗，可闻及痰鸣音，四肢皮肤尚温暖，无花斑，足背动脉搏动可。留置导尿，尿量 30 ~ 40 ml/h；血小板 107×10⁹/L，白细胞 28.00×10⁹/L，血红蛋白 135 g/L；血酸碱度 7.312，氧分压 70.0 mmHg，二氧化碳分压 42.1 mmHg，剩余碱 –5.0 mmol/L，碳酸氢根 20.9 mol/L；D- 二聚体 6.17 mg/L；CK-MB（急诊）161 U/L，CK（急诊）3 994 U/L，Hs-TnT 定量（急诊）14.88 ng/L（**e** **图 1-1-2　高敏肌钙蛋白 T 变化曲线图**）。

经胸心脏超声：左心室整体收缩活动减弱，以左心室前壁、前间隔、心尖部及下壁为主，轻度二尖瓣反流，主动脉窦部增宽，中重度主动脉瓣反流，心包积液（**e** **表 1-1-1　经胸超声检查结果**）。

【情境 4】

经口气管插管接呼吸机辅助通气，HR 108 ~ 110 次 / 分，窦性心律，米力农 + 多巴胺 + 去甲肾上腺素针维持下动脉血压（ABP）76/46 ~ 86/54 mmHg，肺动脉楔压（PAWP）26 ~ 31 mmHg，心排血量（CO）3.31 ~ 4.04 L/min，球结膜水肿及双上肢水肿明显，心音低钝，主动脉瓣第一听诊区可闻及 2/6 级收缩期杂音，双肺呼吸音粗，可闻及痰鸣音，四肢皮肤尚温暖，无花斑，足背动脉搏动可。留置导尿，尿量 60 ~ 200 ml/h。

CT 检查结果：升主动脉根部夹层形成考虑，胸、腹主动脉少许附壁血栓，两肺背侧炎症（**e** **图 1-1-3　主动脉增强 CT 图像**）。

经食管心脏彩超：升主动脉夹层分离，主动脉瓣重度关闭不全，主动脉窦部增宽，左室整体收缩活动减弱，以左心室前壁、前侧壁、室间隔、心尖部及下壁为著，轻度二尖瓣反流，心包积液（**e** **表 1-1-2　经食管超声检查结果**）。

确诊主动脉夹层，择日行升主动脉瓣人工血管置换术。

案例二　变化无常的高血压

【情境1】

陈先生，40岁，身高176 cm，体重88 kg，父亲身体健康，母亲患有高血压。已婚，育有两个女儿。陈先生一直喜欢喝酒抽烟，平均每天喝啤酒250 ml，每天抽烟7支，后来因为尿酸升高，开始戒烟戒酒。平时不喜欢运动。

陈先生年轻力壮，一直以为自己很健康，所以也不怎么关注自己的身体，直至3年前体检发现血压升高（180/90 mmHg），当时无头痛、头晕，无胸闷、心悸，无夜尿增多，无乏力不适等症状，遂至医院就诊，医生予以"缬沙坦氨氯地平片1片口服（po）、每晨一次（qm），氨氯地平阿托伐他汀片1片 po qm，比索洛尔片1片 po qm"治疗，治疗后血压控制在145/90 mmHg左右，偶尔降至正常范围。

【情境2】

由于陈先生的血压一直难以控制，所以他找到了高血压专科门诊方主任。方主任查阅了陈先生的既往诊疗过程，发现陈先生并没有进行详细的高血压相关检查，考虑到陈先生是一位青壮年高血压患者，且属于难治性高血压，所以建议陈先生进行继发性高血压的筛查，以及心血管危险因素、靶器官功能的检查。

实验室检查结果：尿常规：尿蛋白阴性，尿白蛋白/肌酐比值10.9 mg/g；血常规：白细胞（WBC）7.89×10^9/L，红细胞（RBC）5.55×10^{12}/L，血红蛋白（Hb）166 g/L，血小板（PLT）269×10^9/L；生化检查：谷草转氨酶28 U/L，谷丙转氨酶42 U/L，空腹血糖4.9 mmol/L，肌酐69 μmol/L，总胆固醇4.56 mmol/L，甘油三酯1.83 mmol/L，低密度脂蛋白胆固醇（LDL-C）2.66 mmol/L，尿酸513 μmol/L，血清钾4.45 mmol/L。甲状腺功能正常。

特殊检查结果：颈椎动脉B超：双侧颈动脉未见明显异常，双侧椎动脉未见明显异常；腹部B超：脂肪肝，右肾囊肿（囊壁部分钙化）；肾动脉B超：两肾动脉无明显异常发现；心电图：①窦性心律，②T波改变（**e 图1-2-1　心电图**）；超声心动图：左心室壁增厚，左心房增大，主动脉窦部及升部增宽，左心室舒张功能减退；肾上腺薄层CT：左肾上腺结节，良性小腺瘤首先考虑，脂肪肝（**e 图1-2-2　肾上腺CT**）。

根据上述检查结果，方主任认为陈先生有必要进行进一步检查，明确肾上腺腺瘤是否有功能，故建议陈先生住院。考虑到目前服用的抗高血压药会对肾素-血管紧张素-醛固酮系统产生影响，故予以调整药物治疗，更换成"维拉帕米片240 mg qm"治疗。

【情境3】

2周后，陈先生入住病房。

体格检查：体温（T）36.9℃，呼吸（R）20次/分，脉搏（P）97次/分，心率（HR）97次/分，血压（BP）178/120 mmHg。皮肤、黏膜无黄染，巩膜无黄染。颈软，气管居中，甲状腺无肿大。无发绀、无颈静脉怒张，颈部血管无异常搏动。全身浅表淋巴结未触及。两肺呼吸音清，未闻及干、湿啰音，未闻及胸膜摩擦音。腹软，无压痛，无反跳痛，肝脾肋下未触及。神经系统无异常。

专科体格检查：心前区无隆起，未见异常搏动。触诊心尖冲动位于左第 5 肋间，锁骨中线内 0.5 cm，力量强，无抬举感、无摩擦感及震颤。心相对浊音界大小正常。心音正常，心率 97 次/分，心律齐，各瓣膜区未闻及杂音，未闻及心包摩擦音。无交替脉、无水冲脉、无 Durozxiez 征。双下肢无水肿、足背动脉搏动好。

完善相关检查：血气分析：血液酸碱度 7.387，二氧化碳分压 44.5 mmHg，氧分压 87.5 mmHg，剩余碱 0.8 mmol/L，细胞外液碱储量 1.20 mmol/L，碳酸氢根 26.2 mmol/L，氧含量 20.40 vol%，标准碳酸氢根 24.8 mmol/L，氧饱和度 96.5%；红细胞沉降率 9 mm/h；肌酐（酶法）77 μmol/L，尿酸 618 μmol/L，血清钾 4.45 mmol/L，总胆固醇 6.69 mmol/L，甘油三酯 3.37 mmol/L，高密度脂蛋白胆固醇（HDL-C）1.04 mmol/L，LDL-C 4.02 mmol/L；肾素活性（立位）2.37 ng/（ml·h），醛固酮（立位）152.80 pg/ml，肾素活性（卧位）2.21 ng/（ml·h），醛固酮（卧位）132.40 pg/ml，皮质醇（8 am）235.85 nmol/L，皮质醇（0 am）104.58 nmol/L，皮质醇（4 pm）150.70 nmol/L，促肾上腺皮质激素（ACTH）（8 am）20.05 ng/L，ACTH（0 am）7.40 ng/L，ACTH（4 pm）14.15 ng/L，血儿茶酚胺水平正常。

心电图：①窦性心律，②T 波改变。

24 小时动态血压：全天血压平均值 129/85 mmHg（参考值 < 130/80 mmHg），白天血压平均值 131/86 mmHg（参考值 < 135/85 mmHg），夜间血压平均值 122/79 mmHg（参考值 < 120/70 mmHg），清晨血压平均值 138/96 mmHg（参考值 < 135/85 mmHg）。

胸部 X 线检查：心影增大（e 图 1-2-3 X 线胸片）。

眼底：双眼高血压视网膜病变 2 级。

外周动脉硬化检测：右臂 134/101 mmHg，左臂 132/98 mmHg，右踝 159/101 mmHg，左踝 151/99 mmHg，踝肱指数（ABI）（R）1.18，ABI（L）1.12，脉搏波传导速度（PWV）（R）1 465 cm/s，PWV（L）1 545 cm/s。

睡眠呼吸监测：重度阻塞性睡眠呼吸暂停低通气综合征。

肾上腺薄层增强 CT：左肾上腺结节，小腺瘤首先考虑，脂肪肝（e 图 1-2-4 肾上腺增强 CT）。

根据上述检查结果，方主任进行了综合分析，认为陈先生属于原发性高血压，基本排除原发性醛固酮增多症等其他继发性高血压原因。他认为陈先生的血压一直难以降至正常范围的原因是合并重度阻塞性睡眠呼吸暂停低通气综合征，以及伴有肥胖、高尿酸血症、高脂血症等心血管危险因素，需要进行综合治疗才能将血压控制好。

【情境 4】

经过一系列的检查，以及方主任对陈先生的病情分析和治疗建议，陈先生终于意识到自己不仅仅是高血压，还伴有重度阻塞性睡眠呼吸暂停低通气综合征、肥胖、高脂血症、高尿酸血症。除了服用抗高血压药外，夜间睡觉需要佩戴呼吸机，以纠正夜间由于呼吸暂停导致的低氧血症，还需要保持低盐、低脂、低嘌呤饮食，坚持每天中等强度的运动，减轻体重。

　　此后，每天晚上在小区附近的公园里，都能看到陈先生和妻子一起运动的身影。晚上睡觉戴上呼吸机，陈先生的睡眠质量得到了明显改善，白天工作有精神了，体重也逐渐下降，尿酸和血脂都慢慢降至正常，血压也降到正常范围。

案例三　李大爷的胸痛

【情境1】

李大爷是一位71岁的农民，体重82 kg，身高173 cm，干农活的李大爷向来身体素质不错，没得过大病，也没有参与每年一次的农村体检，平时烟不离手（每天1~2包，烟龄30多年）。虽然李大爷年事已高，但平时有下地干活的习惯。近两个月来，李大爷干农活时经常出现胸痛，持续3~5分钟，休息后可缓解，晨起或活动时发作。但上述症状并没有引起李大爷的重视。一天下午，李大爷跟往常一样在田间劳作时，胸痛再次发作，疼痛明显较前加重，出冷汗，同时伴有胸口憋闷感，呼吸困难。这种状况持续了半小时左右没有好转。家人立即将李大爷送到就近的卫生院，中途呕吐一次。下午5时左右，卫生院的章医生为李大爷做了一些检查。章医生查看检查结果后，开了胃药和抗生素，李大爷服用后自觉症状稍有缓解，便回到家中。

【情境2】

傍晚约6时，李大爷的胸痛再次加重，持续不能缓解，并出现左侧肩背部疼痛，他再次服用胃药后症状仍无好转，家人立即将李大爷送往市里的医院就诊。晚上8：20，到了急诊科，李大爷胸痛持续存在，无明显缓解，继而出现头晕、呼吸困难、四肢苍白冰冷。急诊科刘医生为李大爷做了体格检查。

体格检查：体温（T）36.4℃，呼吸（R）20次/分，脉搏（P）50次/分，血压（BP）110/73 mmHg。神志清，皮肤、黏膜、巩膜无黄染。颈软，气管居中，甲状腺无肿大，无发绀，颈静脉充盈，肝颈静脉反流征阳性，颈部血管无异常搏动。全身各处浅表淋巴结未触及。两肺呼吸音粗，两下肺可闻及干、湿啰音，未闻及胸膜摩擦音。腹软，上腹部轻压痛，无反跳痛，肝脾肋下未触及。神经系统无异常。心前区无隆起，未见异常搏动。触诊心尖冲动位于左第5肋间，锁骨中线外0.5 cm，力量强，无抬举感、无摩擦感及震颤。心相对浊音界稍大。心音正常，心率（HR）50次/分，心律齐，心尖区可闻及2/6收缩期吹风样杂音，未闻及心包摩擦音。无交替脉、无水冲脉、无Durozxiez征。双下肢无水肿，足背动脉搏动弱。

刘医生马上让做进一步心电图检查（时间：20：22）（图1-3-1　心电图1），同时进行抽血检查。然后再次进行体格检查：T 36.4℃，R 20次/分，P 50次/分，BP 85/50 mmHg。神志清，颈静脉怒张，肝颈静脉反流征阳性。两肺呼吸音清，两肺未闻及干、湿啰音，未闻及胸膜摩擦音。腹软，腹部无压痛，反跳痛。触诊心尖冲动位于左第5肋间，锁骨中线内0.5 cm，力量弱，无摩擦感及震颤。心相对浊音界正常。心律齐，各瓣膜区未及杂音，未闻及心包摩擦音。双下肢无水肿，足背动脉搏动弱。

血常规：血红蛋白（Hb）98 g/L，白细胞（WBC）13.1×10⁹/L，血小板（PLT）200×10⁹/L。肌酐74 μmol/L，LDL-C 4.86 mmol/L，总胆固醇（TC）7.63 mmol/L，心肌肌钙蛋白I（cTnI）（−）。

【情境3】

刘医生判读心电图后，立即联系心内科医生。心内科张医生到场并同家属谈话，告知李大爷及其家属，目前的诊断考虑急性心肌梗死，病情危重，医生和护士会竭尽全力帮李大爷渡过难关，接下来需要进行急诊手术。签署知情同意书（20：35），吩咐立即给予阿司匹林 300 mg，氯吡格雷 600 mg 口服（20：38），并安排送导管室准备心导管检查（20：50）。其间进行了第二次心电图复查（20：45）（ⓔ 图 1-3-2　心电图 2），同时急诊血液检查。

送入导管室后，因心率缓慢（32 次 / 分），行紧急临时起搏器安置术。术中患者突发意识丧失，抽搐，心电图监护显示心室颤动，予直流电 200 J 同步电除颤，并静脉注射肾上腺素 1 mg，3 次。反复电除颤 3 次后，转为室性逸搏心律，心率 32 次 / 分，立即临时起搏心率 60 次 / 分，无快速性心律失常发生。选择性冠状动脉造影提示：右冠状动脉近端完全闭塞（ⓔ 图 1-3-3　右冠状动脉造影，视频 1-3-1　右冠状动脉造影），予开通植入 1 枚支架（21：30）（ⓔ 图 1-3-4　右冠状动脉阻塞开通后造影，视频 1-3-2　右冠状动脉阻塞开通后造影）。术后李大爷胸痛等症状逐渐缓解，转入 CCU。

血常规：Hb 95 g/L，WBC 11.7×10^9/L，PLT 181×10^9/L。肌酐 74 mmol/L，CK 208 U/L，CK-MB 22 U/L，cTnI 0.01 μg/L，D- 二聚体 0.94 mg/L，BNP 49 pg/mL。

【情境4】

术后第 2 天，李大爷出现体温升高，波动于 37.6 ~ 38.0 ℃，予查血常规。通过物理降温、秋水仙碱口服等对症处理，体温逐渐恢复，且李大爷术后未再发胸痛，于第 3 天转入普通病房。监护室的护士给李大爷及其家属进行冠心病相关知识的宣教，嘱咐李大爷术后注意事项，协助他进行术后恢复锻炼。

李大爷及其家属表示，通过这次惨痛的教训，深刻认识到吸烟的危害性，并保证马上戒烟。术后第 4 天，李大爷体温正常，复查血常规：Hb 93 g/L，WBC 13.2×10^9/L，PLT 210×10^9/L，中性粒细胞 0.695，淋巴细胞 0.19。恢复下床活动，术后第 7 天好转出院。

案例四　心跳突然加快

【情境1】

76岁的陈奶奶患高血压10余年，一直在吃抗高血压药，平时血压（BP）控制在120～140/70～80 mmHg。去年出现胃溃疡出血，经过治疗，目前已经稳定。今天早上9时，去菜市场买完菜，在返回公交车站的路上，看见公交车快要到站，她加快脚步跑了过去。刚刚跑了几步路，突然心脏"扑扑扑"直跳，跳得极快，连呼吸也不顺畅了，陈奶奶不得不停下来。她望着远去的公交车无可奈何地叹了口气。回到家中，陈奶奶感觉心脏还是跳得很快，喝了几口热水也无法恢复平静。

【情境2】

2小时后，陈奶奶突然全身冒冷汗，手脚冰凉，家里人赶紧拨打"120"，将陈奶奶送到医院急诊。急诊室王医生立即给陈奶奶测量血压，BP 84/56 mmHg。床旁心电图结果显示心房颤动伴快速心室率（e 图1-4-1　急诊室心脏电复律前心电图）。王医生跟陈奶奶儿子谈话，告诉他患者现在情况非常危急，已出现休克状态，需要立即把心房颤动（房颤）心律恢复成窦性心律，亟须做一次心脏电复律。陈奶奶儿子表示同意。

在静脉使用一定剂量的地西泮注射后，陈奶奶很快进入睡眠状态。王医生紧急给予100 J电复律后，心电监护提示心律转为窦性心律，显示心率（HR）为82次/分（e 图1-4-2　急诊室心脏电复律后心电图）。再次测量陈奶奶的血压，显示已经恢复至138/79 mmHg。此时陈奶奶冒汗的情况也得到了缓解。王医生告诉陈奶奶的儿子，她这种情况需要住院治疗，经详细评估之后，再制订治疗方案。

【情境3】

当天下午3时，陈奶奶住进了心血管内科病房。郭医生完善了抽血、心脏超声、头颅MRI检查。心脏超声结果提示：左心房、左心室轻度增大，左心室壁增厚，部分瓣膜轻度反流（e 表1-4-1　经胸心脏超声检查结果）。头颅MRI提示：脑内多发腔隙性梗死灶（e 图1-4-3　头颅磁共振图像）。血常规、肝肾功能、甲状腺功能未见异常。经食管超声未见心房血栓。郭医生给陈奶奶口服达比加群酯胶囊，每次110 mg，每天2次；同时口服瑞舒伐他汀钙片，每次10 mg，每日1次；氯沙坦钾片，每次50 mg，每日1次。

【情境4】

第二天上午，主管许主任跟陈奶奶的儿子沟通，建议行心房颤动射频消融治疗，同时考虑到老人口服抗凝血药物的出血风险比较高，可以行左心耳封堵手术。陈奶奶的儿子同意许主任的治疗方案。1周后，许主任在心脏导管室为陈奶奶进行经导管心房颤动射频消融术和左心耳封堵手术。两天后，陈奶奶顺利出院。

随访1年，陈奶奶的房颤没有复发，生活质量也显著改善。

案例五 一过性黑矇

【情境1】

86岁的李奶奶，家中有5个子女，都很孝顺。李奶奶平时没有高血压、糖尿病，身体一直挺好，没有吃药。2个多月前，李奶奶在家里吃中饭时，突然意识丧失，呼之不应，持续1~2分钟后自行缓解，苏醒后伴头晕，无视物旋转，无胸闷、胸痛，无心悸，无呼吸困难，无大、小便失禁，无活动障碍，无口齿不清，休息一会儿后恢复正常，因此家里人和李奶奶都没有重视，也没有去医院检查。

当天，李奶奶像往常一样吃晚饭，饭后突然出现右下腹疼痛，伴腹胀，无腹泻、呕吐，之后出现发热，伴畏寒、寒战，无咳嗽、咳痰，无尿频、尿急、尿痛等不适。在当地医院输液治疗后无明显好转，于是家人将李奶奶送至市级医院诊治。

【情境2】

李奶奶被诊断为"急性阑尾炎"，在急诊留观室给予舒普深（注射用头孢哌酮钠舒巴坦钠）抗感染及补液等对症治疗。在留观期间，李奶奶突然出现一过性黑矇，持续数秒，有头晕、胸闷、心悸，无胸痛，无呼吸困难，无大汗淋漓。急诊值班胡医生立即给予心电图检查：①窦性心律；② PtfV1≤–0.03 mm·s；③二度房室传导阻滞（2∶1房室传导）；④ ST-T改变；⑤肢体导联、左胸导联低电压（ℯ 图1-5-1 入院心电图）。随后做了动态心电图检查：①窦性心律；②二度房室传导阻滞（呈2∶1下传）；③多源房性期前收缩，成对房性期前收缩，频发短阵房性心动过速、阵发性房性心动过速；④偶发两源室性期前收缩；⑤偶发室性逸搏（ℯ 图1-5-2 动态心电图）。

经心血管内科医生会诊后，建议李奶奶住院进一步治疗。

【情境3】

心血管内科病房内，李奶奶躺在病床上，身上戴着心电监护仪，护士在监护仪器上远程监控李奶奶的心率，时刻关注着心律变化。此时李奶奶已无发热，右下腹痛已经好转。

苏主任查房，体格检查：体温（T）36.8℃，呼吸（R）20次/分，脉搏（P）35次/分，心率（HR）35次/分，血压（BP）149/60 mmHg。皮肤、黏膜无黄染，巩膜无黄染。颈软，气管居中，甲状腺无肿大。无发绀、无颈静脉怒张，颈部血管无异常搏动。全身浅表淋巴结未触及。两肺呼吸音粗，双肺可闻及啰音，未闻及胸膜摩擦音。腹软，无压痛，无反跳痛，肝脾肋下未触及。神经系统无异常。

专科体格检查：心前区无隆起，未见异常搏动。触诊心尖冲动位于左第5肋间，距锁骨中线内0.5 cm，力量强，无抬举感、无摩擦感及震颤。心相对浊音界大小正常。HR 35次/分，心律齐，心尖区未闻及明显杂音，三尖瓣区可闻及Ⅱ~Ⅲ级收缩期吹风样杂音，未闻及心包摩擦音。无交替脉、无水冲脉、无Durozxiez征。双下肢无水肿，足背动脉搏动弱。

实验室检查：血常规：红细胞（RBC）3.92×10^{12}/L，血红蛋白（Hb）89 g/L，白细胞（WBC）3.65×10^9/L，嗜酸性粒细胞 0.065，中性粒细胞 0.594，血小板（PLT）225×10^9/L；肝功能：谷丙转氨酶 15 U/L；血葡萄糖（空腹）7.4 mmol/L，血肌酐 72 μmol/L，血尿素氮 4.6 mmol/L，血清钾 4.33 mmol/L，CK–MB（mass 法）1.37 ng/ml，肌酸激酶 31 U/L，N 端 B 型钠尿肽前体（NT–proBNP）2 327.0 ng/L，C 反应蛋白 1.9 mg/L，高敏肌钙蛋白 T 11.1 ng/L，肌红蛋白 35 ng/ml。新型冠状病毒抗体 IgM 阴性，新型冠状病毒抗体 IgG 阴性，咽拭子新型冠状病毒核酸检测（快速）阴性。

腹部 B 超：肝胆脾胰肾无明显异常；心电图：窦性心律，二度 2∶1 房室传导阻滞，肢体导联低电压；超声心动图：左心房轻度增大，二尖瓣后叶瓣环局部钙化，轻度二尖瓣反流，中度肺动脉高压伴中重度三尖瓣反流。

苏主任建议李奶奶安装心脏起搏器治疗。

【情境 4】

根据苏主任建议，李奶奶家人商量后同意安装心脏起搏器，李奶奶也表示愿意接受手术治疗。于是在积极的术前准备、手术知情同意书签署后，苏主任为李奶奶进行了"永久起搏器植入术、左束支起搏 + 右心耳起搏（LBBP+RAA）"：将心室电极放置在 LBB 区域，送入心房电极至右心耳，测感知、阈值、阻抗符合要求，随后植入双腔永久起搏器至囊袋，术口用细线缝合。整个手术过程顺利，李奶奶安全返回病房。

复查心电图：窦性心律，LBBP（**e** 图 1-5-3 起搏后心电图）；胸部 X 线检查：两肺散在炎性纤维灶，起搏器植入状态；心影增大（**e** 图 1-5-4 起搏器植入后胸片）。

术后，李奶奶安静地躺在病房里，监护仪上，心跳规律，HR 70 次 / 分。

李奶奶这一次可以说是因祸得福，如果没有急性阑尾炎的发作，她不会去医院看病，也就不会知道自己是因为心搏骤停而导致的晕厥。

案例六 爬楼梯感觉吃力了

【情境1】

老罗是某单位职工，今年50岁，家住三楼，每天上下楼需爬楼梯。从今年年初开始，他感觉上楼特别吃力，爬三层楼需要停下来歇息两次。特别是近两个月来，他发现双腿有些水肿。老罗平日没有饮酒的习惯，但喜欢抽烟，每天抽烟10支左右。在家人的催促下，1周前他在药店测血压150/104 mmHg，药店工作人员建议他尽快去医院做进一步的检查。老罗认为自己身体一直都挺硬朗，就没有当回事。

【情境2】

最近天气渐渐变冷，某天，老罗穿着单薄的衣服外出，在外面冻了一阵回来后感觉不舒服，并有咳嗽、流涕。爬楼梯感觉更加吃力了，脚也比以前肿得厉害。晚上睡觉感觉胸口憋闷得很，需要垫高枕头才舒服，一整夜辗转难以入睡，要到窗口透气好几次。第2天早上醒来，老罗感觉空气都不够用。老罗本想买点感冒药吃吃就可以了，但在他爱人的再三劝说下，决定去医院看病。

门诊张医生接待了老罗，进行了体格检查：体温（T）37℃，呼吸（R）20次/分，脉搏（P）71次/分，血压（BP）152/98 mmHg。颈静脉充盈，两肺呼吸音粗，闻及湿啰音，腹软，无压痛。专科体格检查：心前区无隆起，未见异常搏动。触诊心尖冲动位于左第5肋间，锁骨中线外1.0 cm，力量弱，无抬举感、无摩擦感及震颤。心相对浊音界向左扩大。心音正常，心率（HR）71次/分，心律齐，各瓣膜区未闻及杂音，未闻及心包摩擦音。双下肢水肿，足背动脉搏动好。

【情境3】

张医生给予老罗抽血化验、心电图、心脏超声及胸部CT检查。化验结果提示：白细胞、C反应蛋白及NT-proBNP升高（**e** 表1-6-1 门诊抽血化验结果）；心电图提示：窦性心律，左心室肥大，ST-T改变，完全性左束支传导阻滞，QRS波宽度205 ms（**e** 图1-6-1 门诊心电图）；心脏超声提示：左心扩大，左心室收缩活动减弱，前间隔收缩活动不协调（**e** 表1-6-2 住院期间经胸超声检查结果）；胸部CT提示：两肺散在炎性渗出，两侧胸腔积液伴右肺膨胀不全，心影明显增大，冠状动脉钙化，少量心包积液（**e** 图1-6-2 胸部CT图像）。诊断考虑：心力衰竭，上呼吸道感染。建议住院治疗。

【情境4】

当天晚上，老罗住进心血管内科病房。赵医生给予头孢呋辛、呋塞米、螺内酯（安体舒通）、氯沙坦钾治疗，并且让他每天早晨空腹监测体重。

住院第2天，诊疗组长李主任查房，询问了老罗的病史，进行了体格检查，分析了临床资料。诊断考虑：慢性心力衰竭，扩张型心肌病可能性大。但需排除冠状动脉缺血所致，建议行冠状动脉造影评估。

第 3 天，老罗接受了冠状动脉造影，结果显示血管无明显狭窄（视频 1-6-1 冠状动脉造影视频）。老罗非常担心自己的病能不能治好，将来生活会不会受到影响。李主任告诉老罗：心电图提示心脏收缩不同步，所以导致心力衰竭，这个病可以治疗，接下来会给他安装一个起搏器，把他的心脏收缩同步化，这样就可以改善症状了。

第 4 天，老罗接受了手术，术后复查胸部 X 线片，提示起搏器位置良好（e 图 1-6-3 术后第 1 天复查胸部 X 线片），心电图提示增宽的 QRS 波明显缩窄，QRS 波宽度 138 ms（e 图 1-6-4 术后复查心电图）。术后通过口服药物治疗，呼吸困难症状得到缓解，复查 NT-proBNP 逐步下降（e 图 1-6-5 NT-proBNP 变化曲线图）。住院 2 周以后，老罗出院回家，爬三层楼没有出现呼吸困难的症状，腿也不肿了。

1 个月后，老罗来门诊复查心脏彩超，结果显示扩大的心脏明显缩小，而且心脏射血功能也得到改善（e 表 1-6-3 术后 1 个月复查经胸超声检查）。

案例七　南老师的"心路历程"

【情境1】

23岁的小南以优异的成绩从大学毕业后留校任教。他勤奋好学，工作努力，很快就成为教学和科研的骨干。由于工作繁忙，南老师晚上和周末经常加班。6年前，41岁的南老师常感头晕、头痛，晚上入睡困难，到医院就诊时发现血压（BP）160/105 mmHg。

体检时南老师的心率（HR）80次/分，心律齐，无杂音。腹部和四肢体检无异常发现。超声检查显示：肾及肾上腺无占位性病变，肾血管及血流正常；脑血管及脑血流正常。尿常规检查无异常发现。血肌酐和尿素氮含量正常。心电图显示：窦性心律，心率72次/分，正常心电图。X线胸片无异常发现。眼底检查可见视网膜动脉变细、反光增强。肝功能、血常规及血脂均无异常发现。

南老师被诊断为原发性高血压，医生给予降血压治疗，2周后复查血压 120/80 mmHg。医生嘱咐南老师，他的血压升高与长期工作紧张有关，要注意劳逸结合。而且一旦患高血压就需要长期服用抗高血压药，必须将血压控制在正常范围内，以后要定期来医院复查。南老师得知血压恢复正常后很高兴，自觉症状也消失了，以为自己病好了，就自行停止服药。而后，南老师一直没有明显症状，血压时高时低，偶尔服用抗高血压药。南老师总是忙于工作，没时间去医院做详细诊治。

【情境2】

3年前，南老师发现在与他人同行的过程中经常跟不上同伴的步伐，且有心悸、气喘，走路的速度变慢，易疲劳，上楼时气喘加重，上1~2层楼就需要休息一下。南老师经常感叹，年纪大了，体力不如年轻人了。在家人的劝说下，他才到医院寻求医生的帮助，做详细检查。血压170/100 mmHg；心电图检查：左心房大、左心室肥大；X线胸片显示：双肺纹理粗，心影增大，呈靴形；超声心动图检查：室间隔和左心室后壁厚度增加，左心房和左心室轻度增大，左心室射血分数（LVEF）47%。明确诊断为：高血压、高血压心脏病、心功能不全。经过控制血压和改善心功能的治疗，病情明显好转。随后，南老师定期到门诊随访诊治。

【情境3】

今年春天的一个下午，南老师自觉发冷，体温37.6℃。南老师怀疑是上午出门购物时受凉，自行服用感冒清热冲剂。第2天轻度流涕，偶有咳嗽，无痰，无鼻塞和咽痛。自觉气喘，发憋，走几步路上厕所都感到憋气加重，立即卧床休息。晚间感觉发冷加重，甚至发抖，自测体温40.2℃，到医院急诊。

值班护士给南老师测体温，高达39.8℃，协助家属用轮椅将南老师推到诊室，值班医生详细询问病情并进行体格检查。患者神志清醒，半卧位，检查时一躺平就觉憋气加重，需立刻坐起。血压140/70 mmHg，头、颈、咽部及扁桃体检查无异常，体表无皮疹，表浅淋巴结无肿大。口唇发绀，颈静脉怒张。呼吸 28 次 / 分，两下肺可闻及细小湿啰音，右肺略明显。心率 110 次 / 分，心律不齐，心音强弱不等；心前区可闻及收缩期和舒张期杂音。腹软，无压痛，肝肋下 1 指，脾未触及，双下肢轻度凹陷性水肿。于是收住入院。

血常规结果：白细胞（WBC）12×10^9/L，中性粒细胞 0.9，淋巴细胞 0.06，红细胞（RBC）3.2×10^{12}/L，血红蛋白（Hb）115 g/L，血小板（PLT）110×10^9/L。尿和大便常规检查无异常发现。X 线胸片：双肺纹理粗，右下肺有散在片絮状阴影，右胸膜肥厚粘连，心影向左右明显增大。超声心动图显示：室间隔和左心室后壁增厚，左心房、左心室、右心房和右心室增大，二尖瓣反流（重度），主动脉瓣反流（轻度），三尖瓣反流（中度），左心房压和肺动脉压增高，左心室射血分数 39%。肝肾功能无异常。

医生给南老师静脉滴注抗生素、吸氧，增加利尿药剂量，口服补钾、福辛普利钠、苯磺酸氨氯地平、地高辛，3 天后体温降至正常，下肢水肿和肺部啰音消失。继续静脉给予抗生素 3 天，然后改为口服，4 天后停用抗生素，继续服用其他药物。

出院诊断：慢性心力衰竭、原发性高血压、肺炎。

第二章

呼吸系统

案例一　畅快呼吸

【情境1】

姚老伯，62岁，年轻时在一家煤矿上班。体质向来不错，较少生病，喜欢游泳。退休后和老伴在老家生活，子女都在外地，平日里工作忙联系少，过年才能见上一面。中秋节前一天，姚老伯照常去游泳锻炼，可这次游泳过后，老伯时不时感到胸闷，偶尔有咳嗽，起初觉得是自己年纪大了，体力有所下降，便没在意，可时间久了，胸闷没见好转，反而有时会感觉胸部隐隐作痛。老伴急了，让子女们回来带姚老伯上医院看病，可是子女都远在外地，一时半会儿放不下手头工作，最后只好老两口自己去医院。

【情境2】

到了医院，陈医生为姚老伯进行诊疗。得知姚老伯曾在煤矿上班，这次出现胸闷伴咳嗽，并且偶有胸痛，便安排进行胸部CT、心电图和抽血化验检查。

体格检查：体温（T）36.2 ℃，呼吸（R）20次/分，脉搏（P）78次/分，血压（BP）132/81 mmHg，氧饱和度95%。听诊双肺呼吸音偏低，未闻及干、湿啰音（ⓔ **视频 2-1-1　肺部听诊**）。心律齐。腹平软，无压痛，肝脾肋下未触及，双下肢无水肿，神经系统无异常。

实验室检查：血常规：白细胞（WBC）5.65×10^9/L，中性粒细胞（N）0.65，淋巴细胞（L）0.191，血红蛋白（Hb）142 g/L，血小板（PLT）165×10^9/L；血气分析：酸碱度（pH）7.33，动脉血氧分压（PaO_2）98 mmHg，动脉血二氧化碳分压（$PaCO_2$）37.2 mmHg，碳酸氢根浓度［HCO_3^-］20.1 mmol/L，动脉血氧饱和度（SaO_2）98.3%。

胸部CT：提示左肺上叶结节，癌首先考虑。（ⓔ **图 2-1-1　胸部 CT 片**）。

心电图：窦性心律，T波改变。（ⓔ **图 2-1-2　心电图**）。

胸部CT提示肺癌可能，老两口慌了，医生建议姚老伯住院进一步检查，明确诊断。

【情境3】

住院期间，医生给姚老伯安排了支气管镜检查，细胞病理学诊断未见肿瘤细胞。进一步做了 CT 定位下肺穿刺术，病理诊断：小细胞肺癌（ⓔ 图 2-1-3　肺穿刺病理检查）。全腹 CT 检查：肝内多发低密度结节，两侧肾上腺结节，右侧髂骨及髂腰肌均提示转移。（ⓔ 图 2-1-4　腹部 CT 片）。头颅 MRI 检查：脑内多发腔隙性梗死灶，老年脑。

　　姚老伯最终确诊为肺癌。老伴早已泣不成声，可姚老伯还安慰她说，只要配合医生治疗就有希望。呼吸内科和肿瘤内科会诊讨论后，为姚老伯制订了治疗方案：依托泊苷针 0.15 g d1-3+ 顺铂针 30 mg d1-3 化疗，联合唑来膦酸针抑制骨破坏，并予护胃、止吐及水化、利尿等对症治疗。医生说化疗有风险，最好子女到场签字，姚老伯这才告知子女。子女闻讯从外地赶回来，连连责备自己没照顾好父亲。谈完化疗相关风险并签完字后，姚老伯开始了第一次抗癌治疗。接连 3 天的化疗比较顺利，姚老伯感觉稍微有恶心、腹胀，无其他不适。

【情境 4】

　　化疗结束后的第 3 天，家里人收拾好东西准备带姚老伯出院，可姚老伯感觉恶心，腹胀有所加重，出现大便难解，小便淋漓不尽。姚老伯子女急了，质问医生：化疗前还好好的，怎么突然状态变得这么差？医生马上安抚家属，并做了相关检查。

　　实验室检查：血常规：WBC 2.37×10^9/L，N 0.76，L 0.181，Hb 121 g/L，PLT 102×10^9/L；肾功能：尿素氮（BUN）8.5 mmol/L，肌酐（Scr）123 μmol/L，尿酸（UA）430 μmol/L；肝功能：谷丙转氨酶（ALT）115 U/L，谷草转氨酶（AST）162 U/L，碱性磷酸酶（ALP）223 U/L；尿常规：蛋白（++），隐血（-），管型（+），尿量 400 ml/24 h。

　　腹部平片：腹腔局部肠管伴积气、积液（ⓔ 图 2-1-5　腹部立位 X 线片）。

　　泌尿系统 B 超：双肾积水（ⓔ 图 2-1-6　泌尿系统 B 超）。

【情境 5】

　　根据杨主任意见，陈医生为姚老伯制订了治疗方案：禁食，予磷酸钠盐灌肠液、中药（灌肠清胰汤）灌肠，葡萄糖、维生素、氨基酸等静脉营养支持，多烯磷脂酰胆碱注射液联合异甘草酸镁注射液保肝降酶，重组人粒细胞刺激因子注射液升白细胞，行导尿管插管术，测血压，记 24 h 尿量。

　　在老伴的悉心照顾下，姚老伯恶心、腹胀的情况慢慢好转，大小便也正常了。

　　复查结果：血常规：WBC 13.11×10^9/L，N 0.921，L 0.056，Hb 119 g/L，PLT 108×10^9/L；肝肾功能：ALT 40 U/L，AST 70 U/L，BUN 6.7 mmol/L，Scr 85 μmol/L；尿常规：蛋白（+），隐血（-），管型（-），尿量 1 200 ml/24 h。腹部平片：立位腹平片未见病征。（ⓔ 图 2-1-7　复查腹部立位 X 线片）。泌尿系统 B 超：无双肾积水（ⓔ 图 2-1-8　复查泌尿系统 B 超）。

　　出院时，陈医生为姚老伯进行了中医辨证施治，证属气阴两虚，痰瘀毒结，治予益气养阴，解毒散结中药治疗（ⓔ 视频 2-1-2　中医四诊合参）。

案例二 春游中的意外

【情境1】

7岁的小明是小学一年级学生，性格活泼开朗。大家都亲切地称他为班级里的"开心果"。可是"开心果"也有自己的烦恼。他个头不高，体重却有些超标。他一跑起步来，就会气喘吁吁，胸口闷闷的，还会忍不住咳嗽，要休息好一会儿才能缓解。"胖点就胖点吧！"乐观的小明再也提不起运动的兴趣。

阳春三月，班级里组织学生去公园春游。刚进公园，小明就一连打了好几个喷嚏。没走多久，小明就觉得喘气费力，还时不时咳嗽。"看来还是要多锻炼！"小明暗自下决心。到了野餐时间，突然传来一阵咳嗽声。寻声望去，发现小明正坐在野餐垫上，手里拿着半个苹果，弓着身体费力地呼吸，脸色都白了。"老师……我有点……难受。"老师吓了一跳，赶紧把小明送到儿童医院。

【情境2】

小明被送入急诊室，陈医生接诊。体格检查：体温36.7℃，心率130次/分，呼吸45次/分，血压（BP）102/70 mmHg，氧饱和度90%。神志清，面色苍白，较烦躁，不愿说话，三凹征（+），呼吸急促，双肺呼吸音粗、对称，呼气相延长，可闻及广泛哮鸣音。心音中，心律齐，心前区未闻及病理性杂音。腹平软，无压痛，肝脾肋下未触及，卡痕（+）。陈医生立即给小明吸氧及心电监护，并予"布地奈德+沙丁胺醇"雾化、"甲泼尼龙针"静脉输液。此时，小明父母也赶到了医院，向医生介绍小明最近两周的情况：常常会鼻塞、流鼻涕、打喷嚏，但没有发热、咳嗽。小明出生时有严重的湿疹，去医院查出对牛奶和鸡蛋过敏。也有过几次类似这样的病史，每次只要一用"雾化"就能好转，不太严重，也就没当一回事。

小明接受了胸部X线、血气分析和血常规检查。

胸部X线：胸廓对称，气管居中，两肺透亮度稍增强，两肺未见明显实质性病灶。两膈面光整，肋膈角锐利。心影形态、大小正常（**e** 图2-2-1 胸部X线）。

血常规+C反应蛋白：C反应蛋白0.99 mg/L，白细胞（WBC）6.51×10⁹/L，嗜中性粒细胞（N）0.544，淋巴细胞（L）0.38，红细胞（RBC）4.98×10¹²/L，血红蛋白（Hb）122 g/L，血小板（PLT）335×10⁹/L（**e** 图2-2-2 血常规）。

血气分析（鼻导管给氧3 L/min）：pH 7.423，$PaCO_2$ 32.6 mmHg，PaO_2 83.7 mmHg，HCO_3^- 20.8 mmol/L，SaO_2 98%（**e** 图2-2-3 血气分析）。

【情境3】

经过治疗后，小明的喘息、气促稍有好转，转入儿童呼吸科。张医生给小明进一步完善了辅助检查，结果如下：

总IgE：2 379 U/ml（**e** 图2-2-4 总IgE）。

过敏原特异性 IgE 检测：粉尘螨 6 级，户尘螨 6 级，鸡蛋白 2 级，牛奶 2 级（ e 图 2-2-5 过敏原特异性 IgE 检测 ）。

肺功能检查：①轻度阻塞性通气功能障碍，小气道功能障碍；②支气管舒张试验阳性，吸入沙丁胺醇 200 μg，FEV_1 上升大于 12%（ e 图 2-2-6 肺功能检查结果 ）。

住院 5 天后，小明可以出院了。张医生给小明开了"布地奈德福莫特罗吸入干粉剂"，耐心教小明和妈妈使用方法（ e 视频 2-2-1 布地奈德福莫特罗吸入干粉剂使用方法 ）。他告诉小明妈妈，小明此次为支气管哮喘急性发作（重度），伴过敏性鼻炎。出院后要定期随访，根据哮喘控制情况逐步进行药物调整。

【情境 4】

到了预约的随访时间，小明没有前来复诊。

2 个月后，张医生在病房又见到了因为哮喘急性发作入院的小明。"出院后怎么不来医院随访？这次哮喘发作，又是什么诱因呢？"面对医生的询问，小明妈妈懊悔不已。原来，听说激素用多了副作用会非常大，还会长不高，小明妈妈一直忧心忡忡。看小明出院之后一直没什么症状，就自作主张把药停了。因为小明跑起来感觉累，所以他平时没怎么运动。没想到，今天小明体育课上跑完步后突然又哮喘发作了，沙丁胺醇吸入剂也没按医生的嘱咐带在身边。

张医生说："支气管哮喘讲究长期、规范化治疗，不规则治疗可能会导致更为严重的后果。"小明妈妈不禁有些后怕。张医生又说："也不要过于担心，只要配合治疗、坚持运动，我们是可以战胜哮喘的。""妈妈你放心，我一定会听医生的话，坚持用药和运动！"小明坚定的声音，让所有人会心地笑了。

案例三 养鸡惹的祸

【情境1】

34岁的杨先生，在某工厂务工5年了，和家人一起租住于工厂附近。杨先生的妻子在家中带孩子，并在附近开辟了一个小院子，养鸡、种菜。

杨先生平时身体很好。但最近有点发热和咳嗽，咳少量白痰，上3楼就觉得呼吸困难。他以为自己可能感冒了，休息几天就会好转，于是请了病假在家中休息，并在附近诊所开了感冒药吃。可是，10天后，杨先生的情况并没有好转，吃药也不管用，近两天连上卫生间都觉得呼吸困难，吃饭也没有胃口。自觉不妙的杨先生这才到医院急诊看病。

【情境2】

急诊王医生发现杨先生体温（T）高达40.4℃，心率（HR）161次/分，血压（BP）164/94 mmHg，呼吸（R）非常急促（54次/分），口唇明显发绀。迅速给杨先生吸氧，并进行心电监护。鼻导管7 L/min吸氧时，杨先生SaO_2仅80%，于是换用储氧面罩吸氧，保持SaO_2在95%左右。体格检查发现杨先生双肺有湿啰音。

王医生安排杨先生进行胸部CT检查（**e** 图2-3-1 入院肺CT）及初步的血液检查（**e** 图2-3-2 血常规，图2-3-3 PCT，图2-3-4 血生化，图2-3-5 血气分析）。

【情境3】

王医生觉得杨先生病情危重，立即安排他入住呼吸与危重症医学科的监护病房。监护室郑医生给杨先生使用无创呼吸机辅助通气，并立即使用哌拉西林/他唑巴坦针及莫西沙星针治疗。可是，呼吸机治疗2小时后，杨先生呼吸困难未改善，HR 148~150次/分，呼吸频率仍达50次/分。

郑医生和杨先生妻子进行了谈话，建议气管插管接有创呼吸机治疗，杨先生的妻子愿意配合医生治疗，同时希望在医生尽力抢救的同时，一定要明确杨先生病情如此危重的原因。

医生给杨先生进行了气管插管接有创呼吸机辅助通气，并给予镇静及镇痛药物。使用有创呼吸机治疗后，杨先生的呼吸频率减慢到32次/分，但是吸氧浓度仍需要80%才能维持SaO_2到95%左右。

为了进一步明确病因，进行了支气管镜检查（**e** 图2-3-6 支气管镜）。气管镜下见气管及双侧各级支气管有大量金黄色稀薄分泌物。医生留取肺泡灌洗液送病原体培养、结核菌涂片等各种病原学检查，并进行病原学下一代测序（next generation sequencing，NGS）检查。

【情境4】

肺泡灌洗液涂片回报未见真菌及细菌，未见抗酸杆菌，NGS回报见"鹦鹉热衣原体"。

医生对杨先生的妻子说明了病原学 NGS 的结果，杨先生的妻子才明白原来是自己养的鸡惹的祸。

这时，杨先生的情况已经有所好转，吸氧浓度逐渐下降，气道分泌物减少，体温恢复正常。在入院第 7 天拔除气管插管，拔管 5 天后出院。出院前，杨先生的妻子早已把院子里的鸡掩埋到远处的竹林里。

1 个月之后，杨先生在妻子的陪同下到医院复诊，他恢复得很好，已经回工厂继续上班了，医生安排他复查胸部 CT（**e** 图 2-3-7 胸部 CT 复查）。

案例四 突发呼吸困难

【情境1】

30岁的小刘跷着二郎腿在熬夜追电视剧《甜蜜蜜》。由于这部电视剧正在热播中，这几天小刘一下班后就在电脑前一动不动、津津有味地观看电视剧。几天后的一个早晨，他到达公司爬上3楼时，突然感觉胸口闷，呼吸困难，心跳加快，出冷汗，同时有头晕，旁边同事连忙搀扶住他，走了不到1 m，他就晕倒了。同事呼喊他的名字，但是没有回应。同事连忙呼叫"120"。几分钟后，小刘醒了，但是浑身无力，胸口还是闷闷的，呼吸困难，没有恶心呕吐，体温也正常。同事问他，是不是没吃早饭低血糖了？小刘说吃了早饭出来的。救护车把小刘送到医院急诊。

急诊牛医生仔细询问病情后，给他做了详细的体格检查：体温（T）37℃，心率（HR）107次/分，呼吸（R）25次/分，血压（BP）120/79 mmHg，氧饱和度（SpO_2）89%，神志清，颈软，无抵抗，颈静脉充盈，气管没有偏移，两肺呼吸音清，未闻及明显干、湿啰音，心律齐，各瓣膜听诊区未闻及病理性杂音，双下肢无水肿。牛医生让小刘躺在床上休息，给予吸氧，心电、血压及氧饱和度监护，挂上1袋生理盐水，还给他做了头部CT、胸部CT、心电图。护士按医嘱抽血，化验血常规、C反应蛋白、生化、肌钙蛋白、D-二聚体、动脉血气分析等。

【情境2】

在等待检查的过程中，小刘的妻子急忙赶过来，看到小刘呼吸急促的样子，又着急又心疼。半小时后，实验室检查结果出来了（表2-4-1，表2-4-2），心电图示窦性心动过速（e 图2-4-1 心电图），颅脑CT平扫未见明显异常（e 图2-4-2 头颅CT影像）。胸部CT示左肺下叶小结节，多系炎性，建议随访复查（e 图2-4-3 胸部CT影像）。

表2-4-1 实验室血液检查结果

项目	检查结果	项目	检查结果
白细胞（WBC）	$10.20 \times 10^9/L$	谷草转氨酶	55 U/L
中性粒细胞	0.829	总蛋白	74.4 g/L
血红蛋白（Hb）	151 g/L	白蛋白	40.8 g/L
血小板（PLT）	$211 \times 10^9/L$	总胆红素	22.8 μmol/L
C反应蛋白（CRP）	9.36 mg/L	乳酸脱氢酶	797 U/L
肌钙蛋白	0.197 ng/ml	葡萄糖	7.54 mmol/L
肌酸激酶	111 U/L	尿素氮	4.54 mmol/L
血浆凝血酶原时间	15.60 s	肌酐	76.0 μmol/L

续表

项目	检查结果	项目	检查结果
活化部分凝血活酶	37.80 s	钾	4.09 mmol/L
凝血酶时间	16.80 s	钠	142.6 mmol/L
纤维蛋白原	2.40 g/L	氯	103.9 mmol/L
国际标准化比值	1.26	钙	2.25 mmol/L
D–二聚体	> 20 μg/ml	镁	0.78 mmol/L
谷丙转氨酶	93 U/L	磷	0.95 mmol/L

表 2-4-2 动脉血气分析结果

项目	检查结果	项目	检查结果
体温	37.0℃	二氧化碳总量	20.1 mmol/L
给氧量	0.33	碱剩余	–0.8 mmol/L
pH	7.41	标准碳酸氢根	23.7 mmol/L
二氧化碳分压	37 mmHg	氧饱和度	92%
氧分压	58 mmHg	乳酸	2.2 mmol/L
碳酸氢根	23.4 mmol/L		

医生找小刘的妻子谈话：小刘有呼吸困难、晕厥的症状，从化验和检查结果看，头部和胸部 CT 都还可以，但是有几个血液指标和心电图异常，现在小刘病情较重，需要继续卧床休息，大便不要太用力，下肢不要按摩，如果还有其他不舒服要及时通知医生和护士，同时还需要完善肺动脉增强 CT（CTA）（e 图 2-4-4　肺动脉 CTA 影像）、心脏超声、下肢血管超声等检查。医生耐心地对小刘妻子解释了进一步检查的必要性，检查结果见表 2-4-3。

表 2-4-3 继续完善的检查结果

项目	检查描述	诊断结果
床旁心脏超声	左室舒张内径 42 mm，左室收缩内径 27 mm，左室收缩功能：EF 65%，右心增大，肺动脉增宽，三尖瓣可见轻度反流，反流压差 32 mmHg，估测肺动脉压 47 mmHg	右心增大，肺动脉高压（轻度）
下肢血管超声	右小腿肌间静脉丛可见扩张，最大内径 7.4 mm，内部充满低回声光点，未见血流信号	右侧小腿肌间静脉丛血栓形成
肺动脉 CTA	右肺动脉内见条形低密度影，最大层面大小约 17 mm×12 mm，左肺动脉低密度充盈缺损影，最大层面约 15 mm×10 mm，两者相连形如飘带样位于左、右肺动脉干内，两侧各叶段肺动脉也见多发充盈缺损影，肺动脉主干显示清晰。余血管未见明显异常	两肺动脉多发栓塞

【情境3】

　　牛医生看了检查结果，果然和预想的一样，马上跟小刘妻子谈病情：目前诊断明确，需要转到呼吸内科病房进一步治疗。呼吸内科李医生同意牛医生的观点及处理，认为小刘的病情比较严重，交代管床护士给予Ⅰ级护理，吸氧，也交代小刘需要卧床休息，保持大便通畅，禁止按摩双下肢等注意事项。同时和小刘妻子谈话签署病重通知单，并交代密切观察患者病情变化。由于患者经济条件允许并为避免后续需要多次反复检查，小刘妻子选择目前没有列入医保的新型口服抗凝血药利伐沙班片，同时给予易善复胶囊治疗。小刘看到自己住院两三天也没有输液，就发脾气说要出院，李医生赶紧过去和他解释病情，让他积极配合治疗，争取早日康复出院。经过详细耐心的解释，小刘终于愿意配合治疗。

　　治疗2周后，医生复查相关异常的检查和化验，结果见表2-4-4。复查动脉血气（表2-4-5），同时完善全身其他检查及化验（表2-4-6）。复查肺动脉CTA（**ℯ 图2-4-5 治疗后复查的肺动脉CTA影像**）。复查的相关指标已有明显改善，李医生交代小刘可以下床活动，小刘终于露出满意的笑容。

表2-4-4　治疗后复查的检查及化验结果

项目	检查结果	项目	检查结果
WBC	8.7×10^9/L	血浆凝血酶原时间	17.00 s
中性粒细胞	0.681	活化部分凝血活酶	42.00 s
Hb	158 g/L	凝血酶时间	15.60 s
PLT	287×10^9/L	纤维蛋白原	4.590 g/L
CRP	3 mg/L	国际标准化比值	1.42
肌钙蛋白I	0.033 ng/ml	D-二聚体	1.65 μg/ml
谷丙转氨酶	91 U/L	脑钠肽	48.000 pg/ml
谷草转氨酶	52 U/L	下肢血管超声	未见异常
心脏超声	左室舒张功能减低	肺动脉CTA	右肺动脉及左下肺动脉多发栓塞，较之前检查有所改善

表2-4-5　治疗后复查的动脉血气分析结果

项目	检查结果	项目	检查结果
体温	36.7℃	二氧化碳总量	22.7 mmol/L
给氧量	0.21	碱剩余	1.3 mmol/L
pH	7.41	标准碳酸氢根	25.3 mmol/L
二氧化碳分压	43 mmHg	氧饱和度	99%
氧分压	92 mmHg	乳酸	1.7 mmol/L
碳酸氢根	26.3 mmol/L		

表 2-4-6 完善的其他检查及化验结果

项目	检查结果	项目	检查结果
乙型肝炎表面抗原	阳性	总前列腺特异性抗原	1.700 ng/ml
癌胚抗原	2.630 ng/ml	游离前列腺特异性抗原	0.472 ng/ml
甲胎蛋白	1.280 ng/ml	FPSA/TPSA	0.278
糖类抗原 19-9	4.390 U/ml	补体 C3	155.00 mg/dl
糖类抗原 72-4	0.770 U/ml	补体 C4	33.700 mg/dl
神经元特异性烯醇化酶	12.280 ng/ml	抗链球菌溶血素 O	< 47.8 IU/ml
细胞角蛋白 19 片段	1.180 ng/ml	类风湿因子	< 10.6 IU/ml
胃泌素释放肽前体	20.110 pg/ml	自身免疫系列	阴性
尿常规	未见异常	肝胆胰脾泌尿系超声	脂肪肝，胆囊息肉样病变
狼疮抗凝物（筛选）	55.9 s	抗心磷脂抗体（IgA）	< 1.4 CU
狼疮抗凝物（确认）	44.8 s	抗 β_2- 糖蛋白 1 抗体（IgG）	< 6.4 CU
抗心磷脂抗体（IgG）	< 2.6 CU	抗 β_2- 糖蛋白 1 抗体（IgM）	1.700 CU
抗心磷脂抗体（IgM）	10.100 CU	抗 β_2- 糖蛋白 1 抗体（IgA）	< 4.0 CU

【情境 4】

经过治疗，小刘的病情基本平稳，呼吸困难、胸闷症状也缓解了。医生建议出院，同时交代小刘出院后的注意事项。为方便治疗，建议后续去社区医院复诊随访。同时帮他联系社区医院的医生，详细交代了病情和相关注意事项。

1 个月后的一天，小刘吃过晚饭后突然神志不清，呼之不应，其妻子赶紧呼叫"120"去医院急诊。急诊张医生体格检查：T 37 ℃，R 21 次 / 分，HR 58 次 / 分，BP 159/74 mmHg，SpO_2 99%，神志处于昏迷状态，压眶无反应，呼之无反应，左侧瞳孔圆形，直径 2.5 mm，右侧瞳孔直径 4 mm，双侧瞳孔对光反射消失，四肢坠落试验（+），双侧 Babinski 征（+），Oppenheim 征、Gordon 征阳性，下肢肌张力增高。医生询问小刘妻子，出院后是否按医嘱用药？其妻子说小刘每天都按时吃药。张医生赶紧完善头颅 CT 检查，结果示右侧硬膜下广泛出血，脑疝，蛛网膜下腔出血（**e** 图 2-4-6 *头颅 CT 影像*）。完善实验室检查，报告见表 2-4-7。

表 2-4-7 完善的实验室检查结果

项目	检查结果	项目	检查结果
WBC	$9.5 \times 10^9/L$	血浆凝血酶原时间	15.70 s
中性粒细胞	0.521	活化部分凝血活酶	47.40 s
Hb	129 g/L	凝血酶时间	27.60 s
PLT	$271 \times 10^9/L$	纤维蛋白原	4.30 g/L

项目	检查结果	项目	检查结果
肌钙蛋白	< 0.012 ng/ml	国际标准化比值	2.89
pH	7.42	D- 二聚体	3.62 μg/ml
二氧化碳分压	40.0 mmHg	实际碱剩余	1.3 mmol/L
氧分压	87.0 mmHg	体温	36.4℃
碳酸氢根	25.9 mmol/L	氧饱和度	96%

　　张医生看了检查结果后，立即联系神经外科毕医生会诊，同时给予甘露醇针等治疗。毕医生认为，目前小刘有急诊手术指征，于是告知其妻子手术的必要性及手术风险。急诊行右侧额颞顶开颅血肿清除及去骨瓣减压术后，小刘出现癫痫发作，立即转重症监护室治疗，待病情稳定后转脑外科继续治疗。

案例五 爷爷奶奶的爱与痛

【情境 1】

5 岁的心心是个活泼聪明的小姑娘，忽闪忽闪的大眼睛特别惹人喜爱。她的父母在外地开了一家餐馆，生意十分红火，经常忙得焦头烂额。爷爷奶奶体恤年轻人的不易，1 年前主动把心心接到了身边照顾，疼爱有加，生活过得充实快乐。

2 个月前，心心突然开始咳嗽。刚开始不是很厉害，只是偶尔咳几声，爷爷奶奶以为有点"上火"，给心心喝了些凉茶，可是咳嗽并没有好转。渐渐地，心心的咳嗽变得厉害起来，白天、晚上反反复复，偶尔会咳出一些白色黏痰。奶奶有点着急了，虽然心心一直没发热，可是胃口不好，圆圆的小脸蛋明显消瘦了不少。老人带着心心到社区卫生院就诊，医生考虑是"支气管炎"，开了"阿莫西林克拉维酸钾、氨溴索口服液"。服用 1 周后，心心的咳嗽非但没有好转，反而喘了起来。这下爷爷奶奶慌了神，急忙把心心送到儿童医院就诊。

【情境 2】

儿童医院门诊张医生接诊后，对心心进行了详细的体格检查，并进行了血常规 + C 反应蛋白、胸部 X 线检查。

体格检查：体温（T）37.4℃，心率（HR）122 次 / 分，呼吸（R）33 次 / 分，血压（BP）90/62 mmHg。神志清，精神可，面色尚红润，三凹征（±），咽部稍充血，两侧扁桃体 I 度肿大，未见脓点，呼吸稍促，双肺呼吸音粗、对称，可闻及少许痰鸣音及干啰音，心音中，心律齐，心前区未闻及病理性杂音。腹平软，肝脾肋下未触及，全腹无压痛，神经系统阴性，左上臂可见卡痕。

化验检查结果如下：

血常规 +C 反应蛋白：C 反应蛋白 2.12 mg/L，白细胞（WBC）11.78 × 10⁹/L，中性粒细胞 0.508，淋巴细胞 0.399，红细胞（RBC）4.91 × 10¹²/L，血红蛋白（Hb）120 g/L，血小板（PLT）325 × 10⁹/L（**e** 图 2-5-1 血常规）。

胸部 X 线：两侧胸廓基本对称，两肺纹理增多、增粗，右肺上叶大片密度增高影。纵隔未见异常，心影大小形态正常。两膈面光整，肋膈角锐利（**e** 图 2-5-2 胸部 X 线片）。

在张医生的建议下，心心办理了住院手续。

【情境 3】

得知女儿住院，心心父母急忙赶了过来，着急地向医生了解病情。主管医生告知他们：目前考虑肺炎，已经给予吸氧支持，并给予阿奇霉素抗感染、氨溴索化痰等治疗，但具体病因还有待继续完善相关检查，并根据心心的病情变化和检查结果进一步调整治疗方案。

入院 3 天后，检查结果逐渐出来了：

痰培养：阴性（**e** 图2-5-3　痰培养）。

降钙素原：0.023 ng/ml（**e** 图2-5-4　降钙素原）。

痰找呼吸道病毒：均阴性（**e** 图2-5-5　痰病毒检验）。

结核菌素实验（PPD）：72 h硬结16 mm×17 mm（**e** 图2-5-6　PPD试验）。

痰找抗酸杆菌：阴性（**e** 图2-5-7　抗酸杆菌）。

非典型肺炎抗体：均阴性（**e** 图2-5-8　非典型肺炎抗体）。

结核感染T细胞检测：阳性（**e** 图2-5-9　结核感染T细胞检测）。

医生进一步完善胸部CT检查。

胸部CT：胸廓对称，气管居中，右肺上叶见斑片状密度增高影，局部实变，其内见斑点状钙化及含气支气管影，右肺上叶支气管狭窄、闭塞，右肺中间支气管内见高密度影，余肺内未见明显异常密度增高影，纵隔淋巴结肿大，两侧胸腔未见明显液性密度增高影（**e** 视频2-5-1　胸部CT1，视频2-5-2　胸部CT2）。

【情境4】

主管医生将心心转入单间病房，进一步询问家人的健康情况。心心父母这才从老人那里了解到，心心的爷爷咳嗽了很长一段时间。因为怕常年在外的孩子们担心，就没有告诉他们。主管医生建议爷爷奶奶和爸爸妈妈都做一下胸部X线检查，还建议心心接受支气管镜检查。

"什么是支气管镜？为什么要做这个检查？这个检查危险吗？"心心妈妈着急地提出了自己的疑问。经过医生的耐心解释，夫妻二人最终接受了医生的建议。

支气管镜检查提示：右主支气管狭窄，可见干酪样新生物，右上开口完全堵塞，右中下支气管开口顺畅（**e** 图2-5-10　支气管镜，视频2-5-3　支气管镜）。医生在干酪样新生物处做了刷检与活检。

肺泡灌洗液结核基因检查：检出结核分枝杆菌复合群（**e** 图2-5-11　肺泡灌洗液结核基因检查）。

右主支气管新生物活检：见炎性肉芽组织增生伴局部坏死，灶区内见肉芽肿结节。

同时，心心家里人也做了检查。爷爷胸部CT提示：右肺见斑片状、结节状高密度影，右肺上叶见厚壁空洞；PPD：强阳性。

【情境5】

医生给心心使用了抗结核药物，心心咳嗽逐渐好转。1周以后，心心要出院了，她妈妈找到张医生，咨询心心出院后的注意事项，张医生耐心地做了解答。

爷爷也被转到传染病医院进行治疗。得知是自己的原因导致孙女生病，而且是印象中非常可怕的"肺痨"，爷爷内疚不已。心心父母没有一丝埋怨，不停地安慰："爸，您放宽心。张医生说了，只要规律服药，定期随访，疾病是完全可以治愈的！"夫妻俩私下达成共识，以后一定不能因为工作忙碌而忽视了对家人的关心。

案例六　转危为安的艾先生

【情境1】

63岁的艾先生退休在家。平时经常背着家人偷偷抽烟，每天1包多，已经抽了30多年。他喜欢爬山、游泳等活动。1个月前艾先生感觉左侧胸部隐隐作痛，有点咳嗽，咳嗽或深呼吸时胸痛加重，心里有些害怕，会不会有什么大毛病？但又怕儿女抱怨他抽烟，没敢吱声，于是悄悄把烟戒了。过了几天，没有了胸痛的感觉。艾先生很开心，又开始抽烟。半个月过去，艾先生发现自己爬山、爬楼梯越来越吃力，后来不活动也感觉胸口闷闷的，呼吸不太顺畅。女儿看见父亲面色不对，呼吸急促，感觉情况不妙，便赶紧将他送到医院急诊室。

到了医院急诊室，医生给他鼻导管吸氧，仔细询问病情。了解到艾先生曾有胸痛，后自行缓解，逐渐出现呼吸困难，偶尔有咳嗽，干咳为主，没有发热，没有夜里出汗，胃口也好，但是最近体重下降，大概瘦了2.5~3 kg。医生做了详细的体格检查，发现艾先生精神欠佳，呼吸急促，气管右偏，左侧胸部看起来很饱满，左侧呼吸动度减弱，左肺叩诊呈浊音，左侧语颤减弱，左肺呼吸音消失。医生让艾先生做胸部CT、心电图检查，护士按医嘱抽了血。

【情境2】

半小时后，实验室检查结果如表2-6-1；心电图（**e** 图2-6-1　心电图）显示：窦性心动过缓伴不齐，左心室高电压；胸部CT示左侧大量胸腔积液，左肺压迫性膨胀不全（**e** 图2-6-2　胸部影像肺窗图，图2-6-3　胸部影像纵隔窗图）。

表2-6-1　实验室血液检查结果

项目	检查结果	项目	检查结果
C反应蛋白	22.24 mg/L	白蛋白	37.7 g/L
白细胞（WBC）	8.50×10^9/L	总胆红素	17.0 μmol/L
中性粒细胞	0.690	葡萄糖	10.12 mmol/L
淋巴细胞	0.254	尿素氮	5.29 mmol/L
血红蛋白（Hb）	176 g/L	肌酐	78.0 μmol/L
红细胞（RBC）	5.70×10^{12}/L	钾	4.03 mmol/L
血小板（PLT）	212×10^9/L	钠	138.5 mmol/L
血浆凝血酶原时间	13.50 s	氯	99.9 mmol/L
活化部分凝血活酶时间	37.80 s	谷草转氨酶	25 U/L
凝血酶时间	15.80 s	肌酸激酶	69 U/L

续表

项目	检查结果	项目	检查结果
纤维蛋白原	4.78 g/L	乳酸脱氢酶	385 U/L
国际标准化比值	1.04	肌钙蛋白 I	< 0.012 ng/ml
D-二聚体	2.17 μg/ml	脑钠肽	78 pg/ml
降钙素原	0.052 ng/ml	癌胚抗原	13.84 ng/ml
谷丙转氨酶	31 IU/L	神经特异性烯醇化酶	16.91 ng/ml
总蛋白	77.4 g/L	细胞角蛋白 19 片段	1.96 ng/ml

医生找艾先生的女儿谈话：你的父亲左侧胸腔有很多"水"，是他呼吸困难的原因，需要转呼吸内科诊治。女儿急切地问：这个"水"是怎么产生的？严重吗？能治疗吗？医生告诉她：胸腔积液产生的原因很多，还需要做其他检查才能确定，最重要的是胸腔穿刺，抽出胸腔积液进一步明确诊断，也可以缓解呼吸困难，但是胸腔穿刺可能有风险。艾先生和女儿同意胸腔穿刺。转呼吸内科后，抽出 600 ml 胸腔积液，送检化验及完善心腹超声，结果见表 2-6-2。艾先生呼吸顺畅多了，给医生竖起大拇指，夸医生医术高明。

表 2-6-2 胸腔积液化验结果

项目	检查结果	项目	检查结果
胸腔积液颜色	黄色	腺苷脱氨酶	8.9 U/L
WBC	500.000×10^6/L	乳酸脱氢酶	171.000 U/L
中性粒细胞	0.04	胸腔积液涂片	未找到抗酸杆菌
淋巴细胞	0.90	胸腔积液培养	无细菌培养到
巨噬细胞	0.06	癌胚抗原	40.64 ng/ml
RBC	$1\,900 \times 10^6$/L	神经特异性烯醇化酶	3.41 ng/ml
李凡他试验	阳性（+）	细胞角蛋白 19 片段	25.52 ng/ml

腹部超声提示：肝回声改变，胆囊息肉样病变，前列腺增生伴结石。
心脏超声提示：未见明显异常。

【情境3】

医生看了所有报告后，又开了胸腔镜、头颅 MRI、骨 ECT、肾上腺 CT 等检查。但是艾先生疑问为什么做这么多检查，经女儿和医生解释后，他终于同意检查。胸腔镜示：左侧壁层胸膜及肺表面弥漫性结节，肿瘤首先考虑，左侧大量胸腔积液（ⓔ 图 2-6-4 胸腔镜），头颅 MRI、骨 ECT、肾上腺 CT、胸腔镜病理结果见表 2-6-3。胸腔镜检查后，复查胸部 CT 示：胸腔镜术后，颈根部、纵隔及左侧胸壁大量积气，左侧气胸，两侧胸腔少量积液；左侧胸膜及左肺多发占位（最大结节 19 mm × 15 mm），两肺渗出性改变（ⓔ 图 2-6-5 胸部 CT 肺窗，图 2-6-6 胸部 CT 纵隔窗）。

表 2-6-3 头颅 MRI、骨 ECT、胸腔镜病理及基因检测结果

项目	检查结果
头颅 MRI	脑内多发腔隙性梗死、缺血脱髓鞘病变，老年性脑改变
左侧壁层胸膜涂片	见恶性肿瘤细胞
左侧壁层胸膜病理	考虑肺部来源低分化腺癌。免疫病理（IHC2017-02339）：CK7（+）；TTF-1（+）；CR（-）；NapsinA（+）；Ki-67（50%～60%+）；CK5/6（-）；P63（部分+）；P40（-）；HBME-1（-）；ERCC1（+）
ARMS-PCR 法检测 EGFR 基因	19 外显子缺失突变型：检测到突变
	18 外显子 G719X 突变型：未检测到突变
	21 外显子 L858R 突变型：未检测到突变
	21 外显子 L861Q 突变型：未检测到突变
	20 外显子 T790M 突变型：未检测到突变
	20 外显子 S768I 突变型：未检测到突变
	20 外显子插入突变型：未检测到突变
FISH 法检测 ALK 基因状态	阴性；
	ALK 信号阳性细胞数：3
	ALK 信号阴性细胞数：47
	ALK 信号阳性细胞%：6%
骨 ECT	未见明显异常

医生告诉艾先生女儿，目前艾先生病情已确诊，是肺癌晚期，幸运的是目前检测到 EGFR 基因突变。医生给艾先生开了吉非替尼（gefitinib）0.25 g 每日 1 次口服靶向治疗。因为此病属于特殊病种，报销比例高，因此花费不是很大。艾先生目前没有明显不舒服，先出院，需要定期在门诊随访。

【情境 4】

艾先生回家后痛下决心，终于把烟戒了，也听女儿的话，按时服用药物，病情控制不错，也可以像往常一样爬山、游泳了。出院半年后，艾先生在回家爬楼梯时出现呼吸困难，胸部疼痛不适，到家休息后，胸痛持续不能缓解，后又晕倒，过了数分钟后苏醒过来，仍感觉心悸明显，咳嗽，咯血，艾先生担心是不是病情复发了？女儿再次将他送急诊就医，医生给艾先生鼻导管吸氧，测血压 120/80 mmHg，心率 90 次/分，SpO$_2$ 92%，呼吸 25 次/分，颈静脉怒张，肺动脉瓣区第二音亢进（P2＞A2）。心电图结果见 **e** 图 2-6-7 心电图。头颅 CT 平扫未见明显异常。胸部 CT 示：左肺上叶下舌段及左肺下叶感染，右肺下叶小增殖灶（ **e** 图 2-6-8 胸部 CT 肺窗）（对比 **e** 图 2-6-5 肺窗肺部结节病灶明显缩小）。实验室检查结果见表 2-6-4，动脉血气分析结果见表 2-6-5。

医生看了各项结果后，考虑到病情比较急，于是又完善肺动脉增强 CT（CTA）（ **e** 图 2-6-9 急诊肺动脉 CTA 影像）、心脏超声和下肢血管超声等检查。结果提示双下肢主要动脉及深静脉未见异常回声，右心增大，肺动脉高压（轻度），估测肺动脉压 47 mmHg。

表 2-6-4 急诊实验室血液检查结果

项目	检查结果	项目	检查结果
C 反应蛋白	9.36 mg/L	总蛋白	74.4 g/L
WBC	10.20×10^9/L	白蛋白	40.8 g/L
中性粒细胞	0.829	总胆红素	22.8 μmol/L
Hb	151 g/L	葡萄糖	7.54 mmol/L
PLT	211×10^9/L	肌酐	76.0 μmol/L
血浆凝血酶原时间	15.60 s	钾	4.09 mmol/L
国际标准化比值	1.26	钠	142.6 mmol/L
活化部分凝血活酶时间	37.80 s	氯	103.9 mmol/L
凝血酶时间	16.80 s	谷草转氨酶	55 IU/L
纤维蛋白原	2.40 g/L	肌酸激酶	111 IU/L
D-二聚体	> 20 μg/ml	乳酸脱氢酶	797 IU/L
谷丙转氨酶	93 IU/L	肌钙蛋白 I	0.197 ng/ml

表 2-6-5 动脉血气分析结果

项目	检查结果	项目	检查结果
体温	37.0℃	氧分压	58 mmHg
给氧量	0.33	碳酸氢根	23.4 mmol/L
pH	7.41	二氧化碳总量	20.1 mmol/L
二氧化碳分压	37 mmHg	氧饱和度	92%

医生给予艾先生低分子肝素钠针 1 支每 12 h 一次，皮下注射，并嘱卧床休息、不要用力及保持大便通畅，同时注意大小便颜色、有无头晕头痛、皮肤有无瘀斑等情况。

经过医生的精心治疗后，艾先生病情平稳，终于转危为安了。

案例七 爱的承诺

【情境1】

漂亮的小吴是某医院的年轻医生，爱人小赵是电视台记者，育有一对可爱的双胞胎女儿，一家人生活幸福而美满。春节期间，意外突然发生，一种未明原因的呼吸道疾病在他们工作的城市蔓延开来，传染性极强，引起人们的紧张和恐惧。一场抗疫阻击战开始了，作为呼吸科的医疗骨干，小吴第一批报名参加一线救治工作。为防止病毒扩散，小吴下班后也住在医院里，夫妻俩只能通过电话和视频联系。这段时间小赵每天要进行疫情的新闻报道，因此也战斗在抗疫的一线。

一天，小吴在电话中听见爱人咳嗽了几下，由于工作的敏感性，她马上意识到可能会发生什么，就让小赵马上来医院做检查。

【情境2】

呼吸科张医生为小赵进行了诊疗，得知小赵最近两天感觉特别疲劳，乏力，肌肉酸痛，有时身体发冷，并出现干咳、无痰，伴有鼻塞、流涕、咽痛和腹泻等症状。小赵自以为只是普通感冒，在家服用酚麻美敏片（泰诺）。

体格检查：体温（T）37.5℃，脉搏（P）82次/分，呼吸（R）22次/分，血压（BP）130/82 mmHg。双肺呼吸音清，未闻及干、湿啰音。心律齐。腹平软，无压痛，肝脾肋下未触及。

化验结果：血常规：白细胞（WBC）3.5×10^9/L，中性粒细胞（N）0.72，淋巴细胞（L）0.2，血红蛋白（Hb）136 g/L，血小板（PLT）170×10^9/L。

肺部CT：肺部可见单发的斑片状磨玻璃影，伴有小叶间隔增厚（ⓔ 图2-7-1 肺部CT）。

张医生建议小赵立即住进隔离病房。

【情境3】

小赵连续几天出现高热不退，体温高达39.6℃，病情急剧恶化，出现呼吸急促，胸闷，感觉自己胸口犹如千斤重担压着，快要憋死了，全身一点力气也没有。小赵被转入ICU病房，情况并不乐观，肺功能很差，呼吸越来越差，气喘严重，甚至无法入睡和进食。但通过视频，看到可爱的双胞胎女儿，又感到无比的温暖。小吴下班后在病房为他忙前忙后，一会儿为他吸痰，一会儿为他拍背，小赵很是感动。

李主任体格检查：T 39.4℃，R 33次/分，HR 102次/分，BP 75/45 mmHg，口唇、颜面发绀，四肢湿冷，两肺叩诊浊音，语颤增强，双肺底可闻及水泡音，腹平软，无压痛。

化验检查结果：血常规：WBC 6.0×10^9/L，N 0.73，L 0.18，PLT 89×10^9/L；肾功能：血尿素氮（BUN）44 mmol/L，肌酐（Cr）369 μmol/L；肝功能：谷丙转氨酶（ALT）69 U/L，谷草转氨酶（AST）82 U/L；尿常规：蛋白（+），隐血（+），尿量450 ml/24 h；超声心动

图提示：左室射血分数 45%；肺炎支原体抗体、衣原体抗体均阴性，结核菌素试验阴性，咽拭子做新冠病毒核酸检测结果阳性。

血气分析：PaO_2 55 mmHg，$PaCO_2$ 30 mmHg，pH 7.28，HCO_3^- 20 mmol/L，SaO_2 83%。

复查 CT：两肺见多发斑片状磨玻璃密度影，胸膜下分布为著，部分可见实变，周围见少许条索影，病灶内可见空气支气管征（**e** 图 2-7-2 复查 CT）。

【情境 4】

根据李主任意见，张医生为小赵制订了治疗方案，为小赵戴上面罩接无创正压机械通气，给予吸入高浓度氧，白蛋白和血浆营养支持，洛匹那韦力托那韦片、莫西沙星针、α- 干扰素针、阿比多尔颗粒及连花清瘟胶囊治疗。

在小吴的悉心照顾和鼓励下，最艰难的几天终于度过。小赵的呼吸逐渐顺畅，各项指标逐渐好转，撤掉了无创呼吸机，改为鼻导管吸氧。

复查肝肾功能：ALT 40 U/L，AST 45 U/L，BUN 20 mmol/L，Cr 75 μmol/L；尿常规：蛋白（-），隐血（-），尿量 1 000 ml/24 h。

血气分析：PaO_2 129 mmHg，$PaCO_2$ 34 mmHg，pH7.38，HCO_3^- 25 mmol/L，SaO_2 99.1%。

经过这场劫难，小赵感觉像死里逃生，发誓一定要加倍爱护妻子和女儿……

案例八 费心劳力的阿强

【情境1】

阿强，1954年出生，35岁那年，他借款买了一辆大货车开始跑运输，他日夜奔波在公路上，累了困了就抽烟解乏。在他的努力下，供两个孩子上了大学，还在县城为儿子买了婚房。但从此也染上了烟不离手的毛病，从一天1包发展到一天2包，早上起床常常咳几声。

2008年冬天，阿强跑完一次长途后出现头痛伴高热，全身酸痛。在家自服退热药。2天后症状未改善，且又出现咳嗽、气喘、咳黄痰等症状。遂去县医院就诊，体温（T）38.5℃，呼吸（R）30次/分，血压（BP）和心率（HR）正常。双肺可闻及哮鸣音及少量湿啰音，肺部X线检查见两肺纹理增粗，医生给予青霉素、氨茶碱和止咳药治疗。因为定好的交货日期在即，病情刚刚好转，阿强又赶紧去运货了。

此后，阿强经常咳嗽，伴白痰，时有气喘，天气冷的时候更明显，每年都要咳上2~3个月，严重时就去家附近的诊所打针吃药。医生告诉阿强，他这个病属于慢性病，要坚持治疗，戒烟，注意预防感冒，也不可过于劳累。但阿强觉得只是咳嗽的小毛病，并未放在心上。

【情境2】

阿强的咳嗽和气喘时好时坏，而且体力远不如前，只能退休在家。可他还是闲不下来，儿子工作忙，他就帮忙带孙子，但经常力不从心，跑几步就气喘吁吁，追不上孩子。2016年冬天，在家人的反复劝说下，阿强终于决定彻底戒烟，并再次到县医院看病。体格检查见胸廓前后径增加，呈桶状，腹式呼吸，两肺呼吸运动减弱，叩诊呈过清音，听诊闻及肺部哮鸣音及肺底少量湿啰音。胸部X线片显示：肋间隙增宽，肺纹理增粗，肺透亮度增加（ⓔ 图2-8-1 胸部X线片）。

2017年秋天，阿强呼吸费力比以前更明显了，时常觉得胸闷、气短。他胃口不好，人也瘦了，小便变少，觉得脚有些胀，以前的鞋子穿着都觉得夹脚。他认为可能是自己的老毛病犯了，未去就医。

2018年除夕，阿强陪孙子在室外放烟花，受凉后发热，频繁咳嗽伴黄痰，出现明显呼吸急促，伴恶心、呕吐、腹胀，按压两脚背有明显凹陷，早上起来上厕所也感觉呼吸困难，家人将阿强送到医院急诊。

【情境3】

体格检查：T 38.7℃，R 35次/分，P 118次/分，BP 125/75 mmHg。神志清，不能平卧，呈半卧位，面色灰白，口唇发绀，颈静脉怒张。胸部叩诊呈过清音，听诊两肺布满哮鸣音和湿啰音。心音低，心律齐。肝肋下3 cm，肝颈静脉回流征阳性，移动性浊音阴性，双下肢凹陷性水肿。血常规检查：白细胞（WBC）17×10^9/L，中性粒细胞0.85，淋巴细胞 0.12，单核细胞 0.03。

血清电解质检查：Na^+ 145 mmol/L，Cl^- 95 mmol/L，HCO_3^- 32.6 mmol/L，K^+ 5.2 mmol/L。肝功能检查：谷草转氨酶 98 U/L，谷丙转氨酶 75 U/L。血气分析如 **e** 图 2-8-2 所示（**e** 图 2-8-2　动脉血气分析单）。心电图检查示窦性心动过速，HR 118 次 / 分，P 波高尖，顺钟向转位，右心室肥厚。胸部 X 线检查示肺动脉段突出，肺门纹理增粗，左侧少许积液。

【情境 4】

医生立即将阿强转入呼吸科的重症病房治疗，接无创呼吸机进行机械通气并雾化吸入气管扩张剂，同时静脉滴注抗生素和氨茶碱，口服利尿药，吸入 β 肾上腺素受体激动剂。外地工作的女儿女婿也赶回来了，全家人都在监护室外焦急地等待，很后悔平时对他的健康不够重视。3 天后阿强撤离呼吸机转回普通病房，儿女握着他的手说："爸爸，您为我们费心劳力了一辈子，以后该我们好好照顾您了！"

1 周后，阿强顺利出院。

案例九　好好的，怎么胸痛胸闷了

【情境 1】

小明是大学一年级学生，平时喜欢打篮球。不过，最近 1 个月他总感觉乏力，胃口不好，晚上睡觉经常出虚汗。前天下午去打了一会儿篮球，突然感觉右侧胸痛，随着呼吸和转身的时候疼痛加剧，屏住呼吸时疼痛消失。于是去学校医务室，测体温（T）37.8℃，脉搏（P）98 次 / 分，血压（BP）125/78 mmHg。医务室医生给小明开了一颗止痛药，服用后好转。但是，当天晚上疼痛又加重，咳嗽或转动体位时更加明显，而且感觉胸闷，走路或上楼的时候更加明显，休息一会儿稍微好一点。

【情境 2】

小明去医院就诊后，医生建议住院治疗。

体格检查：T 37.3℃，P 88 次 / 分，R 20 次 / 分，BP 120/74 mmHg。神志清楚，平卧位；口唇无发绀；胸壁皮肤无红肿，无水泡，气管略左偏，右侧胸廓略饱满，叩诊浊音，左侧胸廓叩诊清音，右肺呼吸音低，未闻及干啰音及胸膜摩擦音；心律齐，未闻及心脏杂音及心包摩擦音；腹平软，肝脾肋下均未触及，下肢无水肿。

【情境 3】

医生根据小明的病情，给他做了急诊 X 线胸片（**e** 图 2-9-1　X 线胸片）和化验检查，又做了诊断性胸腔穿刺（表 2-9-1）。化验结果：血常规：白细胞 9.3×10^9 L，中性粒细胞 0.75，血红蛋白 126 g/L，血小板 135×10^9/L。红细胞沉降率 56 mm/h，C 反应蛋白（CRP）36 mg/L。血肿瘤系列正常，抗核抗体（ANA）系列正常。

表 2-9-1　胸腔积液常规检查

检验项目	结果	提示	参考范围	单位
颜色	黄色			
透明度	微浊			
白细胞计数	3 600	↑	0 ~ 10	/μl
红细胞计数	5 600	↑	0 ~ 0	/μl
分叶核百分率	37			%
淋巴细胞百分率	54			%
单核巨噬细胞百分率	7			%
嗜酸细胞百分率	2			%
李凡他（Rivalta）试验	*阳性*		阴性	

【情境 4】

由于患者有胸闷、胸痛症状，X 线胸片提示胸腔积液，故医生在 B 超定位下做了胸腔穿刺及置管引流。引流出草黄色胸腔积液，并再次送检常规、生化、病理等。突然，小明诉头晕、恶心，体格检查发现面色苍白，出汗多，急测血压 80/50 mmHg。

医生经过紧急处理后，小明上述症状明显好转，回到病房后，打开引流管，开始引流胸腔积液。1 h 左右，流出胸腔积液约 1 000 ml，胸闷症状明显好转。

可是不久，小明就开始咳嗽、胸闷、气促，而且越来越厉害，甚至咳出粉红色泡沫样痰。

【情境 5】

经过医生处理后，小明的胸痛、胸闷明显好转。

化验报告提示：胸腔积液内未找到肿瘤细胞，胸腔积液癌胚抗原（CEA）正常。胸腔积液生化检测结果见表 2-9-2。

随后，小明接受了胸腔镜检查，见胸腔内粘连包裹较明显，予以胸腔镜下粘连带松解，见胸膜散在结节（ⓔ 图 2-9-2 胸腔镜），予以胸腔镜下活检。活检病理提示肉芽肿，部分伴干酪样坏死。

表 2-9-2 胸腔积液生化检查

检验项目	结果	单位
体液腺苷脱氨酶	62.60	U/L
体液总蛋白定量	52.50	g/L
体液乳酸脱氢酶	1 861.00	U/L
体液葡萄糖	4.09	mmol/L

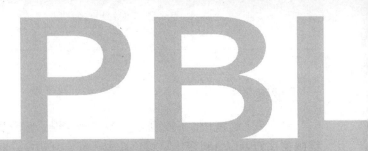

第三章

消化系统

案例一　肠黏膜细胞的"隐匿叛变"

【情境1】

钱哥大学毕业后，一直努力工作，在不惑之年成为单位的销售总管，事业家庭双丰收。由于工作关系，钱哥需要频繁出差，常常熬夜，应酬颇多，长期吃大鱼大肉、推杯换盏，肚子也变圆了，排便却日益不顺畅了。

近3年来，钱哥常感到腹胀不适，间歇性排便困难，且大便干结，人也消瘦了。一天，他偶尔深压左下腹，摸到一块状硬结，排大便后，该硬块消失，他也没当回事。近3个月来，发现粪便直径变小，表面附着血迹。

在妻子的极力劝说下，钱哥勉强去医院做了粪便隐血试验，结果为阳性（ **ⓔ** 图3-1-1　粪便隐血试验）。这时，钱哥开始莫名地焦虑了，但他还是拒绝做胃肠镜检查，于是又去做无创的粪便DNA检测（ **ⓔ** 图3-1-2　粪便DNA检测），结果提示肠道肿瘤的可能性大。

【情境2】

结直肠肛门外科的李医生建议钱哥住院治疗，并要求完成术前全套检查。病房隔壁床的老大爷小声问钱哥，为什么手术前要抽这么多血，做那么多检查，是不是医院要"创收？"钱哥并不认同老大爷的想法。

体格检查：体温37.0℃，心率77次/分，呼吸21次/分，血压127/78 mmHg，体表及腹股沟淋巴结未触及。双肺呼吸音清，未闻及干、湿啰音。心律齐。腹平软，未触及明显肿块，全腹无压痛，无反跳痛，肝脾肋下未触及。肛门指诊：距离肛缘7 cm处，前壁可及占位，大小约3 cm、质地偏硬、不易活动、按压无痛、无波动感，退指时指套染血，齿状线附近见混合痔改变（Ⅱ度）。

辅助检查：术前血常规、肿瘤系列、肠镜及活检、腹部增强CT、肠磁共振（MRI）。（ **ⓔ** 图3-1-3　术前血常规，图3-1-4　肿瘤系列，图3-1-5　肠镜报告，图3-1-6腹部增强CT，图3-1-7　肠磁共振结果，图3-1-8　活检病理1，图3-1-9　活检病理2）。

【情境 3】

入院后追问病史发现，原来体重 85 kg 的钱哥，这 2 个月内体重减轻了 8.5 kg，吃东西的量也减少了一半。李医生考虑虚胖的钱哥存在能量 – 蛋白营养不良，结合便秘史，建议每天口服肠内营养制剂及通便的缓解剂。

同时，李医生要求钱哥做适当的体能运动，如爬楼梯、举哑铃等，以及踝泵运动预防深静脉血栓。经过几天的体能练习和肠内营养，他的身体状况有了明显改善。

【情境 4】

手术前 1 日，主治医生章医生与钱哥进行了耐心的术前谈话，他告诉钱哥，拟行微创"腹腔镜下直肠癌根治手术"切除直肠恶性肿瘤并行直肠吻合术。为防止直肠 B/C 级吻合口漏，还需行"预防性回肠造口术"，同时告知术后可能出现的几个主要并发症，并且要求术后 3 个月内再次做肠镜，在肠镜下处理剩余息肉。

手术顺利。术后次日早查房，李医生亲切地问钱哥昨夜睡眠情况，予以 5% 葡萄糖液体 250 ml 口服、咀嚼口香糖，随后完成坐、立等动作，下午完成床旁下肢静脉 B 超检查。患者自觉体能允许，完成下地行走 300 m。随后，开始进食半流质食物及再次口服肠内营养制剂，造口袋内见较多墨绿色液态肠道内容物。当晚自行在病区走廊散步。术后第 3 日，开始普食；术后第 5 日出院。

【情境 5】

钱哥出院后，在家里休养了 2 周，按照医生建议，在家继续完成一些增肌保肌的体能康复运动，加强高蛋白、低糖、高纤维素类型的饮食，饮食以半流质为主，强调"少食多餐、细嚼慢咽、由稀到稠"。

2 周后，门诊复查，根据病理结果（**ℯ 图 3-1-10　术后大体病理**），结直肠外科医生建议钱哥接受为期半年的 8 次 Capeox 化疗方案。钱哥不禁提出疑问：医生，您不是说我接受的是"根治性手术"吗？既然都根治了，都切干净了，为什么还要化疗呢？

案例二　餐后腹痛

【情境1】

小白是一个活泼开朗的"吃货"，虽然体形有些肥硕，但仍然阻挡不了他爱吃的心。最近每次饭后他总觉得胃部有点胀，如果稍微进食油腻，胃部就会有轻微的胀痛，需要吃健胃消食片才能缓解。

昨天夜里，一阵腹痛令他从梦中醒来，而且阵痛愈加强烈，很快，他的额头上渗出了汗珠，就在他起床准备去医院的时候，腹痛却慢慢缓解了。害怕再次出现腹痛，他今天白天都没敢吃太多的食物。

夜幕降临，楼下的夜市成为城市最明亮的地方，这里人潮涌动，充斥着食物的香气。小白饥饿难忍，来到一家风味小吃，点了几个小菜，要了一杯啤酒，迎着清凉的夜风，准备体味古人"把酒问青天"的豪情。可是酒过三巡，菜过五味，他的上腹部再次出现阵阵疼痛，伴随着恶心想吐的感觉，便马不停蹄地来到医院就诊。

【情境2】

急诊科孟医生对小白进行了诊疗，得知小白餐后剑突下胀痛1月余，有时右侧肩背部隐痛，近一周较前发作频繁，并有夜间腹痛发作，疼痛明显时会有恶心，但无呕吐，无发热、寒战，无皮肤、巩膜黄染，无腹泻等症状。小白自认为是胃病，口服健胃消食片，症状有所缓解。

体格检查：体温（T）37.9℃，呼吸（R）22次/分，心率（HR）82次/分，血压（BP）130/82 mmHg。双肺呼吸音清，未闻及干、湿啰音。心律齐，未闻及杂音。腹部隆起，未见胃肠型及蠕动波，右上腹局部肌紧张，剑突下和右上腹有压痛及反跳痛，以右上腹明显，Murphy征（+），未扪及包块，肝脾肋下触诊不满意，肝区叩击痛，双肾区无叩击痛，移动性浊音（-），肠鸣音3次/分。

化验结果：C反应蛋白237 mg/L；血常规：血红蛋白（Hb）157 g/L，白细胞（WBC）19.45×10^9/L，中性粒细胞0.861，淋巴细胞0.092，血小板（PLT）362×10^9/L；血生化：谷丙转氨酶23 U/L，总胆红素23.7 μmol/L，血淀粉酶51 U/L。（**e** 图3-2-1　入院时血常规，图3-2-2　入院时血生化报告）。

腹部B超：胆囊大小102 mm×46 mm，胆囊壁厚约6 mm，囊内有多枚强回声团块，后伴声影，最大者直径约15 mm，胆总管上段外径8 mm，中下段因气体干扰显示不清。胰腺大小正常，轮廓光滑，胰管未见扩张。（**e** 图3-2-3　入院时腹部B超图像，视频3-2-1　入院时腹部B超图像）。

上腹部CT：急性胆囊炎；胃窦部憩室形成可能，建议复查。附及：两肺下叶渗出性改变伴双侧胸腔少量积液。（**e** 图3-2-4　入院时腹部CT片，视频3-2-2　入院时腹部CT片）。

孟医生建议小白立即住院治疗。

【情境3】

入院后，小白发热不退，体温高达 39.1℃，腹部疼痛加剧，范围扩大至全腹，应用止痛药可短时间缓解，每日需要多次使用止痛药。随着病情加重，小白开始变得焦躁。医生建议小白手术治疗，但他一个人在外打工，身边没有亲人，手术始终无法进行。由于受疫情影响，小白的亲人不能很快到达，于是刘医生建议小白先进行超声引导下胆囊穿刺置管引流（PTGD）。经过积极治疗，小白的腹痛逐渐缓解，各项指标逐渐好转，在医护人员的悉心照料下，小白感到无比的温暖，耐心地等待着家人的到来。

超声 PTGD 报告：术前检查：胆囊增大，大小约 110 mm×49 mm，胆汁透声差。患者左侧卧位，常规消毒铺巾，罗哌卡因＋利多卡因局部麻醉，实时超声择点定位及引导下，以 6F 引流套管针经皮经右肝穿刺入胆囊中心，抽出墨绿色胆汁样液体，取部分送检。检查示引流管引流通畅，随后缝线固定引流管，敷料包扎（ⓔ 图 3-2-5　PTGD 引流）。

PTGD 引流术后，刘主任查房：T 37.6℃，R 23 次 / 分，HR 74 次 / 分，BP 124/76 mmHg，皮肤、巩膜无明显黄染，两肺呼吸音清，未闻及干、湿啰音，腹平软，右上腹轻微压痛，无明显反跳痛，右上腹 PTGD 引流管通畅在位，引流出少量墨绿色胆汁。

检查结果：血常规：白细胞 $5.38×10^9$/L，中性粒细胞 0.639，淋巴细胞 0.273，血小板 $306×10^9$/L；C 反应蛋白 106 mg/L；肝功能：谷丙转氨酶 18 U/L，谷草转氨酶 14 U/L，总胆红素 5.6 μmol/L，直接胆红素 1.7 μmol/L，间接胆红素 3.9 μmol/L；血淀粉酶 65 U/L（ⓔ 图 3-2-6　PTGD 术后血常规，图 3-2-7　PTGD 术后血生化报告）。

胆汁细菌培养结果：普通培养无细菌生长，L 型细菌培养未生长，未检出真菌。

【情境4】

根据小白的病情，刘主任为他制订了最佳治疗方案，建议小白 PTGD 管引流 2 个月后再行腹腔镜胆囊切除术。听到不能立即手术，小白的心情从家人到来的喜悦变得非常低落，多次找刘主任要求立即手术治疗，并且最好能够采取保胆取石的手术方式。在充分告知病情不适合进行保胆取石及手术中转开腹可能性较大后，小白同意接受腹腔镜胆囊切除治疗（ⓔ 视频 3-2-3　手术录像）。

在医护人员的精心治疗和家人的鼓励下，小白术后恢复一切顺利，拔除了腹腔引流管，各项指标检查结果都恢复正常。

复查化验结果：血常规：WBC $12×10^9$/L，中性粒细胞 0.877，淋巴细胞 0.071，PLT $365×10^9$/L；C 反应蛋白 15.8 mg/L；肝功能：谷丙转氨酶 102 U/L，谷草转氨酶 96 U/L，总胆红素 8.2 μmol/L，直接胆红素 2.5 μmol/L，间接胆红素 5.7 μmol/L；总蛋白 59.5 g/L，白蛋白 37 g/L（ⓔ 图 3-2-8　胆囊切除术后血常规，图 3-2-9　胆囊切除术后血生化报告）。

病理报告：慢性胆囊炎急性发作，局部坏死，伴胆固醇沉积（ⓔ 图 3-2-10　胆固醇结石，图 3-2-11　胆色素结石）。

虽然主管护士在出院时告知小白，吃油腻饮食可能会引起腹泻，但小白终于可以吃东西了，他非常开心。

案例三　烦人的腹痛

【情境1】

31岁的小雪是一家证券投资公司某部门的主管，她刻苦努力，每天加班到深夜。但随着工作压力的不断增加，这种"996"的工作状态，导致她饮食不规律，以及没有足够的时间去运动。1年前，小雪因为进食不洁饮食，出现急性肠道感染，治疗3天后恢复正常。但此后她经常有左上腹疼痛，伴有排稀便，她并没有当一回事。最近半年来，小雪感觉左上腹疼痛逐渐加重，而且次数也变多了，伴有腹胀及频繁的排稀便，排便后腹痛症状可缓解。每周发生此类症状2~3次。小雪虽然想去医院检查，但心里恐惧，害怕发现是不好的疾病，就一直拖着没有去医院。

2个月前，小雪的外婆因为腹痛伴稀便，查肠镜后发现得了肠癌，小雪担心自己的腹痛会不会和外婆一样，于是请了假，去医院消化内科就诊。

【情境2】

年轻的张医生为小雪进行诊疗，简单了解病史后获知，小雪近1年来腹痛伴有腹胀及腹泻，每周均发生，排便后缓解，尤其是在大量进食以后、月经期或者工作压力大的时候出现。无发热，无头晕乏力，无胸闷心悸，无恶心呕吐，无大便干结或大便不尽感，无便血或黑便。

体格检查：体温36.5℃，呼吸18次/分，心率72次/分，血压110/70 mmHg。无贫血貌，双肺呼吸音清，未闻及干、湿啰音。心律齐。腹平软，未触及包块，无压痛及反跳痛，肝脾肋下未触及。

张医生安排了血常规、血生化、甲状腺功能及大便常规+隐血等辅助检查（**e** 图3-3-1　血常规，图3-3-2　血生化，图3-3-3　甲状腺功能，图3-3-4　大便常规+隐血）。

【情境3】

张医生根据检查结果，诊断"功能性胃肠病"可能性大，给小雪开了2周的肠道解痉药和益生菌服用。小雪吃了3天药以后，感觉腹痛、腹泻症状没有缓解，就不吃了，想到外婆患肠癌的事情，于是又去预约了消化内科李主任的专家门诊。李主任详细耐心地听小雪诉说症状，也了解到她的担心及在工作生活方面的情况。给小雪进行了非常详细的腹部体格检查，并给小雪安排了胃肠镜检查和全腹部的CT检查（**e** 图3-3-5　胃镜报告，图3-3-6　肠镜报告，图3-3-7　腹部CT），全腹部CT结果提示未见明显异常。

李主任根据各种检查结果和症状，认为小雪符合"腹泻型肠易激综合征"的诊断。由于小雪平时工作压力大，又担心自己遗传外婆的肠癌，导致精神过度紧张，使她的病情加重。李主任耐心地给小雪解释，让她放松心情，学会自我调节，继续服用张医生开的药物，并服用抗焦虑药物。

2周后，小雪的腹痛、腹泻症状消失，她又能全身心投入工作了。

案例四　艰难的选择

【情境 1】

75 岁的黄奶奶是退休工人，20 多年前患上了高血压，终日与药物相伴。她的丈夫张爷爷，退休好多年了。这几年他们喜欢旅游，由于路途奔波，黄奶奶常常忘记吃降压药。最近几个月，黄奶奶遇到了困扰：她的脚趾总是疼痛难忍。于是，她独自去了药店，在店员的推荐下买了止痛药（塞来昔布胶囊）。刚开始，止痛药的效果很不错，吃 1 颗就能完全缓解。可是日复一日，黄奶奶渐渐觉得药效大不如前，而且现在不仅脚趾痛，连腹部也开始有不适感。一天夜里，黄奶奶的脚痛再次发作，她焦急地拿出仅剩的 4 颗止痛药，一口气塞进嘴里。随着药物逐渐起效，黄奶奶的脚痛才得以慢慢缓解，可是一股烧灼感开始在她的腹部蔓延。

第二天大早，黄奶奶的儿子小张接到父亲的电话，说他母亲腹痛不止。小张立即赶回家，想送黄奶奶去医院。可黄奶奶不以为然，坚持说自己这是老毛病，过一会儿就好了，说什么也不肯去医院。因为拗不过老人家，工作忙碌的小张只能暂时回去上班，但临走前还是去附近的诊所买了一些胃药给黄奶奶送去。当天晚上，黄奶奶又感觉一阵腹痛，上完厕所看了一眼马桶，发现大便竟然是黑色的（ⓔ 图 3-4-1　黑便）。更糟糕的是，这一次腹痛比之前要猛烈，黄奶奶整整一个晚上都没有睡着。

【情境 2】

第三天早晨，黄奶奶在家人的劝说下终于同意去医院。于是小张送黄奶奶去医院消化科，胡医生接诊了他们。经过问诊后，胡医生初步掌握了患者的病史：黄奶奶平时身体尚可，2 天前因为脚趾疼痛口服 4 颗止痛药后出现中上腹痛，呈阵发性，无呕血、黑便，无腹胀、腹泻，自行口服胃药（具体不详）治疗后缓解。1 天前患者解黑便 1 次，伴上腹部疼痛，无腹胀，无恶心、呕吐，无头晕、乏力。既往高血压病史 20 余年，痛风病史数年，无肝炎病史。

胡医生让黄奶奶做粪便常规化验。

体格检查：体温（T）36.4℃，呼吸（R）18 次 / 分，脉搏（P）66 次 / 分，血压（BP）166/69 mmHg，神志清，精神可，皮肤及巩膜无黄染，全身浅表淋巴结未触及肿大，颈静脉无充盈，两肺呼吸音清，未闻及明显干、湿啰音，心率（HR）66 次 / 分，心律齐，未闻及病理性杂音。腹平软，上腹部轻压痛，无反跳痛，肝脾肋下未触及，肠鸣音稍活跃。双下肢无水肿，神经系统检查（NS）（-）。

辅助检查：粪便常规：大便黑色，白细胞（粪）阴性 / 高倍，红细胞（粪）阴性 / 高倍，脓细胞阴性 / 低倍，蛔虫卵未找到，脓血阴性，隐血阳性，钩虫卵未找到（ⓔ 表 3-4-1　大便常规化验单）。

胡医生建议黄奶奶立即住院。

【情境 3】

黄奶奶入院后，禁食，予艾司奥美拉唑钠针、生长抑素针、磷酸铝凝胶、蔗糖铁针、营养补液支持治疗。黄奶奶黑便量较前明显减少，腹痛缓解。入院后第二天行胃镜检查及其他辅助检查。

第二天徐主任查房，体格检查：T 36.2 ℃，P 78 次 / 分，R 20 次 / 分，BP 157/66 mmHg，神志清，精神可，皮肤及巩膜无黄染，全身浅表淋巴结未触及肿大，颈静脉无充盈，两肺呼吸音清，未闻及明显干、湿啰音，HR 78 次 / 分，心律齐，未闻及病理性杂音。腹平软，全腹无压痛，无反跳痛，肝脾肋下未触及，肠鸣音稍活跃。双下肢无水肿，NS（－）。

辅助检查：血常规：红细胞（RBC）3.44×10^{12}/L，血红蛋白（Hb）101 g/L，白细胞（WBC）10.60×10^9/L，血小板（PLT）273×10^9/L（**e** 表 3-4-2 血常规）；肾功能：尿素 23.20 mmol/L，肌酐 284.8 μmol/L，尿素 / 肌酐 0.08，尿酸 700 μmol/L（**e** 表 3-4-3 血生化）；粪便常规（复查）：大便黑色，软，白细胞（粪）阴性 / 高倍，红细胞（粪）阴性 / 高倍，隐血阳性；胃镜：胃多发溃疡（A1，最大者需考虑癌可能），慢性胃炎（**e** 图 3-4-2 胃镜图片）。

胃镜和肾功能化验结果远比胡医生预料的糟糕。来到病房门口，看着悉心照顾黄奶奶的张爷爷和小张，胡医生陷入了沉思。

【情境 4】

徐主任查完房后，叮嘱胡医生跟进病理活检结果。胡医生立即联系了病理科的李医生。1 天后，李医生给出病理结果：（胃窦）黏膜慢性炎伴急性活动，灶区见少量中性粒细胞渗出、坏死（**e** 图 3-5-4 病理报告单）。"不是癌！"胡医生松了一口气。但他还是很担心，这么巨大的溃疡，活检真的能找到癌变的地方吗？但如果短时间内再次行胃镜活检，老人家是否能够承受呢？如果不活检就需要行腹部增强 CT 检查来明确病灶是否有癌症浸润，那么增强 CT 的造影剂是否会对患者的肾功能造成进一步打击呢？

经过胡医生和徐主任的讨论，胡医生还是决定将选择权交给黄奶奶及其家人。

案例五　突发晕厥

【情境1】

老薛是位企业白领，平时朝九晚五，工作繁忙，生活及工作节奏极快，经常处于精神紧张的状态。所谓"十男九痔"，他几十年来反复痔疮出血发作，平时用痔疮膏局部涂抹，基本能控制出血。最近企业总部领导计划来视察工作，他更是忙得三餐无着落，一天睡眠仅几个小时。近段时间每天都拉好多次血便，不过每次出血量都不多，颜色也没有之前鲜红，只是感觉人越来越乏力，偶尔还有比较明显的头晕。妻子马女士每天催他去医院看医生，他都说等忙完手头的事马上去，结果一拖就1周多过去了。

【情境2】

这天老薛在上班期间，上洗手间的时候突发晕厥。同事赶紧拨打"120"送去医院急诊。急诊科王医生为老薛进行了诊疗，从其妻子处得知他最近两天感觉特别疲劳，乏力，一直以来有痔病史，最近每天便血次数很多，以为只是工作太辛苦了，没有去医院诊治。

体格检查：体温36.3℃，心率114次/分，呼吸22次/分，血压89/53 mmHg。患者面色、口唇苍白，额头、面部微汗，肢端湿冷，心律齐，未闻及杂音，两肺呼吸音清，未闻及干、湿啰音，腹软，无压痛反跳痛，肠鸣音活跃。

化验结果：血常规：白细胞4.5×10^9/L，血红蛋白70 g/L，血小板110×10^9/L。

腹部CT：乙状结肠部位可见大量高密度灶。

急诊科护士马上建立两条静脉通道予以快速补液，监测生命体征，王医生行备血及抗休克抢救。

【情境3】

王医生请消化内科张主任行床旁内镜检查。予输注悬浮红细胞4 U，灌肠肠道准备。张主任予胃肠镜检查，发现乙状结肠距肛门约40 cm处有一结肠息肉，表面糜烂伴一动脉间断性喷血。张主任当机立断，行肠镜下结肠息肉切除术（**e** 视频3-5-1　结肠息肉切除），手术顺利。

半小时后老薛苏醒过来，检查：T 37.8℃，R 20次/分，HR 100次/分，BP 102/63 mmHg，腹平软，无压痛、反跳痛。

血常规结果：血红蛋白90 g/L，血小板100×10^9/L。

【情境4】

老薛经过抗休克、输血、内镜下止血治疗后，生命体征趋于稳定，转消化内科继续治疗。在其妻子的悉心照顾下，老薛面色变得红润，精神倍佳。撤掉心电监护，改为二级护理。复查血常规：血红蛋白110 g/L。

经过这场劫难，老薛感觉像死里逃生，发誓一定要劳逸结合，注意身体。

案例六　海鲜惹的祸

【情境1】

某个夏天的傍晚，一名中年男子抱着一个面色苍白的小女孩，急匆匆走进某医院急诊室，焦急地说："医生，快救救我女儿吧，她这两天上吐下泻，连说话的力气都没有了。"李医生仔细地询问了病情，获知小女孩与父母暑假去旅游，两天前在一农家乐吃了大量海鲜后随即出现呕吐，伴有腹痛、腹泻、发热等症状，并逐渐加重。

【情境2】

李医生进一步询问了解到，小女孩11岁，自从食用海鲜后，第1天呕吐4～5次，第2天呕吐7～8次，一昼夜呕吐可达10余次，并伴有腹痛、腹泻，粪便呈水样，带少量黏液，无臭味，小便量逐渐减少。两天来除喝一点开水外，未进其他饮食，自觉四肢发软，没有力气。未曾服用过任何药物。

【情境3】

体格检查：患者精神萎靡，体温（T）38.7℃，血压（BP）88/67 mmHg，呼吸稍急促，两肺未闻及干、湿啰音，心率（HR）102次/分。皮肤黏膜无黄染。腹软，未发现压痛点。肝脾肋下未触及。双眼明显凹陷，口唇干燥，皮肤湿冷，脉搏快而无力，尚能回答医生的问题。

实验室检查：血常规：红细胞（RBC）5.77×10^{12}/L，白细胞（WBC）12×10^9/L，中性粒细胞（N）0.87，淋巴细胞（L）0.12，血小板（PLT）125×10^9/L；血气分析：pH 7.35，HCO_3^- 15.3 mmol/L，$PaCO_2$ 35 mmHg；血电解质：Na^+ 125 mmol/L，Cl^- 91 mmol/L，K^+ 3.0 mmol/L；粪便镜检：见大量脓细胞，并有巨噬细胞，培养有痢疾杆菌生长；小便：色黄，酸性。

李医生针对患者的临床表现和实验室检查，确诊其为细菌性痢疾，给予相应的治疗后，康复出院。

案例七　失常的张经理

【情境 1】

小张大学毕业后，从公司的普通员工做起，年仅 35 岁的他就成为著名广告公司的总经理。在很多人的眼里，小张是一名成功者，但他心里很清楚自己为此所付出的代价。为了应酬，几乎每天都是深夜以后才回家，即使身体不适也得坚持工作。近 1 个月来，他总是感到乏力、全身不适、腹胀、食欲减退，并伴有右上腹痛，有时有低热，而且面色一天比一天暗淡。起初小张以为自己仅仅是感冒，但长时间一直未见好转，家里人也很为他担心，小张决定到医院就诊。

【情境 2】

李医生为小张做了详细的体格检查：体温（T）37.2℃，心率（HR）80 次 / 分，血压（BP）128/82 mmHg，神志清，面色晦暗，巩膜黄染。心肺未见异常，肝肋下 1.0 cm，有压痛及叩痛，脾肋下 1.0 cm，腹部移动性浊音阴性。

实验室检查：血常规和尿常规正常，尿糖阴性。肝功能检查：谷草转氨酶（AST）123 U/L，谷丙转氨酶（ALT）158 U/L，碱性磷酸酶（ALP）217 U/L，γ- 谷氨酰转移酶（GGT）243 U/L，血清总胆红素（STB）22 μmol/L，结合胆红素 8 μmol/L，血清总蛋白（TP）75 g/L，血清白蛋白（A）40 g/L，血清球蛋白（G）35 g/L，白蛋白 / 球蛋白比值（A/G）1.1。肝炎病毒标志物检测：乙肝表面抗原（HBsAg）阳性，乙肝病毒 e 抗体（抗 HBe）阳性，乙肝病毒核心抗体（抗 HBc）阳性。

小张被收入消化内科住院治疗。李医生要求他卧床休息，严禁饮酒，保肝治疗，并给予干扰素、阿糖腺苷及阿昔洛韦等药物进行治疗。1 个月后，复查 B 超提示肝脾大，血清转氨酶正常，血清 HBsAg 阳性。

【情境 3】

小张出院后，也曾试图遵照医生的嘱咐戒烟、戒酒，好好休息。但工作性质决定了他还要继续吸烟、喝酒和熬夜，并常常感到右上腹隐隐作痛。在日复一日的劳累中，小张的身体状况越来越差。开始出现乏力、厌油、恶心、呕吐、腹胀、腹泻、鼻出血、牙龈出血等症状，且经常觉得喘不过气来，有时甚至无法平卧。但他还是一直坚持工作，继续熬夜、饮酒、吸烟。妻子发现，小张在日渐消瘦的同时，腹部却在逐渐增大。于是，他又一次来医院就诊。

【情境 4】

小张再次被收入消化内科住院治疗。体格检查：T 36.5℃，HR 85 次 / 分，R 24 次 / 分，BP 120/80 mmHg，神志清，面色灰暗黝黑，眼睑无水肿，巩膜黄染。颈静脉无怒张，心肺正常，蛙形腹，以脐为中心腹壁静脉明显曲张，脐膨出，肝触诊不满意，脾肋下 6 cm，

Ⅱ度硬，移动性浊音阳性，全腹无压痛、反跳痛和肌紧张，肠鸣音稍减弱，可见肝掌和蜘蛛痣，双下肢凹陷性水肿。

实验室检查：血常规：血红蛋白（Hb）100 g/L，血小板（PLT）96×10⁹/L；空腹血糖 3.2 mmol/L，尿常规无异常，血清钾 3.0 mmol/L，血清钠 125 mmol/L，血尿素氮（BUN）26.5 mmol/L，肌酐（Cr）186 μmol/L，HBsAg、HBeAg、抗 HBc-IgM 均阳性，血浆凝血酶原时间（PT）超过正常对照 3 s。肝功能：AST 468 U/L，ALT 458 U/L，ALP 217 U/L，GGT 243 U/L，STB 40 μmol/L，结合胆红素 23 μmol/L，TP 73 g/L，A 35 g/L，G 38 g/L，A/G 0.9。血气分析：PaO_2 70 mmHg，$PaCO_2$ 28 mmHg，pH 7.63，HCO_3^- 37.8 mmol/L。B 超检查提示肝体积明显缩小，表面不平，边缘钝，肝内回声增强，粗糙不均匀，腹水，脾大，脾静脉、门静脉增宽。X 线钡餐造影提示食管下端静脉曲张（ⓔ 图 3-7-1　X 线钡餐造影）。

经过治疗后好转出院，这次小张严格遵照医嘱，注意合理饮食，适当休息，并且戒烟戒酒。可是，尽管如此，他的身体状况还是时好时坏，经常有右上腹不适、鼻出血、牙龈出血等症状。而且稍微吃一点油腻的肉食，就会腹泻。在小张 45 周岁的生日酒会上，他破例喝了一点酒，还吃了一些油炸花生米。当天晚上回到家里，小张感到一阵恶心，呕吐了半洗脸盆鲜血之后，出现神志不清、胡言乱语，甚至不知道自己身在何处。妻子发现时，他正在把裤子当衣服往身上套。

【情境 5】

李医生迅速为小张进行检查。体格检查：T 38.5℃，HR 95 次/分，R 24 次/分，BP 110/70 mmHg，神志恍惚，反应迟钝，面色晦暗，面颊有毛细血管扩张，巩膜黄染，前胸可见 3 枚蜘蛛痣，有肝掌（ⓔ 图 3-7-2　蜘蛛痣，图 3-7-3　肝掌），扑翼样震颤阳性，心肺无异常。腹膨隆，腹部移动性浊音阳性，腱反射亢进。

实验室检查：血常规示 WBC 10.9×10⁹/L，Hb 100 g/L，K^+ 3.0 mmol/L，Na^+ 155 mmol/L。空腹静脉血氨 100 μg/dl，血支链氨基酸与芳香族氨基酸比值（BCAA/AAA）1.0，BUN 35 mmol/L，Cr 290 μmol/L，尿常规无异常。B 超检查提示肝硬化、腹水和脾大。腹水常规为漏出液，脑 CT 未见异常。

医生叮嘱小张在治疗期间要严格限制蛋白质的摄入，饮食应以淀粉为主，避免粗糙质硬的食物，如果夜间失眠，或者疼痛得厉害，不要随便使用止痛、镇静药物。

住院期间，医生给予如下处理：口服乳果糖、新霉素，静脉注射精氨酸及以支链氨基酸为主的氨基酸混合液。经过 2 个多月的治疗，小张的病情有了好转。

案例八 "辣嘴"吃货的后顾之忧

【情境1】

俗话说,"十男九痔,十女十痔"。高先生是湖南人,喜欢吃麻辣小龙虾、麻辣火锅等,可谓是无辣不欢,再加上平时工作比较繁忙,也没有锻炼的习惯,白天坐办公室,晚上饭局酒局应酬不断,导致高先生平时便秘,排便困难,质硬,如羊屎状,甚至3~5日一次。高先生虽然经常出现肛门疼痛,大便带血,血色鲜红,量时多时少,便纸上有染血或滴血,便毕则血止,有时疼痛至少4 h才能缓解,但还是挡不住他喜欢吃辣的习惯,生活作息依然如故。

【情境2】

一天,高先生一脸苦恼地来到肛肠外科门诊,坐立不安,进门便着急地对医生说:"医生,您快帮我看看我的痔疮吧,我现在每说一句话,走一步路,甚至每喘一口气,都痛得要命!"医生让高先生不要着急,仔细询问了他的病情,了解到高先生一周前在同学聚会上胡吃海喝,回来后上厕所时,肛门疼得痛不欲生,好不容易忍着上完厕所,发现肛门"血流如注"。以前高先生便后也经常出现粪便中带有新鲜血液的情况,而且已经反复发作2年多了。其间他去过社区卫生服务中心,开了一些治疗静脉曲张和消炎的口服药,外用消炎栓剂和麝香痔疮膏,以及坐浴熏洗的中药,症状有所缓解,也没有太放在心上,没想到这次却如此严重,甚至影响到正常的生活和工作。在家里拖了几天后,症状没有缓解,便赶紧来医院就诊。

【情境3】

专科体格检查:体温(T)36.6℃,脉搏(P)75次/分,呼吸(R)17次/分,血压(BP)140/100 mmHg;肛门视诊可见肛门右前方、右后方、右侧、左前方、左侧、左后方混合痔脱出(ℯ 图3-9-1 混合痔1,图3-9-2 混合痔2);指诊未及直肠内异常肿块;肛门镜可见内痔充血糜烂。随后医生试着手动缩回肛门脱出物,没多久肿物又轻易脱出,便安排高先生入院择期手术。

入院后,查血常规、凝血功能无异常,胸部正位片无异常,安排第2天手术。

术中切除剥离痔组织,在母痔区上方注射聚桂醇注射液。术后高先生生命体征平稳,予以头孢西丁针抗感染、帕瑞昔布钠针止痛等对症治疗。术后1周创面平整,肉芽组织生长新鲜,愈合情况较好,予出院。

【情境4】

出院时,高先生激动地握住医生的手,夸医生医术高明,并询问术后护理建议。医生要求他做到:合理膳食,有助于改善肠胃功能;适量运动,以及减短上厕所时间;定时排便,有助于改善盆腔及肛门部位的血液循环;保持肛门部位清洁。建议1周内门诊复查。高先生连连点头,发誓一定好好休息,不想再经历如此可怕之事!

案例九　痛苦的肛周脓肿

【情境1】

30岁的徐先生，一年前在不明诱因下出现肛旁肿物突起伴疼痛，肿物自行破溃后，有脓性分泌物流出，色黄，量少，气味臭，疼痛有所缓解，无大便带血，无肛门瘙痒，无肛门下坠感。但上述症状反复发作，徐先生苦不堪言，终于下定决心接受手术。术中，医生用电刀切除瘘口周围腐败组织，切开肛门脓肿排脓，使用挂线疗法治疗。术后症状缓解。

半年后，徐先生再次出现肛周疼痛，并伴间歇性肛周流脓，平时日解大便1~3次，便软，易解，成形。

近日，徐先生工作压力大，作息紊乱，自觉肛周不适症状加重。起初他觉得并无大碍，但休息几天仍未好转，反而出现肛门疼痛和坠胀感愈发严重，于是决定立即就医。徐先生一手抵着腰背部，步履蹒跚地来到医院门诊，一进诊室，就一脸忧愁地对医生说："医生，我屁股这块很疼，走路都难走，实在是忍受不住了，能尽快给我治疗吗？"

【情境2】

医生仔细询问他的病情后，拟"肛周流脓1年余，肛瘘术后1年"收治入院。

体格检查：神志清，精神可，两肺呼吸音清晰，未闻及干、湿啰音，心律齐，未闻及病理性杂音，腹股沟淋巴结未触及肿大。专科检查：肛门截石位3点旁开约4.5 cm可见结节状皮肤隆起，表面稍红肿伴压痛，挤压有脓性液流出，肛门指诊可触及硬节，但未触及直肠内异常肿块；肛门镜检可见肛门左侧肛窦充血、水肿（ⓔ **图 3-10-1　左侧肛窦充血、水肿**）。有明确的手术指征，需要进行手术。

【情境3】

徐先生住院后，完善术前相关检查，血常规、肝肾功能、血电解质检测结果均正常。术前进行磁共振成像（MRI）检查（ⓔ **图 3-10-2　MRI 检查**），择期行"肛瘘镜辅助下肛瘘微创术（复杂性高位肛瘘切除术＋皮瓣推移术＋肛门成形术）"。

术中可见高位盲瘘：①直肠壁与直肠纵肌间窦道：位于肛门左侧，窦道外口在截石位3点，距肛门约11 cm处，延伸至截石位3点肛隐窝处，呈直线；②坐骨直肠间隙窦道：位于肛门左侧，窦道从肛门后方开始，经臀大肌、骶结节韧带延伸至左前方，呈弧形，长约8 cm；③直肠后间隙窦道：位于肛门后方，窦道从直肠后间隙开始延伸至截石位6点肛隐窝处。术后患者生命体征平稳，手术创面平整，愈合情况较好（ⓔ **图 3-10-3　术后**），给予出院。出院时，医生严肃地嘱咐徐先生以后一定要注意休息，养成良好的生活习惯，定时排便，注意肛门清洁，1周后门诊随访。

【情境 4】

　　1 周后，徐先生来院复查，肛周可见瘘口，窦道已形成，需要再次入院手术。医生告诉他复杂性肛瘘病程具有缠绵性，有再次手术的必要。徐先生痛苦万分，望着自己屁股上七零八碎的创口，满脸悲伤。门诊拟以"肛周流脓 2 年余，肛瘘术后 1 周"收住入院。复查肛门盆腔周围组织 MRI 及肛门部 B 超（**ℯ 图 3-10-4　MRI，图 3-10-5　B 超**）后，在全身麻醉下再次行肛瘘微创术（复杂性肛瘘切除术 + 内口直肠黏膜推瓣 + 瑞栓宁 L 形修补肛门成形术）。术后恢复良好。医生叮嘱徐大龙，出院后仍需认真仔细换药，这是愈合的关键。

　　徐先生坚持每日规律换药、每周随访。2 个月后，创口基本愈合（**ℯ 图 3-10-6　创口愈合**）。经历这次患病后，他调整了工作节奏，特别注意劳逸结合，健康生活。

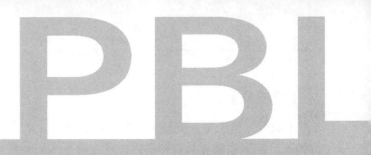

第四章

泌尿系统

案例一 唐老板的"泡泡尿"

【情境1】

小唐吃苦耐劳，从做模具起步，不断积累财富，做了老板。随着生意日渐红火，唐老板酒席应酬也越来越多，生活极不规律，体重也慢慢增加，有了明显的"啤酒肚"。近2年来，唐老板经常口渴，喝水次数和排尿次数也增多，每天排大量尿，朋友笑侃他"注意养生"。某一天，唐老板发觉自己尿里有大量泡泡，而且早上起来眼睛胀胀的，照镜子发现自己眼睛变"小"了，手脚还有一阵阵麻木感，心里觉得蹊跷。跟朋友说起自己的异常，他们觉得唐老板可能生病了，而且听说其姐有甲状腺功能亢进，脾气暴躁，其父亲因为脑血管意外过世。朋友们都提醒他注意身体，建议他早点去医院看看。那段时间，唐老板忙着谈生意，看病的事没放在心上。

1年前，唐老板发觉双脚开始肿大，鞋也穿不进去了，尿里的泡泡增多。他害怕了，终于停下手头工作，来医院看医生。

【情境2】

唐老板来到肾内科门诊，医生得知他多饮多尿、手脚麻木、尿泡泡多、眼睛水肿、脚肿，给予体格检查。

体格检查：心率（HR）82次/分，血压（BP）148/96 mmHg，体重71 kg，体重指数（BMI）31 kg/m²，眼睑水肿，心肺听诊无异常，腹部膨隆，腹围115 cm，腹部无压痛，移动性浊音（－），双下肢轻度凹陷性水肿。四肢末梢痛觉、触觉减弱（粗测），足背部动脉搏动可，四肢肌力正常。

门诊化验结果：随机血糖13.5 mmol/L，尿蛋白（++）（**e** 图4-1-1 尿常规）。

医生建议住院，唐老板舍不得放下生意，医生反复向其说明疾病及并发症的危害，此时他想到姐姐和父亲患病后不及时治疗，预后都不好，最终还是同意住院治疗。

【情境3】

住院后，唐老板耳边仍然回响着门诊医生说的"糖尿病及肾病的危害"，故接受了宣教，护士和营养师建议控制饮食，放弃应酬，唐老板这几天很配合，眼睛肿胀的感觉减轻了，脚的水肿也轻了，唐老板不再阴沉着脸，喜欢说说笑笑了。

赵主任查房：心率（HR）80 次／分，血压（BP）140/89 mmHg，体重 70.5 kg，眼睑无水肿，心肺听诊无异常，腹部膨隆，腹围 115 cm，腹部无压痛，移动性浊音（−），双下肢轻度凹陷性水肿。四肢末梢痛觉、温度觉、触觉减弱，足背部动脉搏动可，四肢肌力正常。赵主任建议给予患者肾穿刺活检术。

检查结果：尿常规：尿蛋白（++），尿微量白蛋白 2 100 mg/L，24 h 尿蛋白定量 3.6 g；血糖谱：空腹血糖 7.6 ~ 9.8 mmol/L，餐后 2 h 血糖 11.2 ~ 15.9 mmol/L；胰岛素抗体测定：阴性；糖化血红蛋白（HbA1c）8.3%；肾功能：血肌酐 174 μmol/L，内生肌酐清除率（Ccr）75 ml/min；甲状腺功能：TSH 0.6 mU/L；乙肝两对半（−），ANA（−）；眼底检查：右眼视盘界清色可，视网膜血管走行正常，动静脉管径比约 1∶2，见轻度动静脉压迹，各象限见少量微血管瘤及小出血斑散在分布，累及黄斑区，中周边部见少量棉绒斑分布；左眼屈光介质模糊，下方较著，隐约见视盘影，其余细节不清（**e 图 4-1-2　眼底检查结果 1，图 4-1-3 眼底检查结果 2**）；肾穿刺病理：诊断糖尿病肾病（**e 图 4-1-4　肾活检检查报告书**）。

【情境 4】

根据赵主任意见，潘医生为唐老板制订了治疗方案，低盐、低脂、优质低蛋白饮食，使用二甲双胍、缬沙坦、立普妥、拜阿司匹林等药物治疗。

在潘医生和护士的饮食指导及药物治疗下，唐老板不那么容易口渴了，上厕所的次数也明显减少，眼睑、脚不肿了，每日监测血压，血压逐渐下降至 127/76 mmHg，空腹血糖 6.1 ~ 7.2 mmol/L，餐后 2 h 血糖 7.2 ~ 8.5 mmol/L，24 h 尿蛋白 2.7 g。

经过 2 周的住院治疗，唐老板自觉舒服很多。

出院 2 周后，唐老板有时忘记服药，应酬时仍然大吃大喝。1 个月后，复诊结果显示：尿蛋白（+++），空腹血糖 9.0 mmol/L，血肌酐 193 μmol/L。医生再次告知后果：按如此发展，不坚持治疗，肾功能会迅速恶化，肾的损害是不可逆的，很快就要透析治疗。这时唐老板开始有恐惧感，保证坚持低糖、低脂、优质低蛋白饮食，拒绝应酬，生活节俭化，绿色出行。同时与医生经常沟通，积极护肾降糖治疗。

但在 1 个月前，一位要好的朋友向唐老板推荐了一款"素食"套餐，并图文并茂地介绍了脱离药物治疗的方法，花言巧语后，唐老板信以为真，于是把原来的药都停了。半月后，林老板突然出现便血，鲜红色，遂去急诊室就诊。急诊肠镜检查结果为"缺血性肠病"，再次收入院治疗。重新使用原先制订的药物治疗，潘医生定期督促他坚持用药，并定期来院复查。

案例二 脚怎么肿了

【情境1】

李先生是一位 39 岁的计算机工程师，平时工作压力大，工作繁忙，已经连续 3 年没有体检了。近半年来，自己感觉体力大不如从前，爬 3 层楼也气喘吁吁。最近 2 个月，出现胃口变差，看见食物有恶心感，他爱人也说他近来面色黄，气色差。爱人建议他去医院看看，他因为工作忙没时间，就没去医院就诊。近半个月来，出现双侧足踝部反复水肿，早上起床水肿稍缓解，晚上休息时发现按压脚踝部可压出小窝，还发现自己夜间去解小便的次数增加了。李先生觉得自己的肾可能出了问题，决定去医院看病。

【情境2】

肾内科汪医生为李先生进行了诊疗，得知李先生近半年来先后出现乏力、食欲减退、恶心、面色偏黄、下肢水肿、夜尿增加，就给他开了血常规、尿常规、血生化、肾超声等检查。

体格检查：体温（T）36.8℃，呼吸（R）20 次 / 分，脉搏（P）71 次 / 分，血压（BP）166/82 mmHg。慢性面容，皮肤、巩膜无黄染，结膜稍苍白，听诊两肺呼吸音清，未闻及啰音。心率（HR）71 次 / 分，心律齐，心音正常，各瓣膜区未闻及杂音。腹软，全腹无压痛，无反跳痛，未触及肿块，肝脾肋下未触及，双下肢轻度凹陷性水肿。

血生化：血肌酐（酶法）1 010 μmol/L，尿素氮 52.4 mmol/L，白蛋白 38.3 g/L，尿酸 714 μmol/L，血清钾 5.35 mmol/L，血清钙 2.08 mmol/L，血清磷 3.76 mmol/L。

血常规：红细胞（RBC）2.63×10^{12}/L，血红蛋白（Hb）82 g/L。

尿常规：尿蛋白（++++）；尿隐血（+++）；红细胞（IQ200）191/μl。

B 超：慢性肾病，两肾偏小（ⓔ 图 4-2-1 肾 B 超图像及报告）。心电图结果：正常范围心电图。

汪医生结合病史和化验报告，建议李先生住院治疗。

【情境3】

李先生住进病房以后，由于血压偏高、贫血，汪医生给予药物控制血压，改善贫血。进一步完善检查（ⓔ 表 4-2-1 血常规，表 4-2-2 尿常规，表 4-2-3 血生化，表 4-2-4 甲状旁腺激素，表 4-2-5 血气分析）。刘主任查房，告知李先生他得了尿毒症。李先生听后如晴天霹雳，以为自己活不了几天了，想到年迈的父母，幼小的孩子，非常悲观失望。刘主任安慰李先生要坚强面对困难，目前需要考虑接受透析治疗，告诉他很多患者接受透析治疗后还可以继续工作，待李先生病情稳定后可以考虑接受肾移植。李先生听后内心得到了鼓舞，冷静下来面对现实。

医生、护士向李先生解释不同透析治疗方式的优缺点，考虑到患者年轻、有工作和外出的需求，建议李先生首先考虑腹膜透析治疗。李先生选择了腹膜透析，汪医生为李先生手术留置腹膜透析导管，护士耐心地培训李先生腹膜透析操作，并告知要低盐饮食，避免吃腌制食品，尽量不喝各种美味的肉汤，减少磷的摄入，监测记录每日血压、体重变化，填写腹膜透析记录本。操作考核通过后，李先生出院。出院时医生嘱咐他要按时服药，规律透析，每月门诊复诊。

【情境4】

经过3个月的腹膜透析及药物治疗，李先生的贫血症状得到改善，恢复了以往的红润面色，血压平稳了，胃口也好了，水肿也消退了。李先生又回到了原来的工作岗位继续工作。

1年后，李先生很幸运地等到了肾移植的机会，接受了肾移植。此后，他坚持规律门诊随访，及时调整用药，各项指标都得到有效控制。

李先生的生活几乎恢复到了生病之前的状态，他调整了工作强度，规律作息，不熬夜，减少应酬，按时服药，定期到肾移植科门诊随访。每天坦然地面对疾病，也更加珍惜现在拥有的幸福生活。

案例三　阻塞的下水道

【情境 1】

年轻的小雪是一名个体户，和丈夫一起经营饮食小店，育有一儿一女，日子过得充实又满足。一天，小雪突然觉得左腰部疼痛，偶尔牵扯至左下腹和左腹股沟，疼痛剧烈，疼得她头上冒冷汗。但坚持一阵子后，疼痛有所缓解，所以她并没有太在意，也没有将这件事情告诉丈夫，继续日常的生活。

5 天后的一个晚上，小雪自觉头昏脑涨，浑身乏力，左腰酸胀。她自测体温，竟然高达 39.3℃，这么高的体温让小雪及丈夫感到紧张不安。第 2 天早晨，丈夫就带着小雪去医院。

【情境 2】

泌尿外科叶医生为小雪进行了诊疗，询问病史，得知小雪并没有咳嗽、咳痰、鼻塞、流涕、咽痛和腹泻等症状，但乏力明显，无法自行走路，只能坐着轮椅让丈夫推着过来。胃口差，恶心呕吐。

体格检查：体温（T）39.0℃，呼吸（R）23 次 / 分，心率（HR）105 次 / 分，血压（BP）85/62 mmHg。双肺呼吸音清，未闻及干、湿啰音。心律齐。腹平软，无压痛，肝脾肋下未触及。左肾区叩痛明显。

进行急诊化验（**e** 图 4-3-1　血常规，图 4-3-2　血生化，图 4-3-3　凝血功能，图 4-3-4　降钙素原，图 4-3-5　血气分析），急诊 CT 显示患者左输尿管上段结石，左肾脓肿（**e** 图 4-3-6　左输尿管上段结石，图 4-3-7　左肾脓肿）。

叶医生发现小雪病情危重，于是一边安慰她，一边嘱咐其丈夫尽快办理住院手续。入院后，立即行 B 超引导下左肾穿刺造瘘术，显示左肾造瘘管引出脓性尿液。留取血液、尿液、引流液送培养。予血管活性药物维持血压，抗感染，维持水、电解质及酸碱平衡，并采取对症支持治疗。

【情境 3】

自左肾穿刺引流后，小雪感觉好多了，左腰部酸胀感缓解，四肢的力气也有恢复，可以进半流质食物。

3 天后血培养、引流液培养结果出来（**e** 图 4-3-8　左肾引流液培养结果，图 4-3-9　血培养结果），均显示注射用亚胺培南西司他丁钠（泰能）对培养出来的细菌敏感。

经过 2 周多的左肾造瘘管引流及敏感抗生素治疗，小雪的体温恢复到正常范围，左肾造瘘管里引出清色的尿液，她正常饮食，行动自如。

体格检查：体温（T）36.9℃，呼吸（R）20 次 / 分，心率（HR）76 次 / 分，血压（BP）122/80 mmHg，腹平软，无压痛。

叶医生为小雪复查了血液指标（**e** 图4-3-10　复查血常规，图4-3-11　复查血生化，图4-3-12　复查凝血功能，图4-3-13　复查降钙素原）。

【情境4】

叶医生为小雪制订了下一步的治疗方案。给小雪施行"经尿道左输尿管镜碎石术 + 左输尿管支架管置入术"。手术过程顺利，拔除左肾造瘘管，置入输尿管支架管。术后查泌尿系统平片（**e** 图4-3-14　泌尿系统平片）。在丈夫的悉心照顾下，小雪恢复良好，出院，医生告知多饮水、多运动。

1个月后，小雪到医院复查全腹部增强CT（**e** 图4-3-15　腹部增强CT）。叶医生为小雪施行了"经尿道左输尿管支架管取出术"。至此，小雪的这场劫难总算过去了。

案例四　小珍珍历险记

【情境1】

10个月的宝宝小珍珍，快到蹒跚学步的年龄了，可最近2天小珍珍却一直在反复发热，体温最高达39.8℃，这可把她的妈妈愁坏了，虽用了"对乙酰氨基酚混悬滴剂"等退热药，但体温退而复升。小珍珍既没有咳嗽、流涕，也没有呕吐、腹泻，除了胃口变差外，只是有些爱哭闹。"我们家宝宝的运气不会那么差吧！难道以前的老毛病又犯了？"带着焦虑的心情，小珍珍被妈妈带到当地医院门诊进行检查。

【情境2】

当地医院的赵医生为小珍珍进行了诊疗。

体格检查：体温（T）39.5℃，心率（HR）152次/分，呼吸（R）38次/分。神志清，精神可，前囟平软，面色尚红润，全身皮肤未见皮疹及出血点。咽无充血，两肺呼吸音清，对称，未闻及干、湿啰音。心音中，律齐，心前区未闻及病理性杂音，腹平软，肝脾肋下未触及，外阴稍红，可见少许白色分泌物，神经系统未见明显异常。

追问病史，赵医生得知小珍珍在既往4月龄时，因"发热3天"在当地医院诊断为"尿路感染"住院治疗12天，康复出院。2周前因"脓毒症、急性尿路感染"于当地医院住院治疗5天，体温恢复正常，复查尿常规正常后出院。1周前停用抗生素（共使用7天）。赵医生为小珍珍开了尿常规及血常规检查。

尿常规结果：尿白细胞23.36/HP，中性粒细胞酯酶阳性（+）（**e** 图4-4-1　*尿常规*）。血常规结果：C反应蛋白28.60 mg/L，白细胞计数17.99×10⁹/L，中性粒细胞0.452（**e** 图4-4-2　*血常规*）。

在送检了中段尿培养后，医生给予小珍珍"头孢曲松钠针"抗感染治疗2天，但仍有发热，而且出现排尿时哭吵，小珍珍妈妈有些担心了，马上送小珍珍到儿童专科医院肾内科就诊，医生建议住院治疗。

【情境3】

入院第2天，小珍珍的体温最高达40℃，不仅胃口更差了，而且一天解稀糊便5次，量多。小珍珍妈妈十分焦虑，询问主管医生："为什么抗生素（头孢曲松钠针）打了3天，仍有发热，还出现腹泻，什么时候才能好起来啊？"医生给小珍珍复查血、尿常规及中段尿培养，此时当地医院的中段尿培养也有了结果。

化验结果：血常规：C反应蛋白126.92 mg/L，白细胞18.76×10⁹/L，中性粒细胞0.689（**e** 图4-4-3　*血常规*）；尿常规：尿白细胞100.94/HP，中性粒细胞酯酶阳性（++++）（**e** 图4-4-4　*尿常规*）；中段尿培养：大肠埃希菌（**e** 图4-4-5　*中段尿培养*）。

主管医生给小珍珍改用"头孢哌酮舒巴坦钠针"抗感染，住院第4天，体温恢复正常（**e** 图4-4-6　*患者体温趋势图*），小珍珍胃口也好多了，开始与妈妈互动微笑。

【情境 4】

住院第 10 天，复查血、尿常规提示炎症指标较前好转，中段尿培养阴性。出院的日子越来越近了，小珍珍一家人终于眉开眼笑，可医生要求行膀胱逆行造影检查。

检查结果：膀胱逆行造影显示左侧膀胱输尿管反流Ⅲ～Ⅳ级（ e 图 4-4-7　膀胱逆行造影）。

小珍珍妈妈又开始焦虑："珍珍平时看上去挺健康的，怎么会有尿路畸形，以后还会有尿路感染吗？"医生告诉妈妈，小珍珍反复尿路感染就是因为存在膀胱输尿管反流，这次出院之后要开始预防性使用抗生素，再次发生尿路感染的概率会大大降低，以后需要定期复查尿路逆行造影。小珍珍妈妈非常感激，悬着的心终于放下了，住院第 16 天，小珍珍停用抗生素，康复出院，每天睡前口服呋喃妥因 1/4 片，预防尿路感染。

案例五 血尿的秘密

【情境 1】

鲍先生，25 岁，是一家服装公司的销售员，工作认真，生活幸福。鲍先生平时生活规律，不抽烟、不喝酒，日常饮食清淡。但因工作压力大，常有睡眠障碍、情绪焦虑。有慢性乙肝病史 20 余年，需每天服用恩替卡韦片 0.5 mg 抗病毒。平时经常腹泻，近一年来，腹泻症状加重，每天大便都不成形，很软，黄色，有时排稀便，像蛋花汤一样。不过胃口还是挺好的，也没有腹痛，没有便血，因此鲍先生没有重视自己的腹泻症状。

4 天前，鲍先生晨起大便特别稀，黄色水样便。到了中午，突然发现自己小便的颜色很深，黄褐色，像浓茶一样。他以为与饮水少有关，马上喝大量开水观察了 3 天，小便仍然是浓茶色，还有很多泡沫，像啤酒泡沫一样，久置不退。偶有腹部不适，伴腰酸。鲍先生赶紧去医院看病。

【情境 2】

肾内科苏医生接诊了鲍先生，给他做了体格检查、化验、腹部 B 超和腹部 CT。

体格检查：体温（T）37.2℃，心率（HR）82 次 / 分，呼吸（R）21 次 / 分，血压（BP）110/75 mmHg，眼睑无水肿，皮肤、巩膜无黄染，结膜无充血，双侧扁桃体无肿大。心律齐，心音正常，各瓣膜区未闻及杂音；两肺呼吸音清，未闻及干、湿啰音；腹软，无压痛、无反跳痛，肝脾肋下未触及，移动性浊音阴性；两肾区叩击痛阴性，双下肢无水肿。

尿常规检查：黄色，尿比重 1.023，尿 pH 6.5，尿蛋白（++），白细胞 92/μl，尿隐血（++），红细胞 1 012/μl。尿红细胞形态：总畸形 RBC 占 73%，非均一性血尿。

血液检查：血常规：白细胞（WBC）4.50×10^9/L，红细胞（RBC）5.25×10^{12}/L，血红蛋白（Hb）160 g/L，血小板（PLT）153×10^9/L；肝功能：总蛋白 79.9 g/L，白蛋白 44.5 g/L，球蛋白 35.4 g/L；肾功能：肌酐 79 μmol/L，尿酸 475 μmol/L；免疫指标：IgG 12.40 g/L，IgA 5.12 g/L，IgM 1.01 g/L，C3 1.09 g/L，C4 0.27 g/L。

腹部 B 超检查：慢性肝病，胆囊小息肉（ⓔ 图 4-5-1 急诊 B 超图像）。

腹部 CT 检查：全腹部 CT 平扫未见明显异常。

苏医生建议鲍先生住院。

【情境 3】

苏医生为鲍先生完善了入院后的检查。

尿液检查：24 h 尿量 2 000 ml，24 h 尿蛋白定量 0.57 g。尿白蛋白 / 肌酐比值 150.7 mg/g。

尿蛋白电泳检查：尿白蛋白 68.40%，尿 α_1- 球蛋白 6.80%，尿 α_2- 微球蛋白 3.70%，尿 β- 微球蛋白 13.60%，尿 γ- 微球蛋白 7.50%；图谱印象：肾小球性蛋白尿（ⓔ 图 4-5-2 蛋白电泳图谱）。

血液检查：肌酐 86 μmol/L，肾小球滤过率（GFR）107.7 ml/min，尿酸 301 μmol/L；D- 二聚体 0.20 mg/L；糖化血红蛋白 5.3%；NT-proBNP 70.2 ng/L；红细胞沉降率 2 mm/h；CRP < 3.13 mg/L。肿瘤指标：AFP 9.8 ng/ml，CEA 3.0 μg/L，CA125 5.2 U/ml，CA153 9.6 U/ml，CA199 3.5 U/ml。透明质酸、三型前胶原 N 端肽、四型胶原、层粘连蛋白检查：均正常。抗中性粒细胞胞浆抗体（ANCA）系列检查：阴性。抗核抗体系列检查：阴性。"乙肝二对半"检查：阴性。甲状腺功能检查：正常。

苏医生为鲍先生制订了治疗方案：低盐、优质蛋白饮食，继续恩替卡韦分散片 0.5 mg 每日 1 次抗乙肝病毒，双歧三联活菌胶囊（培菲康）420 mg 每日 2 次，碳酸氢钠片 1 g 每日 3 次。

【情境 4】

经过治疗后，鲍先生的小便颜色转清了，尿液中泡沫也少了，每天腹泻次数明显减少。为了明确肾病理诊断，苏医生建议鲍先生做肾活检。但在准备做肾活检的前一天，鲍先生对肾活检很焦虑，一整夜都没睡好。

苏医生向鲍先生夫妇详细解释了病情，并安慰鲍先生，使鲍先生对战胜疾病充满了信心，并嘱咐鲍先生好好休息，避免劳累。

经皮肾活检手术过程顺利。术后复查：BP 110/72 mmHg，P 80 次 / 分。无腰痛、腹痛等不适。尿常规检查：颜色黄色，尿比重 1.013，尿 pH 6.5，尿蛋白（+），尿隐血（++），红细胞 399/μl，白细胞 9/μl。B 超提示肾周无血肿。

苏医生又为鲍先生加用了缬沙坦片 80 mg 每日 1 次。肾活检术后第 2 天，鲍先生出院，苏医生叮嘱鲍先生一定要规律吃药，定期复查，并建议他出院后去肾内科和消化科门诊随访。

一周后，病理报告出来了。肾病理诊断：IgA 肾病，局灶增生坏死性肾小球肾炎（牛津分型 MEOSOTO-C1）（ⓔ 图 4-5-3　光镜图像，图 4-5-4　电镜图像）。

苏医生向鲍先生详细解读了肾病理报告，并为他制订下一步治疗方案。

案例六　拨云见日终有时

【情境 1】

老潘年逾六旬，子孙满堂，本来已到了坐享天伦之乐的年龄，但他是一个闲不住的人，仍然在亲戚的公司里奔前跑后，乐此不疲。老潘平时身体不错，只是 6 年前体格检查发现有糖尿病，不过他认为年龄大了，血糖高一点没什么大不了的。血压偶尔会高一点，吃了一段时间的抗高血压药后也停了。最近公司里事情有点忙，降血糖药"阿卡波糖"吃得也不规律。近 1 个月，他开始出现双下肢水肿，一按一个坑，以前这种情况偶尔会有，但睡一觉后，基本上能消失，但这段时间每天早上起床还是很明显。半个月前他去社区医院开了几剂中药，服用后水肿消退几天，但 1 周前又肿了起来。

老伴着急了，拉老潘去医院，老潘却嫌去医院麻烦，好说歹说，他终于去医院做了血液和尿液检查。医生看过化验单，建议马上住院。

【情境 2】

入院时体格检查：体温（T）36.4℃，脉搏（P）60 次 / 分，血压（BP）99/66 mmHg，呼吸（R）20 次 / 分。两肺呼吸音清，未闻及干、湿啰音。心律齐，各瓣膜区未闻及杂音。腹软，无压痛，肝脾肋下未触及，肾区叩击痛（－），移动性浊音（－）。双下肢对称性轻度凹陷性水肿。

化验结果：血常规：白细胞（WBC）5.85×10^9/L，血红蛋白（Hb）130 g/L，血小板（PLT）245×10^9/L。尿常规：尿比重 1.015，尿蛋白（+++），尿红细胞 6/μl，尿渗透压 328 mmol/L。血生化：总蛋白 38.3 g/L，白蛋白 12.4 g/L，肌酐 150 μmol/L，总胆固醇 13.09 mmol/L，甘油三酯 3.26 mmol/L，空腹血糖 7.8 mmol/L，24 h 尿蛋白量 11.98 g。血免疫球蛋白及补体：基本正常范围（**e** 表 4-6-1　血常规，表 4-6-2　尿常规，表 4-6-3　血生化，表 4-6-4　尿渗透压，表 4-6-5　24 h 尿蛋白，表 4-6-6　血免疫球蛋白及补体）。抗核抗体和抗可溶性核抗原抗体（ANA+ENA）：阴性；乙肝免疫：阴性；血肿瘤标志物：阴性。血清免疫固定电泳：未见单克隆免疫球蛋白。

特殊检查：胸腹 CT：右上肺钙化灶，右中肺小结节，炎性可能性大，两下肺纤维灶（**e** 图 4-6-1　胸部 CT）。眼底摄片：高血压视网膜病变 2 级（**e** 图 4-6-2　眼底摄片）。B 超：两肾回声改变，两肾动脉无异常发现；前列腺增生；慢性胆囊炎，胆囊结石（**e** 图 4-6-3　腹部 B 超）。

住院后，老潘的水肿更明显了，一直肿到膝盖以上，腰骶部也开始肿了。尿量变少，如果不使用利尿药，每天只有几百毫升尿量。老潘开始紧张起来，心里乌云密布，夜里辗转反侧。

【情境 3】

主管医生丁医生详细地询问病史并翻阅老潘的化验检查后，给予胰岛素降血糖及药物降脂、抗凝、利尿治疗。治疗 2 天后，老潘的尿量增多，每天有 1 000 ml 以上，水肿也消退了些，老潘长长地舒了一口气。第 3 天，丁医生查房，告诉老潘，他的肾病比一般患者要复杂些，需要做肾穿刺，以明确肾病综合征的病理类型，这样才能确定下一步的治疗方案。老潘一听，再次紧张起来：肾穿刺可是有损伤性的，可能危及生命，做还是不做？老潘举棋不定，找朋友和家里人商量后，才下定决心做肾活检。

暂停了抗凝血药，做好充分的术前准备，丁医生给老潘做了超声定位下经皮肾活检，过程顺利，术后尿色清，超声检查提示肾周积液 29 mm × 8 mm。

【情境 4】

病理诊断结果：微小病变性肾小球病（ⓔ 视频 4-6-1　肾穿刺病理结果）。丁医生告诉老潘，这种肾病的病理类型，需要糖皮质激素治疗。激素有副作用，用还是不用？老潘又开始纠结了。

签署激素使用知情同意书后，丁医生给老潘制订新的治疗方案：甲泼尼龙针（40 mg/d），联合低分子肝素及奥美拉唑、骨化三醇、碳酸钙片等，同时加强降糖及利尿处理。6 周后，复查血白蛋白 16.8 g/L，血肌酐 118 μmol/L，24 h 尿蛋白 6.24 g，尿常规：蛋白（+++）。丁医生又给老潘加了环磷酰胺针。过了 2 周，再次复查，尿常规：尿蛋白（+++）；24 h 尿蛋白 4.53 g，血白蛋白 19 g/L，血肌酐 102 μmol/L，病情仍旧没有明显好转。看着房间里的病友换了一个又一个，自己的病是不是已经治不好了？老潘每天唉声叹气，情绪非常低落。在医生耐心的开导下，老潘做好了长期与疾病做斗争的准备，考虑住院时间比较长，现在水肿也不明显，老潘决定先带药出院回家养病。

出院后 2 周，门诊复查，尿常规：尿蛋白（－），尿红细胞（－）；血生化：血白蛋白 34.4 g/L，血肌酐 101 μmol/L。老潘心中笼罩了 2 个月的乌云终于散去，心情像阳光一样灿烂，他笑逐颜开，再三向医生致谢。

案例七 迟来的烦恼

【情境 1】

老叶退休 15 年了，老伴于 5 年前因病去世，幸好有孝顺的儿女陪伴，日子过得还算幸福和满足。可近 1 年来，老叶的排尿越来越糟心。上厕所越来越勤，白天要上 10 来趟，夜里也要起来 3~4 趟，而且每上一趟都要花 3~5 分钟时间，导致白天精神不好，总觉得睡不够。他不敢出去旅游，怕时常找厕所。

女儿小叶看着老爸生活受到排尿情况的影响，劝父亲早点去医院看看。老叶总是觉得人老了排尿差一点是自然的，不想麻烦孩子们。

一天，老叶和几个战友聚会，平时很少喝酒的老叶也小酌了几杯。可到了午夜，老叶发现排尿困难加重，完全排不出尿，下腹部胀痛明显，只好让子女送他到医院。

【情境 2】

泌尿外科黄医生接诊了老叶，了解到患者长期尿频及排尿困难，患者既往没有糖尿病史，今日饮酒后出现排尿困难明显加重。

体格检查：体温（T）36.0℃，呼吸（R）13 次 / 分，脉搏（P）70 次 / 分，心率（HR）70 次 / 分，血压（BP）138/78 mmHg。腹平，下腹轻压痛，肝脾肋下未触及，双肾区无叩痛，耻骨上可触及充盈膀胱。

黄医生让老叶去查血常规、总前列腺特异性抗原（PSA）和泌尿系统 B 超后，予以留置导尿管。并做了肛门指诊，黄医生发现老叶的前列腺 I 度增大，左侧叶质地硬，左侧叶可触及 2 cm 结节。化验结果提示 PSA 明显升高，血常规未见明显异常，B 超提示前列腺略有增大，约 5 cm×4 cm（ⓔ 图 4-7-1 PSA 结果，图 4-7-2 泌尿系统 B 超 1，图 4-7-3 泌尿系统 B 超 2）。

黄医生让老叶办理住院。

【情境 3】

老叶入院后，完善血生化、尿常规和出凝血等检查，并做了磁共振成像（MRI）检查。MRI 提示：前列腺底 - 尖段左侧移行带 - 外周带病灶，考虑 PI-RADS 5 级，局部包膜受侵犯，提示膀胱左后壁及左侧精囊受侵犯，两侧髂血管区及左侧腹股沟区淋巴结轻度肿大 [ⓔ 图 4-7-4 前列腺 MRI（T_1 加权），图 4-7-5 前列腺 MRI（T_2 加权）]。

在经过肠道准备后，老叶顺利进行了 B 超引导下经直肠前列腺穿刺术。病理结果为前列腺癌（ⓔ 图 4-7-6 前列腺病理结果）。

黄医生告诉小叶，他父亲目前已证实为前列腺癌，而且根据 MRI 显示，老叶的癌症有较大的可能已出现远处转移，需完善全身骨的放射性核素 CT 检查（骨 ECT）做进一步的评估。

小叶委婉地告诉父亲病情。老叶马上变得六神无主，非常丧气，想出院放弃治疗。黄医生耐心开导老叶，前列腺癌是预后相对不错的一种恶性肿瘤，在美国前列腺癌的 5 年生存率接近 100%，前列腺癌类似于慢性病。经过劝说后，老叶接受了后续的检查。经过骨扫描检查，显示老叶有多处骨转移（ℓ 图 4-7-7 全身骨显像）。

【情境 4】

黄医生为老叶制订了下一步的治疗方案。黄医生告诉小叶，目前考虑转移性前列腺癌，老叶已失去了前列腺癌根治性手术的机会，但采用内分泌治疗的效果还是不错的。经老叶同意后，采用去势治疗。

老叶出院后，服用抗雄激素药物及 α 受体拮抗剂，症状逐渐得到改善，尿频次数较前明显减少，尤其是夜尿情况，每夜起来只有 1 次。1 个月后，老叶回院复查。发现睾酮已达到去势水平（<1.7 nmol/L），PSA 较前明显下降（ℓ 图 4-7-8 患者 1 个月后 PSA 及睾酮情况）。黄医生告诉老叶，目前他的病情控制平稳，但需要定期复查 PSA 和 ECT。老叶愉快地表示，以后定期会来医院麻烦黄医生。

案例八　哭肿的双眼

【情境1】

小仔，10岁，是个调皮的小男生，爸爸常年在外打工，他和妈妈在一起生活。3天前的一个清晨，小仔起床后发现眼睛肿了。因为小仔考试不及格，前一天晚上妈妈狠狠批评了他，小仔伤心地哭了很久，妈妈认为小仔的眼睛是哭肿的。但第二天早上小仔眼睛的肿仍不见好，脸也有点肿了，妈妈依然不在意。今天下午，妈妈发现小仔两条腿也肿了，趴在床上的小仔说头好痛，这时妈妈十分慌张，连忙带小仔去卫生院，做了尿液检查。医生告诉她检查结果很不好，建议妈妈带小仔去大医院看看。

【情境2】

儿童医院肾内科王医生接诊，仔细询问了情况，妈妈说小仔半个月前"感冒"，当时喉咙肿痛，去诊所打了3天针，症状消失，也就没在意。这次除了水肿，还发现尿的颜色跟平时不一样，像是浓茶，还有泡沫，小便也少了（ⓔ **图4-8-1　患儿尿的颜色**）。

小仔有些害羞，王医生亲切地拍了拍他的肩，拉上帘子，做了详细的体格检查：体温（T）36.3 ℃（耳温），脉搏（P）99次/分，呼吸（R）18次/分，血压（BP）135/95 mmHg，体重36 kg，身高140 cm，神志清，精神可，面色欠红润，眼睑、颜面部及双下肢水肿、中度、对称、呈非凹陷性（ⓔ **图4-8-2　患儿水肿体征**），无皮疹，咽无充血，扁桃体无肿大。颈静脉无怒张，两肺呼吸音清、对称，未闻及干、湿啰音。心音中、律齐，心前区未闻及病理性杂音，腹软，肝脾肋下未触及，腹壁水肿，阴囊无明显水肿，移动性浊音（＋），肾区叩击痛（＋），神经系统（－）。

送检尿常规结果：尿红细胞139.32/HP、白细胞8.46/HP、尿蛋白（＋＋）（ⓔ **图4-8-3　尿常规**）。

王医生建议小仔进一步住院诊疗。

【情境3】

入院后，小仔仍有水肿，小便茶色，一天尿量210 ml，头痛没有好转，还出现咳嗽，感觉呼吸不顺畅。妈妈有些着急，问医生是不是"感冒"？她急忙给小仔爸爸打电话。医生告知小仔的爸爸，孩子是感冒后引发肾的问题，需要做一些检查以进一步明确肾病变。

体格检查：体温（T）37.9℃，脉搏（P）102次/分，呼吸（R）42次/分，血压（BP）145/96 mmHg，体重36.5 kg，神志清，精神欠佳，眼睑、颜面部及双下肢水肿（中度，对称，呈非凹陷性），颈静脉无怒张，呼吸稍促，三凹征弱阳性，两肺呼吸音偏低、对称，可闻及中小湿啰音（ⓔ **音频4-8-1　肺部啰音**）。心音中、律齐，心前区未闻及病理性杂音；腹软，肝肋下1.0 cm，脾肋下未触及，腹壁水肿，移动性浊音（＋），肾区叩击痛（＋），神经系统（－）。

化验结果：血常规：白细胞（WBC）6.04×10⁹/L，血红蛋白（Hb）109 g/L，血小板（PLT）215×10⁹/L；血白蛋白 29.6 g/L，总胆固醇 4.2 mmol/L，肌酐 68.8 μmol/L；ASO 1 170 U/ml，C3 5.58 mg/dl；24 h 尿蛋白：1.2 g；尿沉渣红细胞形态学：白细胞（镜检）2～4/HP，红细胞（镜检）阳性（+++）/HP，无明显异常红细胞 69.00%，环形红细胞 8%，靶形红细胞 4%，出芽红细胞 19%；ANA 系列：阴性；泌尿系统 B 超、腹腔 B 超：双肾增大，腹水（ℯ 图 4-8-4　腹部 B 超）；X 线胸片：两下肺少许渗出性改变，两侧胸腔积液（ℯ 图 4-8-5　胸部 X 线片，图 4-8-6　胸部 X 线片报告）；心脏超声：左心偏大，心包微量积液（ℯ 图 4-8-7　心脏超声报告）；心电图：未见明显异常。

【情境 4】

医生告诉小仔的妈妈，孩子诊断为"急性肾炎"，与半个月前的感冒有关系，目前肾功能还没恢复。妈妈怪自己当时太疏忽，很是担心，她看到隔壁床小张因肾不好长期吃药、反复住院，还做了肾穿刺，因此妈妈问医生：小仔是否也需要肾穿刺？以后会不会有后遗症？医生耐心地跟妈妈解释了病情。诊疗小组立刻为小仔制订治疗计划，嘱咐他卧床休息，控制水和盐摄入，给予输注青霉素针，服用利尿药、抗高血压药。10 天后，小仔的水肿慢慢消退了，小便增加到每天 700～800 ml，尿颜色正常了，血压也降低了，复查血肌酐 46 μmol/L。爸爸妈妈悬着的心终于放下了。

案例九 迷雾重重

【情境1】

叶女士，68岁，1个月前发觉左侧腰痛，有皮疹，到附近诊所就诊，予输液等处理，疼痛稍有好转（ⓔ 图4-9-1 皮疹）。半个月前，叶女士出现乏力，胃口差。1天前，因右腰背痛去医院皮肤科就诊，确诊为"带状疱疹"（ⓔ 图4-9-2 皮肤科门诊就诊记录）。就诊后，叶女士立即取药服用，但疼痛未见好转，并又出现腹痛。立即转诊到急诊科（ⓔ 图4-9-3 急诊科就诊记录）。急诊查尿常规、血常规、血生化（ⓔ 图4-9-4 急诊尿常规，图4-9-5 急诊血常规，图4-9-6 急诊血生化）。急诊腹部CT报告：回盲部见数个小囊性影突出，肝、肾、胰、脾等未见异常密度影（ⓔ 图4-9-7 急诊腹部CT，肾形态横截面图）。急诊科李医生建议叶女士去看胃肠外科。在检查时又发现叶女士的血肌酐达到298 mmol/L，建议她也去看一下肾内科。

【情境2】

叶女士忍着腰痛和腹痛首先来到胃肠外科就诊。胃肠外科张医生根据病史、血液检查及CT结果，认为阑尾炎、憩室炎诊断依据不足，给予氟比洛芬酯针和654-2针治疗，并建议叶女士到泌尿外科就诊以排除输尿管结石。

经治疗后疼痛减轻，折腾了一天，已看了三个科室，医生都没有明确告诉她得了什么病，叶女士及其家属担心是不是得了什么疑难杂症。

叶女士又来到泌尿外科门诊，胡医生仔细问诊和阅读腹部CT片后，告诉叶女士和家属，肯定没有输尿管结石，建议去肾内科就诊。

【情境3】

肾内科朱医生询问病史并进行体格检查，为了解肾功能变化，立即给予复查血生化。结果发现血肌酐为349 μmol/L，比前几天更高。朱医生建议住院治疗，叶女士和家属惊慌失措，在医院里跑了2天，疼痛是稍微好一点，但是病情加重了。

【情境4】

叶女士被收住到肾内科病房做进一步诊治。叶女士对自己的病仍然困惑不解。自觉平素身体健康，去年体格检查也未发现肾有什么问题。而且以前从来没有这么痛过，这次先是腰背剧痛，后来是腹痛，又查出肾出了严重问题，可能还要透析。叶女士和家属又紧张又担心。

朱医生仔细询问病史。叶女士又回忆起自己在诊所就诊后，自行不规律口服芬必得胶囊以缓解疼痛。其间她出现鼻塞、流涕的表现，以为自己感冒了，还吃了3天的"泰诺片"。入院后查尿渗透压213 mmol/L，并进行24 h尿液检查（ⓔ 图4-9-8 24 h尿液检查报告）。

　　朱医生为叶女士制定了详细的治疗方案。经过积极治疗，叶女士腰腹部疼痛消失，肾功能明显好转，血肌酐逐渐下降。朱医生告诉她病情已明显好转，可以出院，但并没有完全恢复正常，仍需在家休养并门诊随访（**e** **图 4-9-9** 血肌酐变化趋势）。

案例十 死里逃生以后

【情境1】

献某，男性，32岁，在我国西部某金矿打工。一天，因出口方向坑道塌方，坍塌的矿石压住了献某的下身。经过10多个小时的紧急抢救后，献某终于死里逃生，并立刻送当地县人民医院救治。

【情境2】

体格检查：神志清楚，表情淡漠，血压（BP）95/55 mmHg，脉搏（P）116次/分，呼吸（R）25次/分，无尿，下肢凉、皮肤发亮、肿胀明显、张力增加，移动下肢时，患者感觉疼痛。急诊CT及血管造影显示骨盆骨折、左下肢多处骨折（ⓔ 视频4-10-1 CT及血管造影）。血常规：红细胞（RBC）3.7×10^{12}/L，血红蛋白（Hb）125 g/L，白细胞（WBC）10.6×10^9/L，中性粒细胞（N）0.78，淋巴细胞（L）0.22，血小板（PLT）210×10^9/L；血气分析：pH 7.30，HCO_3^- 16 mmol/L，PaO_2 90 mmHg，$PaCO_2$ 31 mmHg；血电解质：Na^+ 135 mmol/L，Cl^- 105 mmol/L，K^+ 6.5 mmol/L。考虑为挤压综合征。立即静脉输液扩容，静脉输入5%碳酸氢钠以碱化尿液，利尿治疗，同时转送上级医院。

【情境3】

献某受伤后18小时，被送入省人民医院。体格检查：神情淡漠，反应迟钝，BP 95/50 mmHg，R 24次/分，心率（HR）110次/分，导尿见尿液呈咖啡色，量少（ⓔ 图 4-10-1 尿液），尿肌红蛋白化验呈阳性。血尿素氮（BUN）28.1 mmol/L，血肌酐（Scr）632.6 μmol/L。血气及电解质化验结果：pH 7.28，HCO_3^- 12 mmol/L，PaO_2 85 mmHg，$PaCO_2$ 30 mmHg，Na^+ 125 mmol/L，Cl^- 95 mmol/L，K^+ 8.5 mmol/L。心电图显示：P波消失，PR间期延长，QRS综合波变宽，室性心律失常，T波狭窄高耸。立即进行血液透析治疗，切开筋膜减压。经过2次血液透析，献某安全度过了急性肾衰竭的少尿期，第4天尿量达600 ml/24 h。

1周后，经评估提示生命体征稳定，予以骨折内固定。经过1个月的治疗后，献某的化验指标基本恢复正常，给予出院休养。

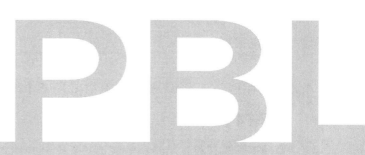

第五章

神经系统

案例一　不对称的脸

【情境1】

小美大学毕业不久，在某上市公司工作，业务能力强，收入稳定，又有高挑的身材、姣好的面容，身边追求者不断。

一天，小美在公司加班到晚上8时，回到家泡了热水澡后，躺在床上，吹着空调风，一边喝着冷饮，一边惬意地追剧。次日早晨，小美起床后在镜子前洗漱，突然发现镜子中自己的两侧面颊不对称，嘴唇一高一低，眼睛一大一小，额纹一侧有一侧无（**e** 图5-1-1 不对称的脸），又想到同事和朋友会怎么看自己的眼神，心里崩溃了！

【情境2】

神经内科韦医生为小美诊疗，发现小美嘴巴歪，在微笑或露齿动作时更为明显，右眼流泪，连最基本的抬眉、闭眼、鼓嘴等动作都无法完成，右侧耳周还有隐隐作痛。

体格检查：体温（T）36.8℃，脉搏（P）82次/分，呼吸（R）18次/分，血压（BP）125/75 mmHg。神志清，口齿清，口角左歪，右侧鼻唇沟变浅，右侧额纹变浅，右眼结膜充血，伸舌居中，右侧外耳道可见数枚疱疹（**e** 图5-1-2 外耳道疱疹），四肢肌力5级，肌张力正常，双侧深、浅感觉对称，病理征阴性。

面神经传导速度测定：右侧面神经运动传导波幅较左侧明显降低，潜伏期延长。

颅脑CT：未见明显异常。

【情境3】

韦医生诊断小美是"特发性面神经麻痹"，又称"面神经炎"。给予泼尼松片30 mg/d，每日1次顿服，连用5天，之后7天内逐渐减量停用，并同时给予补钙、补钾、护胃等预防激素副作用。予甲钴胺片500 μg每日3次，维生素 B_1 片100 mg每日3次。因小美右侧外耳道有疱疹，给予阿昔洛韦片0.2 g每日3次，连服7日。予氧氟沙星眼药水滴左眼，戴眼罩以助夜间睡眠。

小美非常担心，不停追问韦医生能不能痊愈，医生认为小美年纪轻，又无高血压、糖尿病等基础疾病，应该预后良好，有望在 1～2 个月痊愈，小美这才放松心情。

【情境4】

遵照韦医生建议，给予超短波透热、红外线照射等治疗。1 周后予电针治疗。1 个月后小美复诊，症状完全消失，小美非常开心。

韦医生叮嘱小美：面神经炎常常在受凉或上呼吸道感染后发病，平时要避免受凉，尤其要避免空调、电风扇直接对着脸吹。

案例二 时间窗内的幸运

【情境1】

某公司总经理老张，事业有成，生意上应酬不断，经常抽烟、喝酒、熬夜加班，生活作息很不规律。妻子王姐是全职太太，自从儿子去外地上大学后，她的生活重心转移到老张身上，尤其关心丈夫的健康情况。看着老张日益臃肿的身材，她劝老张去医院做个全身体格检查，但老张总是以工作太忙搪塞过去。

一天早上6:30左右，王姐与往常一样到房间喊老张起床吃饭，却发现老张嘴角流着口水，说话吞吞吐吐，怎么也起不来。王姐心想大事不好，马上拨打"120"求助。

【情境2】

7:40，神经内科陆医生为老张进行诊疗，发现老张嘴歪，说话含糊，左臂、左腿也抬不起来。陆医生反复追问老张是什么时候发病的？老张回忆：昨晚11时上床睡觉，今天凌晨5时起来上厕所时还是好好的，早上醒来却发现自己起不来床了。

体格检查：体温（T）36.8℃，呼吸（R）18次/分，心率（HR）82次/分，血压（BP）160/95 mmHg。神志清，口齿不清，对答切题，口角右歪，左侧鼻唇沟变浅，伸舌左偏，左侧肢体肌力2级，右侧肢体肌力5级，左侧巴氏征阳性，右侧巴氏征阴性。

化验检查结果：血常规：白细胞（WBC）4.5×10⁹/L，血红蛋白（Hb）136 g/L，血小板（PLT）170×10⁹/L。凝血功能：正常。血糖：12.5 mmol/L。

颅脑CT（**e** 图5-2-1 颅脑CT）：未见明显异常。

【情境3】

陆医生首先考虑老张是"急性脑梗死"。由于发病不到3 h，因此有"阿替普酶"静脉溶栓适应证，同时评估排除禁忌证。陆医生向老张和王姐简要介绍了病情，告知"阿替普酶"使用的获益及可能的风险。老张当即在知情同意书上签字，医生开出医嘱，护士马上配药使用。

次日，徐主任查房，体格检查：体温（T）36.4℃，呼吸（R）16次/分，脉搏（P）62次/分，血压（BP）165/95 mmHg，神志清，言语不利，对答切题，伸舌左偏，眼球活动自如，未见自发眼震，左侧肢体肌力4级，右侧肢体肌力5级，左侧巴氏征阳性，右侧巴氏征阴性。

辅助检查结果：磷脂抗体：阴性。ANCA、抗核抗体：阴性。颈动脉、椎动脉超声：左侧颈总动脉分叉处粥样斑块（强回声斑）形成伴局部管腔轻度狭窄，双侧颈动脉、椎动脉硬化。心脏彩超：心脏结构、心功能及血流动力学未见明显异常，射血分数（EF）64%。24 h动态心电图：窦性心律；有效记录时间22 h 56 min，总心搏89 170次，最快心率100次/分，最慢心率50次/分，平均心率65次/分；单个房性期前收缩38次（部分伴室内差异性传导），成对房性期前收缩4次。头部平扫MRI+MRA（**e** 图5-2-2 头部 MRI，图 5-2-3 头部 MRA）：右侧额、颞叶新近脑梗死，两侧额顶叶腔隙性脑梗死，右侧大脑中动脉 M1 重度狭窄伴远端部分分支闭塞。

【情境4】

遵照徐主任建议：患者使用"阿替普酶"24 h 后，复查头部 CT 未见出血，加用阿司匹林肠溶片抑制血小板聚集，阿托伐他汀钙片调脂稳定斑块，依达拉奉右崁醇清除氧自由基、抑制炎症因子，丁苯酞针改善侧支循环。考虑合并存在"糖尿病"，因此联系内分泌科会诊，肢体活动不利则联系康复科会诊。

在王姐和医护人员的悉心照顾和鼓励下，老张讲话越来越清楚，也能独自下床行走了。

出院时，老张给徐主任等医护人员送来了锦旗，表示万分感谢！徐主任笑着说：多亏王姐及时将老张送达医院，能够在时间窗内得到最有效的治疗，因此恢复良好。同时嘱咐老张出院后继续康复锻炼，一定要戒烟戒酒。

案例三　反复出现的右侧肢体不适

【情境1】

45岁的陈女士是某保险公司的经理，平时工作非常忙碌，经常使用手机及电脑，也常常出差。陈女士喜欢高枕卧位，晨起偶有手麻，活动肢体或颈部按摩后能缓解，工作疲劳时有后枕部胀痛，想着可能是颈椎病，陈女士未予理会。近2年来，陈女士出现月经不规律，经量减少。随着工作压力的增大，最近1年她开始失眠，出现潮热、烦躁易怒，自觉记忆力下降，全身不适。近3天，她反复出现一过性右侧肢体麻木无力。今晨起自觉头昏，测血压165/95 mmHg，遂在家人陪伴下来医院就诊。

【情境2】

门诊赵医生接诊，详细询问病史，陈女士近3天共出现4次一过性右侧肢体麻木无力，一次持续几分钟，能完全缓解。她既往体健，未定期体格检查。无烟酒嗜好，其夫嗜烟（60支/天）。患者1个月前曾行颈椎MRI检查，提示颈椎生理曲度变直，无明显椎间盘突出。

体格检查：体温（T）37.2℃，呼吸（R）18次/分，脉搏（P）85次/分，心率（HR）85次/分，血压（BP）155/100 mmHg，心律齐，未闻及病理性杂音，心界偏大（向左下增大）。两肺呼吸音清，未闻及干、湿啰音。腹软，未见明显异常。神经系统未见明显阳性体征。

实验室检查：血常规：红细胞（RBC）4.78×10^{12}/L，血红蛋白（Hb）132 g/L，白细胞（WBC）7.22×10^{9}/L，血小板（PLT）217×10^{9}/L；出凝血检查：正常；各项免疫指标：正常；生化检查：肌酐（Scr）115 μmol/L，血清钠（Na^+）138 mmol/L，血清钾（K^+）3.2 mmol/L，谷丙转氨酶（AST）86 U/L，空腹血糖（FBG）9.3 mmol/L，总胆固醇（TC）6.24 mmol/L，甘油三酯（TG）3.44 mmol/L，高密度胆固醇（HDL-C）0.80 mmol/L，低密度胆固醇（LDL-C）4.50 mmol/L。

赵医生建议陈女士立即住院。

【情境3】

陈女士住院后，查头颅CT未见异常，李医生给予陈女士阿托伐他汀40 mg/d、双联抗血小板（拜阿司匹林0.1 g/d + 氯吡格雷75 mg/d）、控制血糖、改善脑循环及对症支持治疗，完善相关检查。

实验室检查：头颅MRI未见异常（**e** 图5-3-1　头颅MRI 1，图5-3-2　头颅MRI 2）；经颅多普勒超声（TCD）：左侧大脑中动脉流速增快，有湍流，提示左侧大脑中动脉狭窄；颈椎颈动脉B超：两侧颈动脉内膜增厚；头颅CTA：左侧大脑中动脉M1段重度狭窄（**e** 图5-3-3　头颅CTA 1，图5-3-4　头颅CTA 2）；动态心电图：窦性心律，偶见房性期前收缩；心脏超声：左心房、左心室增大；脑电图：正常；神经心理量表HAMA：22

分，HAMD：14分。

经过上述治疗，陈女士肢体无力麻木已无发作，血压、血糖控制较好。医生遂安排陈女士出院，并嘱陈女士规律服药，控制饮食，定期随访，如再次发生肢体麻木无力需即刻就诊。

【情境4】

出院后，陈女士坚持按医生指导规律服药。但是2个月后，右侧肢体麻木无力又发作了2次，性质与原来相同。陈女士遂急诊入院。考虑到陈女士在规律服药基础上仍有发作，李医生建议对其存在的左侧大脑中动脉M1段重度狭窄行介入治疗。征得陈女士与家属同意后，经必要术前准备，2天后行颅脑血管造影并在左侧大脑中动脉M1段植入一枚支架（ⓔ 图5-3-5　DSA造影：左侧大脑中动脉M1段狭窄，图5-3-6　支架植入后DSA造影）。术后陈女士未再发右侧肢体麻木无力。医生继续给予陈女士阿托伐他汀40 mg/d、双联抗血小板（拜阿司匹林0.1 g/d + 氯吡格雷75 mg/d）及对症治疗。5天后，陈女士顺利出院。

此后，陈女士改变了不良生活方式，认真监测自己的血压、血糖，并严格按医嘱服药，定期随访。在之后1年的随访中，陈女士未再发作右侧肢体麻木无力。

案例四 头痛的警铃

【情境1】

5年前，年富力强的陈先生，依靠自己的双手和智慧，艰苦创业，终于事业有成，一家人生活幸福美满。3个月前，陈先生时常感觉头胀不适，由于生意的关系，想着可能是业务繁忙的原因，他没有把身体不适放在心上。慢慢地，陈先生感到头痛不适加重，便自行买点止痛药服用。

一天，妻子发现了丈夫的异样。在妻子的追问下，陈先生向妻子说明近3个多月有反复头痛。妻子很担心他的身体，遂带陈先生到医院治疗。

【情境2】

神经外科门诊黄医生了解到陈先生最近时常感觉头部胀痛，呈阵发性，偶有恶心感，并出现胃口差，但无呕吐、腹泻。仅自行服用止痛片。黄医生给予他详细的体格检查及实验室与影像学检查（🅴 图 5-4-1 患者术前头部磁共振）。

体格检查：体温（T）36.3℃，呼吸（R）18次/分，心率（HR）80次/分，血压（BP）125/82 mmHg。神志清，格拉斯哥昏迷量表（GCS）15分，双瞳孔等大，直径2 mm，对光反射灵敏，四肢肌张力正常，肌力5级，病理征未引出。

实验室检查：血常规：白细胞（WBC）6.8×10^9/L，中性粒细胞（N）0.614，淋巴细胞（L）0.213，血红蛋白（Hb）147 g/L，血小板（PLT）190×10^9/L。肾功能：尿素氮（BUN）4.6 mmol/L，肌酐（Cr）87 μmol/L。肝功能：谷丙转氨酶（ALT）16 U/L，谷草转氨酶（AST）23 U/L。

黄医生建议陈先生立即住院治疗。

【情境3】

陈先生经过系统的住院检查后，未发现明显的手术禁忌证，陈先生签署授权委托书给妻子，同意手术。在神经导航引导与黄荧光显微镜的辅助下，行右颞开颅手术，肿瘤被精准切除。术后常规住进神经科重症监护室（NICU），第2天转入普通病房。

术后第4天的早上，陈先生突然感到头部不适，随之出现呼之不应，双眼上视，牙关紧闭，四肢抽搐，小便失禁。在旁边护理的妻子，马上呼叫护士，护士立即通知黄医生及张主任。

张主任查房，体格检查：T 36.4℃，R 23次/分，HR 103次/分，BP 135/85 mmHg，神志不清，双瞳孔等大，直径2 mm，对光反射灵敏，心律齐，两肺呼吸音清，四肢肌张力高，肌力难以检查。

实验室检查：血常规：WBC 7.9×10^9/L，N 0.784，L 0.2，Hb 130 g/L，PLT 178×10^9/L；肾功能：BUN 4.9 mmol/L，Cr 82 μmol/L；肝功能：ALT 19 U/L，AST 62 U/L。

脑电图检查：右颞可见痫样放电（🅴 图 5-4-2 脑电图检查）。

根据张主任意见，黄医生为陈先生制订了治疗方案：吸入高浓度氧，予以地西泮针静脉注射后维持，营养支持，丙戊酸钠片、氯化钾缓释片（补达秀片）、甘露醇针、吡拉西坦（脑复康）针等治疗。半小时后，陈先生彻底安静下来，呼吸顺畅，指标好转。第 2 天，陈先生已完全清醒，无抽搐发作。

【情境 4】

随着病情的恢复，在妻子的悉心照顾和鼓励下，陈先生的各项检查指标均提示正常，便打算回家休养。但在术后第 10 天的早上，陈先生自觉发冷，寒战，妻子马上通知护士。

张主任再次查房，体格检查：T 39.2℃，R 23 次 / 分，HR 107 次 / 分，BP 132/80 mmHg，神志清，精神稍差，双瞳孔等大，直径 2 mm，对光反射灵敏，颈抵抗明显，两肺呼吸音清，四肢肌张力正常，肌力 5 级，克氏征、布氏征（－），病理征（－）。

实验室检查：血常规：WBC 1.58×10^9/L，N 0.838，L 0.112，Hb 132 g/L，PLT 194×10^9/L。降钙素原 0.14 mg/ml，C 反应蛋白（CRP）30.1 mg/L。肝功能：ALT 23 U/L。尿常规：白细胞 6/μl；尿蛋白阴性。痰培养：无真菌生长，无嗜血杆菌生长。血培养：培养 6 天无细菌及真菌生长。

脑脊液常规检查：淡红色，微混，白细胞计数 2 370/μl，红细胞计数 1 560/μl，分叶核百分率 98%，潘氏试验阳性。生化检查：总蛋白 475 mg/L，葡萄糖 2.7 mmol/L，氯化物 126 mmol/L。

体温变化：见**e** 图 5-4-3（**e** 图 5-4-3 患者术后体温变化情况）。

根据检查结果，张主任与黄医生为陈先生调整了治疗方案：腋下、腹股沟物理降温，予万古霉素针静脉滴注，丙戊酸钠片、补达秀片、脑复康针等治疗及营养支持。经治疗后，陈先生的体温趋于稳定，拟半个月后行腰椎穿刺复查。

【情境 5】

陈先生的体温恢复正常了，终于度过了手术后艰难的日子。脑脊液各项指标均提示正常；病理切片的诊断也出来了，尽管是最坏的结果，但由于前期张主任查房时的心理暗示，妻子的悉心开导，陈先生也坦然地接受了疾病的最后诊断。

张主任查房，体格检查：T 36.2℃，R 17 次 / 分，HR 76 次 / 分，BP 126/78 mmHg，神志清，双瞳孔等大，直径 2 mm，对光反射灵敏，颈软，两肺呼吸音清，四肢肌张力正常，肌力 5 级，病理征（－）。

实验室检查：血常规：WBC 8.62×10^9/L，N 0.675，L 0.227，Hb 132 g/L，PLT 343×10^9/L。降钙素原 0.05 mg/ml，CRP 2.1 mg/L。肝功能：ALT 63 U/L。

脑脊液常规检查：微黄，透明度清，白细胞计数 17/μl，红细胞计数 2/μl，淋巴细胞百分率 99%，分叶核百分率 1%，潘氏试验弱阳性。生化检查：总蛋白 519 mg/L，葡萄糖 2.3 mmol/L，氯化物 123 mmol/L。

病理结果：CD34（血管+），CgA（－），EGFR（+），EMA（－），GFAP（+），IDH1（－），Ki67（15%），MGMT（－），olig-2（－），P53（－），S-100（+），Syn（－），VIM（+）。结合形态学及免疫组织化学检测结果（**e** 图 5-4-4 患者病理切片检查图像），符合胶质母细胞瘤（WHO Ⅳ级）的诊断。

　　根据上述结果，张主任更改了目前的治疗方案，予以丙戊酸钠片、吡拉西坦片口服，替莫唑胺胶囊化疗，并联系放疗科，后续进行放疗。

案例五 突如其来的偏瘫

【情境1】

徐女士和爱人赵先生经营蔬菜批发生意，虽然辛苦，但人缘好，生意不错。每天凌晨三四点钟就开门营业，生活节奏与别人不太一样。徐女士经常与闺蜜一起做SPA、搓麻将、打牌、吃夜宵，通常从午饭后一直到晚上，甚至半夜。赵先生经常劝爱人，这样下去身体会吃不消的，建议她每年去医院做体格检查。但是徐女士觉得自己才四十多岁，身体好着呢，平时连个感冒发热、头痛脑热都没有。

一天下午，徐女士正在和闺蜜搓麻将，突然感觉一阵剧烈的头痛袭来。

【情境2】

徐女士突发头痛，这是以前从没有过的现象。并且她发现自己的右手不听使唤，麻将牌拿起来就掉，再拿再掉，说话也不那么利索了，感觉像个"大舌头"。徐女士想站起来，发现右腿怎么也使不上劲。闺蜜们也发现了徐女士的不对劲，立即拨打"120"和赵先生的电话。急诊室的叶医生为徐女士开辟了绿色通道。

体格检查：体温（T）36.9℃，心率（HR）89次/分，呼吸（R）19次/分，血压（BP）198/102 mmHg。神经功能缺损评分（NIHSS）：9分。嗜睡，双侧瞳孔等大等圆，对光反射灵敏，颈软，右侧中枢性面瘫，构音障碍，左侧肢体肌力5级，右侧上肢肌力0级，右侧下肢肌力3级，双侧巴氏征阴性。

实验室检查：血常规：白细胞（WBC）5.8×10^9/L，中性粒细胞（N）0.581，淋巴细胞（L）0.289，血红蛋白（Hb）151 g/L，血小板（PLT）142×10^9/L。凝血功能：凝血酶原时间13.8 s，国际标准化比值1.04，部分凝血活酶时间31.4 s，凝血酶时间17.8 s。头颅CT平扫：左侧基底节区高密度影（**e** 图5-5-1 头颅CT平扫）。

叶医生建议徐女士住进神经内科病房。

【情境3】

徐女士在丈夫全心全意地照顾下，慢慢地白天睡觉时间减少，精神变好起来，右脚抬起来的力气也比以前好一些，但是右上肢还是只能在床面上平移，抬不起来。徐女士心想：以前是多么健康的人啊，现在怎么就废了呢？以后自己吃饭、上厕所这些基本的生活自理都是奢望了吗？以后难道要在轮椅上度过余生吗？她越想越伤心，心情也越来越糟糕，整天唉声叹气，夜不能寐。

江主任查房时发现徐女士的情绪变化，调整了治疗方案，在降颅内压、控制血压的基础上，加了帕罗西汀20 mg每日1次，并且请康复科的医生给徐女士量身定制康复方案。

【情境4】

经过2周的降血压、降颅内压、抗抑郁、预防并发症等治疗，徐女士的心情逐渐好起来。复查头颅 CT 平扫：左侧基底节出血较前吸收（**ℯ** **图 5-5-2** *头颅 CT 平扫*）。为了尽可能地减少后遗症，徐女士转到康复科进行更全面、专业的康复治疗。在家人的鼓励下，徐女士重拾信心，并在康复医生的精心指导下，努力训练。慢慢地，徐女士的手能抬起来了，能握拳了，在搀扶下也能行走了。看到这些令人欣喜的变化，徐女士对康复信心更足了。

半年以后，江主任在门诊再见到徐女士时，右侧上肢肌力已经恢复到近端 4 级、远端 4 级，右侧下肢肌力近端 5 级、远端 4 级。虽然右手仍然没有以前那么灵活，但是做家务、打理生意已经没有问题。徐女士经过此次生病，感悟到健康才是最重要的！

案例六　从嘴巴歪了开始

【情境 1】

去年的一个冬日，单身的退休工人李大爷路过人民广场，情不自禁地加入到广场舞的队伍。从此，李大爷每天都去人民广场跳舞，风雨无阻，给晚年生活增添了乐趣。

今年 7 月 25 日，李大爷像往常一样到了人民广场，同伴见到李大爷的第一眼，惊叫了一声："哎呀，你的嘴巴怎么歪了？"李大爷顿时没有了跳舞的心情，便早早回家了。晚饭期间，李大爷把今天发生的事告诉儿子，儿子发现李大爷讲话口齿不清楚，李大爷也感觉自己说话费力，好像舌头捋不直的样子。在儿子的劝说下，李大爷很不情愿地去当地医院看病。

当地医院给李大爷做了针灸，但是没有明显好转，李大爷也没有把这事放在心上。

7 月 28 日傍晚，李大爷换好鞋子准备去人民广场跳舞。但往常只需要 10 分钟的路程，他走了 20 分钟。而且，他发觉自己走路不稳，左脚没有力气，还有点麻，但尚能行走。过了两天，李大爷发觉自己右脚也出现了跟左脚一样的情况。后来，李大爷发觉自己右侧的口角无力，两只眼睛闭不紧。李大爷这次不再淡定了，决定前往医院看病。

【情境 2】

8 月 3 日，李大爷来到神经内科门诊，向王医生详细说明了自己这几天的病情变化。

体格检查：体温（T）37.0℃，呼吸（R）19 次/分，脉搏（P）74 次/分，心率（HR）74 次/分，血压（BP）150/97 mmHg。神志清，自动体位，体格检查合作，全身皮肤黏膜未见异常，双瞳孔直径 3.0 mm，对光反射灵敏，左侧额纹浅，左侧鼻唇沟浅，口角右歪，伸舌居中，颈软，抬头肌力 5 级，手指、足趾背屈肌力 5 级，四肢肌力 5 级，肌张力正常，感觉无特殊，四肢腱反射对称引出，双侧病理反射阴性。

化验结果：血常规：白细胞（WBC）10.57×10^9/L，中性粒细胞 0.529，淋巴细胞 0.367，血红蛋白（Hb）159 g/L，血小板（PLT）233×10^9/L。电解质：血钾 3.63 mmol/L，血钠 138.0 mmol/L，血氯 106.0 mmol/L。

王医生建议李大爷做头颅 CT、头颅 MRI、肌电图检查，李大爷无法理解为何要做这么多检查，于是拒绝了。

王医生考虑李大爷可能是"面神经炎"，给李大爷开了泼尼松片、氯化钾缓释片、钙尔奇 D、雷贝拉唑肠溶片、氨氯地平口服。王医生还告诉李大爷，如果病情有变化，一定要再来神经内科就诊。

【情境 3】

8 月 4 日，李大爷感觉呼吸稍费力，大便难解，排尿频繁，于是再次来到神经内科门诊。翁医生结合李大爷的病史，认为李大爷不像单纯的面神经炎，建议李大爷住院。在医生和家属的再三劝说之下，李大爷同意住院。

入院当天，翁医生与李大爷及其儿子进行了谈话，告知他们目前考虑的疾病，有可能病情还会进一步进展，建议尽早使用丙种球蛋白，并且需要做腰椎穿刺。李大爷同意腰椎穿刺，但考虑到经济条件，拒绝使用丙种球蛋白。翁医生给李大爷开了地塞米松针 20 mg 静脉滴注，每日 1 次，抗炎，同时使用甲钴胺针、呋喃硫胺，以及补钙、补钾等对症支持治疗。

入院第 2 天，李大爷的四肢无力情况逐渐加重，需要搀扶才能行走，拧毛巾也有些费力，而且出现了双侧眼睑下垂，腰背部疼痛、双手掌及双脚掌刺痛感、双小腿酸痛等症状。李大爷担心手脚的力气会越来越差。

张主任查房：T 36.5 ℃，BP 156/99 mmHg，HR 76 次 / 分，R 20 次 / 分。神志清，定向力、记忆力及计算力可，轻度构音障碍，言语流利，双侧瞳孔等大等圆，直径 3.0 mm，双侧对光反射灵敏，眼球各方向活动自如，无眼震、复视，双眼裂 6 mm，双侧额纹变浅，双侧鼻唇沟变浅，伸舌尚居中，悬雍垂居中，两侧咽反射存在，四肢肌张力正常，抬头肌力 5 级，左上肢肌力 $5\text{-}5\text{-}4^+\text{-}4^+$，右上肢肌力 $5\text{-}5\text{-}4^+\text{-}4^+$，左下肢肌力 $4^+\text{-}4^+\text{-}4^-\text{-}4^-$，右下肢肌力 $4^+\text{-}4^+\text{-}4\text{-}4$，双侧腱反射（＋），双侧病理征（－）。头面部眉弓以下痛觉减退，双侧手指痛觉减退，双下肢膝以下痛觉减退，其余深、浅感觉正常，双侧共济运动可。颈软，双侧克氏征（－）。

血化验结果：抗核抗体阴性，抗 ds-DNA 抗体阴性。

检查结果：头 MRI 平扫：脑内少许缺血、腔隙性梗死灶。颈、胸、腰椎 MRI 平扫：颈椎退行性变伴 C4/5 平面脊髓轻度受压，L3/4 及 L4/5 椎间盘变性、膨出伴轻度突出（右后型），L5/S1 椎间盘变性伴轻度膨出，腰椎退行性改变。

腰椎穿刺：脑脊液蛋白 1 441 mg/L，脑脊液葡萄糖 3.0 mmol/L，脑脊液氯化物 124 mmol/L，白细胞计数 22/μl，红细胞计数 2/μl，分叶核百分率 2%，淋巴细胞百分率 85%，单核巨噬细胞百分率 13%，潘氏试验阳性。

肌电图：两侧胫神经 F 波未引出。

请眼科会诊，查看眼底变化及诊断是否有眼干燥症，并建议行腮腺放射性核素 CT 检查（ECT），必要时做唇腺活检。

【情境 4】

入院 1 周后，李大爷乏力和感觉的恢复均不理想，张主任建议使用丙种球蛋白治疗，在张主任的反复解释下，李大爷终于同意了。

在静脉滴注第 6 瓶人免疫球蛋白时，李大爷出现畏寒、寒战，T 37.6 ℃，BP 185/95 mmHg。急诊血常规：WBC 6.06×10^9/L，中性粒细胞 0.683，淋巴细胞 0.298，Hb 157 g/L，PLT 209×10^9/L。降钙素原 0.04 mg/ml。考虑是过敏反应引起，于是停止静脉滴注免疫球蛋白。在张主任和翁医生的治疗下，李大爷的病情慢慢恢复了。

然而好景不长，出院 10 天后，李大爷的双下肢无力、麻木加重，行走不能，持物不能，双上肢手指至手肘处及双下肢脚趾至大腿处仍有麻木不适，腹胀、腹麻感，于是住进重症监护室。

李主任对李大爷进行 B 超定位下血液透析管穿刺置管术，行免疫吸附治疗后李大爷转到普通病房，继续激素治疗。

李大爷病情稳定后，转至康复医院进行康复训练。

案例七　四肢对称的麻木与无力

【情境1】

漂亮的倩倩从舞蹈学校毕业后不久，在一家培训机构教舞蹈。暑假期间，倩倩与男朋友林林准备去旅行。出发的前一天晚上，倩倩突然发觉自己双下肢无力，走路有漂浮感。第2天起床，洗脸时发觉双手也变得无力，拧毛巾费力，同时还有酸麻的感觉，勉强能行走。在机场，林林不放心倩倩的身体，决定取消出行，带倩倩到医院看一下。

【情境2】

神经科段医生为倩倩进行了诊疗，得知倩倩6天前突然出现声音嘶哑，伴有咳嗽、咳痰，但是没有咽痛、饮水呛咳、发热、畏寒、气喘等症状，当时倩倩以为是前段时间面试压力比较大，天天忙着训练，着急上火感冒了，便自行服用"阿莫西林、甘菊片、金嗓子含片"后，症状稍有好转。

体格检查：体温（T）37.0℃，血压（BP）110/56 mmHg，心率（HR）74次/分，呼吸（R）19次/分。神清语利，自动体位，体格检查合作，步入诊室，全身皮肤黏膜未见异常，双瞳孔直径3.0 mm，对光反射灵敏，双眼裂8 mm，双额纹对称，双鼻唇沟对称，口角不歪，伸舌居中，颈软，抬头肌力5级，手指、足趾背屈肌力减退，感觉无殊，肌张力正常，四肢腱反射未引出，双侧病理反射未引出。

化验结果：血常规：白细胞（WBC）4.7×10^9/L，中性粒细胞（N）0.72，淋巴细胞（L）0.2，血红蛋白（Hb）136 g/L，血小板（PLT）170×10^9/L。电解质：血钾3.7 mmol/L，血钠138.0 mmol/L。血免疫球蛋白正常。

头颅CT：未见明显异常（ⓔ 图5-7-1　头颅CT）。

段医生建议倩倩住院，在林林劝说下，倩倩同意住院。

【情境3】

入院当天，段医生告诉他们目前考虑的疾病，有可能病情还会进一步进展，建议尽早使用丙种球蛋白，同时使用甲钴胺（弥可保）、维生素 B_1 治疗。

入院第2天，倩倩的四肢无力情况逐渐加重，需要搀扶才能勉强行走，别说拧毛巾，连拿筷子都有些吃力了，而且出现双侧眼睑下垂、腰背部疼痛、双手掌及双脚掌刺痛感、双小腿酸痛等症状。

王主任查房：T 37.2℃，BP 104/58 mmHg，HR 77次/分，R 18次/分。神清语利，自动体位，体格检查合作，搀扶行走，双瞳孔直径3.0 mm，对光反射灵敏，双眼裂6 mm，双额纹对称，双鼻唇沟对称，口角不歪，伸舌居中，抬头肌力5级，左上肢肌力5-5-4-4级，右上肢肌力5-5-4-4级，左下肢肌力4^+-4^+-4-4级，右下肢肌力4^+-4^+-4-4级，双手掌、双脚掌痛温觉减退，四肢肌张力正常，四肢腱反射未引出，双侧病理反射未引出。

血化验结果：抗核抗体阳性，滴度1∶1 000，其中Ro52抗体阳性（ⓔ 图5-7-2　抗核抗体谱检查）。

头颅 MRI 平扫：颅内少许缺血灶（**e** 图 5-7-3　头颅 MRI 平扫）。

颈、胸、腰椎 MRI 平扫：C5/6、C6/7、C7/8 椎间盘膨出，硬膜囊受压；L2/3、L3/4、L4/5、L5/S1 椎间盘膨出（**e** 图 5-7-4　颈、胸、腰椎 MRI 平扫）。

腰椎穿刺：脑脊液蛋白 646 mg/L，脑脊液葡萄糖 2.2 mmol/L，有核细胞计数 $2 \times 10^6/L$，潘氏试验弱阳性。脑脊液及血抗 AQP4 抗体阴性。血清 IgG 型抗体 GQ1b 阳性，抗体 GM1 弱阳性，抗体 sulfatide、GD1a、GT1a 为可疑（着色非常弱、可疑结果解读为阴性），IgM 型抗体 GQ1b 弱阳性，抗体 sulfatide、GD3 为可疑（着色非常弱、可疑结果解读为阴性）。脑脊液 IgG 型抗体 GQ1b 阳性，抗体 sulfatide 弱阳性，IgM 型抗体均为阴性。

肌电图：轻度多发性周围神经髓鞘损害可能（**e** 图 5-7-5　肌电图）。

【情境 4】

根据王主任意见，段医生为倩倩制订了治疗方案，给予静脉注射人免疫球蛋白 5 天、普瑞巴林 75 mg 每日 2 次、奥卡西平 150 mg 每日 2 次止痛，弥可保、维生素 B₁ 营养神经，神经康复治疗。同时请眼科会诊，查看眼底变化及判断是否有眼干燥症，并建议行腮腺 ECT，必要时去上级医院做唇腺活检。

在段医生、王主任和康复师的指导下，在林林的鼓励下，倩倩终于度过了煎熬的 10 天。此后，她的疼痛感逐渐消失，也能下地自己行走了，这个进步让倩倩欣喜若狂。

案例八　消失的记忆

【情境 1】

小学退休教师老李和老罗是一对恩爱的夫妻，唯一的儿子在美国定居。闲暇之余两人经常一起去公园打太极拳，或去图书馆看书。端午节那天，老李的一个学生来家里拜访，但是老李想了半天也想不起学生的名字，更让老罗感到奇怪的是，老李那天做的番茄炒蛋忘了放盐。接下来，老罗发现老李不爱出门了，经常呆坐在沙发上好几个小时。老李的这些行为让老罗有种不好的预感，于是他带老李来医院检查。

【情境 2】

神经科王医生仔细追问病史，从老罗的口中得知，以前从不丢三落四的老李近一年来经常会找不到手机，而且情绪不太稳定，变得易怒、多疑、焦虑。老罗以为这是老婆年龄逐渐增长，记性没以前好了，而且儿子、儿媳妇不在身边，有些孤独，因此心情不好，想着多陪陪她就好了。

体格检查：神志清，回答切题，近记忆力下降，计算力下降，空间定向及时间定向可，颈软，无抵抗，四肢肌力 5 级，双侧肌张力正常，双侧腱反射（++），双侧病理反射未引出。门诊粗略估计简易精神状态检查（MMSE）评分：22 分。蒙特利尔认知评估量表（MOCA）评分：18 分（大专文化水平）。

头颅 MRI 平扫：两侧额顶叶及侧脑室旁多发缺血腔隙灶，轻度脑萎缩，请结合临床随访（**e** 图 5-8-1　*头颅 MRI 平扫*）。

王医生建议老李住院进一步检查。

【情境 3】

入院后，老罗发现老李的记忆力确实不好，早上陪她去做了海马磁共振后准备回病房，她却忘了自己的房间号，因此走错了房间。中午吃饭的时候，问她早上吃的什么，她也是想了半天才说出来。这些情况以前在家里的时候他都没有发现，因此老罗很自责，认为自己平时对妻子关心不够。

杨主任查房，体格检查：神志清，回答大部分切题，近记忆力下降，计算力下降，空间定向下降，时间定向可；颈软，四肢肌力 5 级，双侧肌张力正常，双侧腱反射（++），双侧病理反射未引出。入院后复评 MMSE 评分：24 分，MOCA 评分：24 分（**e** 图 5-8-2　*量表评分情况*）。

进一步检查：海马 MRI 平扫：双侧海马萎缩，双侧额顶叶及侧脑室旁多发缺血梗死灶，脑萎缩（**e** 图 5-8-3　*海马 MRI 平扫*）。

^{18}F-FDG PET/CT 结果：后扣带回皮质、颞顶叶皮质 FDG 代谢轻度降低（**e** 图 5-8-4　*[18]F-FDG PET/CT*），建议结合临床表现及其他相关影像学检查。

^{18}F-AV45 PET/CT：双侧顶叶、颞叶、后扣带回皮质淀粉样蛋白异常沉积（**e** 图 5-8-5

^{18}F–AV45 PET/CT），脑萎缩。

【情境 4】

根据杨主任的意见，王医生为老李制订了治疗方案：帕罗西汀片 10 mg 口服每日 1 次，多奈哌齐片 5 mg 口服每晚 1 次。住院期间，老李到了一个新的环境，老罗明显感觉到妻子的焦虑和烦躁，每天做不完的检查和化验也让她感到悲观，怀疑自己是不是得了不治之症。老罗从王医生口中得知妻子的病情虽然不是绝症，但是这个病的可怕之处是她会渐渐失去记忆，然后忘记他、忘记儿子，忘记他们年轻时候经历的点点滴滴。王医生告诉他，药物只能延缓但不能阻止老李病情的进展。老罗决定以爱和亲情守护妻子，想尽各种办法努力帮她修复记忆。

案例九　慢下来的脚步

【情境1】

老杨和妻子老梁是一对老夫妻，进入花甲之年的他们已相守40年，恩爱如初，如今已过上了退休生活。妻子闲暇之余喜欢在家中养养花草，老夫妻日子过得平平淡淡却很幸福。但是最近几年，老梁发现自己闻东西的感觉没有以前灵敏，一开始她以为是年龄大了，没有太在意。慢慢地，老杨发现妻子左手有时候会轻微抖动，因为不是很明显，就没有去医院就诊。

后来，老梁发觉自己走路时下肢，尤其左脚没有力气，总抬不起来，日常生活中行动逐渐变得缓慢，平时走路也变慢，早上起床或转身时比较费力。老杨觉得不对劲，于是带着妻子一起来医院就诊（ⓔ 视频5-9-1　患者就诊）。

【情境2】

神经科的林医生为老梁进行了诊疗，得知患者3年前已出现左上肢抖动、乏力，后来症状逐渐加重，累及左下肢及右上肢，走路慢，小碎步。老梁告诉林医生自己长期便秘，已有七八年了，为此很苦恼，在家通过饮食调理来缓解。老杨告诉医生妻子晚上睡眠也不好，爱说梦话。林医生对老杨说，这些症状可能都是疾病的早期表现，应该早点带老梁来看医生。

体格检查：体温（T）36.6℃，血压（BP）135/81 mmHg，脉搏（P）80次/分，呼吸（R）21次/分。神志清，定向力、记忆力及计算力可，双侧瞳孔等大等圆，双侧对光反射灵敏，眼球各个方向活动自如，鼻唇沟对称，伸舌居中，双上肢可见静止性震颤，左侧更为明显，双侧肢体肌张力增高，四肢肌力5级，双侧腱反射（++），双侧病理征（−）。双侧深、浅感觉正常，共济运动正常。

化验结果：血常规：红细胞（RBC）$5.4×10^9$/L，白细胞（WBC）$4.7×10^9$/L，血红蛋白（Hb）136 g/L，血小板（PLT）$253×10^9$/L。糖化血红蛋白5.3%。电解质：血钾4.08 mmol/L。

头颅MRI平扫：脑内散在腔隙性梗死灶，老年脑。

林医生建议老梁住院以进一步排除其他疾病。

【情境3】

入院后，老杨明显感觉到妻子的担忧、紧张和不安，晚上睡觉时老梁辗转反侧难以入睡，第2天整个人看起来无精打采，话也变少了（ⓔ 视频5-9-2　患者精神面貌）。面对这种情况，老杨很自责，他觉得是自己没有早点发现并重视妻子的病，他担心会因此而耽误治疗。林医生安慰他说：这不能怪你，接下来我们会针对她的症状进行药物治疗，相信老梁的症状会很快改善的。

体格检查：T 36.6℃，R 21次/分，P 80次/分，心率（HR）80次/分，BP 135/81 mmHg。

神志清，定向力、记忆力及计算力可，面部表情稍减少，双侧瞳孔等大等圆，双侧对光反射灵敏，眼球各个方向活动自如，鼻唇沟对称，伸舌居中，双侧肢体肌张力稍增高，四肢肌力5级，双侧腱反射（++），双侧病理征（-）。双侧深、浅感觉正常，共济运动正常。

肌电图：双下肢未见明显周围神经损害，双侧下肢 SEP 未见异常；脊椎 MRI：T2～T9 椎体层面黄韧带增厚，L2/3、3/4、4/5、L5/S1 椎间盘轻度膨出伴变性；神经心理评估：MMSE：无明显认知功能障碍；神经超声检查：右侧黑质超声未见明显异常。

【情境4】

根据陈主任的意见，林医生为老梁制订了治疗方案：美多巴片 125 mg 每日 3 次（餐前 1 h），森福罗片 0.25 mg 每日 3 次，金刚烷胺片 0.1 g 每日 2 次，米氮平片改善睡眠，度洛西汀胶囊改善情绪及乳果糖改善便秘等。经过一周的治疗，老梁夜间睡眠可，动作迟缓减轻，下肢肌力好转（**e** 视频 5-9-3　患者治疗后）。

但是老梁仍然感到很焦虑，对生活失去信心，担心帕金森病是一个不治之症，自己以后的生活会受到很大的影响。林医生告诉老杨：应该鼓励妻子树立信心，以积极乐观的心态面对生活，遵照医生的治疗方案正确使用药物，不能私自停药。治疗过程中可能还会遇到一些问题，所以应该与医生保持联系并定期复诊交换意见，以便及时调整药物。平时多陪妻子散散步，进行适当的功能锻炼来改善症状。

老杨决心今后用爱来守护妻子，再次为她点燃幸福生活的希望，他相信在他的精心照顾下，妻子一定会重拾信心。

案例十 脑外科大夫的一场生死接力

【情境 1】

憨厚老实的中年男子徐先生，与爱人赵女士结识于鞋厂，育有一对懂事的儿女，在老家上学，一家人生活虽然清贫但很温馨。某天下班后，在徐先生骑电瓶车回家的路上，发生了意外。一辆轿车由于抢红灯突然加速，为避让侧方车辆，重重地撞上徐先生的电瓶车，徐先生如抛物线般被撞飞倒地，当即神志不清，左顶枕部出血。行人们七手八脚地搬运伤员，拨打"120"急救电话，30 分钟后徐先生被送到医院。

【情境 2】

急诊神经外科王医生立即为徐先生进行抢救，快速询问"120"护送来的医生、护士，了解当时车祸受伤的时间，接诊时的生命体征，大概的受伤情况。立即通知护士密切注意生命体征的变化并开放通道补液。

体格检查：体温（T）36.5℃，呼吸（R）22 次/分，心率（HR）72 次/分，血压（BP）112/72 mmHg。神志不清，烦躁，有发声，四肢乱动，双瞳孔等大，直径 2.5 mm，对光反射存在。双肺呼吸音清，未闻及干、湿啰音。心律齐。腹平软，肝脾肋下未触及。四肢肌张力正常，肌力无法检查，病理征阳性。左顶枕处头皮裂伤肿胀伴有出血。

化验结果：血常规：白细胞（WBC）9.5×10⁹/L，中性粒细胞（N）0.72，淋巴细胞（L）0.2，血红蛋白（Hb）110 g/L，血小板（PLT）192×10⁹/L；出凝血检查：凝血酶原时间 13.5 s，国际标准化比值 1.02，纤维蛋白原 1.59 g/L，APTT 比值 0.81，凝血酶时间 18.8 s；肾功能：BUN 5.5 mmol/L，Cr 75 μmol/L；肝功能：ALT 29 U/L，AST 36 U/L。

头部 CT 检查：两额叶、颞叶脑挫裂伤伴有血肿形成，右侧额、颞、顶及左侧颞、枕硬膜下血肿，蛛网膜下腔出血，左颞、顶骨骨折，左侧头皮软组织肿胀伴有少许积气（ⓔ 图 5-10-1 术前头部 CT）。胸部 CT：见少许炎症。腹部 CT：肝胆胰脾肾及后腹膜未见出血影。

王医生即予以急诊术前准备工作，紧急备血，理发。因无家属在现场，王医生向医院总值班请示后，医院签署手术同意书，准备急诊手术治疗。

【情境 3】

10 分钟后，护士突然发现徐先生安静了许多，检查发现瞳孔不等大，急忙报告了王医生。医嘱立即予以甘露醇 250 ml 静脉注射后马上送往手术室。快速行气管插管、全身麻醉后，行右额颞开颅，血肿及坏死组织清除术加去大骨瓣减压手术。医生在无影灯下紧张手术，终于清除了右侧额颞部的血肿，右侧颅内压明显降低，这时手术主刀医生张主任长舒了一口气。但在修补缝合硬脑膜的过程中，脑组织逐渐膨隆，张力逐渐增高。再次检查，没发现异常，手术视野区域干净。先去大骨瓣减压处理，关颅，再紧急头部 CT 检查。

体格检查：T 36.5℃，R 18 次/分，HR 82 次/分，BP 114/82 mmHg。神志不清，气管

插管，麻醉状态，双瞳孔不等大，右侧直径 2.5 mm，左侧直径 5 mm，对光反射消失，双肺呼吸音清，四肢肌张力正常，肌力无法检查，左顶枕处头皮裂伤已经缝合。

术后紧急复查头颅 CT：左颞顶枕急性巨大硬膜外血肿，左额颞顶急性硬膜下血肿，左额脑挫裂伤，中线移位明显，右额颞术后状态（ℯ **图 5-10-2　第一次手术后紧急复查头颅 CT**）。

【情境 4】

张主任再次在无影灯下进行手术，行左额颞顶开颅、血肿清除、去大骨瓣减压术。经过大家共同努力，清除了左侧硬膜外与硬膜下血肿，颅内压明显下降，反复检查无出血后，完美关颅。

手术后体格检查：T 36.6℃，R 17 次 / 分，HR 79 次 / 分，BP 129/80 mmHg。神志不清，气管插管接呼吸机辅助呼吸，双瞳孔等大，直径 3.5 mm，对光反射迟钝，双肺呼吸音清，心律齐，腹软，四肢肌张力正常，肌力无法检查，病理征阳性。左顶枕处头皮裂伤肿胀已经缝合包扎。

化验结果：血常规：WBC 7.5×10^9/L，N 79.3%，L 14%，Hb 82 g/L，PLT 174×10^9/L。肾功能：BUN 5.6 mmol/L，Cr 75 μmol/L；肝功能：ALT 38 U/L。

经过这场劫难，妻子赵女士感到生命的脆弱与生命力的顽强，发誓一定要加倍护理好徐先生，待病情稳定后，转康复医院继续治疗，期望一家人继续幸福地生活！

案例十一　装在套子里的人

【情境 1】

李老伯年轻时是运动"发烧友"，各项运动样样拿手。退休后，他迷上了马拉松，时不时去外地参加"全马"。由于长年运动，看起来比同龄人年轻矫健许多，67 岁的人乍一看只有 50 岁左右。亲朋好友都说，运动果然使人年轻！李老伯听了很高兴，更是过上了年轻人的生活，熬夜、上网追剧、抽烟、饮酒，生活很潇洒。但自前年上半年开始，李老伯感觉自己身体慢慢开始有变化，动作似乎没有从前敏捷，手脚都觉得很重。自今年以来，症状更加明显，李老伯感觉自己仿佛被装进了套子里，活动不太灵活。心想着有点不对劲，他预约了体格检查。

【情境 2】

体格检查：体温（T）36℃，呼吸（R）20 次 / 分，脉搏（P）72 次 / 分，心率（HR）72 次 / 分，血压（BP）145/75 mmHg。心律齐，各瓣膜听诊区未闻及明显病理性杂音。两肺及腹部（−）。两侧足背动脉搏动偏弱。

化验结果：血常规：白细胞（WBC）8.62×10^9/L，血红蛋白（Hb）142 g/L，血小板（PLT）256×10^9/L；出凝血检查：正常；各项免疫指标：正常；肿瘤指标：正常；生化检查：肌酐（Scr）117 μmol/L，尿酸 625 μmol/L，血清钠（Na^+）138 mmol/L，血清钾（K^+）4.2 mmol/L，谷丙转氨酶（AST）86 IU/L，空腹血糖（FBG）8.4 mmol/L，总胆固醇（TC）7.17 mmol/L，甘油三酯（TG）2.44 mmol/L，高密度胆固醇（HDL-C）0.93 mmol/L，低密度胆固醇（LDL-C）5.10 mmol/l。

头颅 MRI：少许腔隙性梗死；经颅多普勒超声（TCD）：左侧大脑中动脉流速增快；颈椎动脉 B 超：两侧颈动脉内膜增厚，右侧颈总动脉分叉处斑块形成；双下肢动脉 B 超：双下肢动脉粥样硬化；动态心电图：窦性心律，偶见房性期前收缩；心脏超声：左心室顺应性下降；腹部 B 超：中度脂肪肝，右肾小结石。

体检医生建议李老伯立即改正不良的生活方式，戒烟、戒酒，并安排李老伯到各专科会诊。

【情境 3】

李老伯带着体检报告，走进神经内科门诊朱医生诊室，朱医生看着他走到就诊座位上坐下。然后开始解读他的体检报告，并根据体检结果开了抗血小板聚集药物、保肝药物及他汀类药物治疗。朱医生又问了一句：你有什么不舒服吗？近几年你有没有觉得自己动作慢了？李老伯猛点头，心想终于碰到对的医生了。朱医生仔细询问了李老伯的既往长期服药史，并追问详细病史。获知李老伯从前年上半年开始出现动作缓慢，走路步子变小；去年走路时，出现右上肢不会甩动；今年上半年又出现右手不自主抖动，多在静止时发生（ℯ 视频 5−11−1　走路时手抖）；脸上的表情也日益减少，同时有大便秘结，夜间说梦话现象。体格检查发现李老伯右侧肢体有明显静止性震颤，右侧肢体肌张力较左侧增高。朱医生怀疑李老伯得了帕金森病，给予美多巴片 125 mg 每日 3 次及普拉克索片半片每日 3 次口服，嘱半个月后门诊随访。

【情境 4】

但半个月后，李老伯并未复诊。

半年后，他再次出现在朱医生的门诊。这时他出现了明显的转身困难，抖动症状也从右手蔓延至右下肢。朱医生询问他：为什么没有按时就诊及服药？李老伯说自己服药后第 2 天出现了腹痛、腹泻，并且咨询别人，说这个病是看不好的，于是他就停止服药了。眼看着病情越来越重，没办法只好又来找朱医生。朱医生耐心给李老伯解释了病情，将药物的开始剂量做了调整，并给李老伯介绍了几项适合的运动，叮嘱他一定要定时复诊。李老伯表示这次一定好好听医生的话。

3 个月后，李老伯的病情有了明显改善，自觉身上的"套子"慢慢地解开了！

李老伯又出现在马拉松的比赛现场，他说虽然没有恢复如初，但至少又能跑了，自己再也不是"装在套子里"的人了（ℯ 视频 5-11-2　治疗后）。

案例十二　突发的抽搐

【情境1】

姜大妈是村子里远近闻名的贤妻良母，丈夫老吕为人忠厚老实，两人相敬如宾、和和睦睦地走过了 40 年，一双儿女已长大成人。最近两三个月，老吕觉得姜大妈的记性越来越差，和她说过的话常常会忘记，烧菜一会咸一会淡的，脾气也渐渐变得古怪起来，最近还发生了姜大妈在村子里走丢，找不到回家路的情况。老吕觉得是不是年纪大了，健忘了，也就没有往心里去。有一天，姜大妈突然"砰"一声倒在地上……

【情境2】

老吕连忙跑过去，只见姜大妈两眼上翻，牙关紧闭，口吐白沫，面色发紫，四肢不停地抽动。老吕慌了，大声呼喊并按人中，姜大妈没有回应，而且小便失禁。持续 3～4 分钟后，四肢抽动终于停下来，面色也恢复了正常，但是人还没清醒。过了 2 分钟，姜大妈又开始抽搐，如此反复了 3 次。老吕连忙拨打"120"电话，把姜大妈送至急诊室。接诊的罗医生看到送来的姜大妈意识已经逐渐转清醒。

体格检查：体温（T）36.4℃，心率（HR）103 次/分，呼吸（R）24 次/分，血压（BP）154/98 mmHg，血氧饱和度 98%，意识模糊，反应迟钝，双侧瞳孔等大等圆，对光反射灵敏，颈软，两侧鼻唇沟对称，四肢肌力检查欠合作，但有对称的自主活动，四肢肌张力正常，双侧巴氏征阴性。感觉、共济检查欠合作。

实验室检查：血常规：白细胞（WBC）12.6×10^9/L，血红蛋白（Hb）119 g/L，血小板（PLT）204×10^9/L，中性粒细胞（N）0.852。血生化检查：肌酸激酶 3 247 U/L，谷丙转氨酶、肌酐、尿素氮、电解质均正常。C 反应蛋白 18.8 mg/L。

【情境3】

入住神经内科病房后，罗医生给姜大妈进行进一步的检查，结果：血梅毒反应素测定阳性（1∶128），梅毒抗体阳性。HIV 抗体阴性。脑脊液检查：压力 210 mmH_2O，常规有核细胞 50×10^6/L，蛋白 0.52 g/L，脑脊液梅毒反应素测定阳性（1∶16）。头颅 MRI 平扫：未见明显异常征象（**e** 图 5-12-1　头颅 MRI 平扫）。脑电图：慢波增多，未见痫样放电（**e** 图 5-12-2　脑电图）。简易精神状态检查（MMSE）评分：17 分（小学文化程度）。

江主任查房后，对老吕详细地讲述了病情。老吕觉得不可思议，自己是老实巴交的农民，平时也不拈花惹草，姜大妈平时为人正派，生活作风好，两人几十年的感情都很好，怎么会得性病呢？老吕怀疑：是不是医院里化验错了？江主任解释，这个疾病是性传播疾病，但不止性接触传播一种途径，血液传播、垂直传播都是有可能的。建议姜大妈要正规治疗，才能从根本上治疗认知功能下降和癫痫。而且建议老吕和他们的孩子也去做相关的血液检查。

经过正规的抗生素、抗癫痫治疗，姜大妈再也没有发作抽搐、意识不清。老吕和孩子们的化验结果也都是阴性的。老吕仔细回忆道：姜大妈十几年前在镇上的一家小诊所拔过牙、镶过牙，是不是那时染上这个疾病？

【情境4】

6个月后，老吕陪着姜大妈再次到江主任门诊就诊。老吕说：姜大妈现在记忆力比以前好多了，能在家洗洗衣服、种种地，走丢的情况再没有发生，意识不清、四肢抽搐也没有发作过。江主任建议姜大妈住院再复查一次脑脊液。看着老吕和姜大妈重新回归正常生活，江主任由衷地为他们高兴。

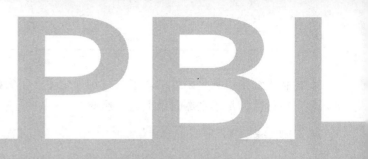

第六章

内分泌系统与代谢性疾病

案例一　可治愈的高血压

【情境1】

29岁的小周平时挺注意身体健康，不抽烟、不酗酒，经常去健身房锻炼。可是近3年来总感觉全身没有力气，尤其是夏天锻炼出汗比较多的时候，四肢都没有力气，需要很久才恢复。小周以为自己可能锻炼有些过度，偶尔会在家附近诊所挂点"糖水"补补，同时也慢慢减少了健身的次数和强度。

1天前，他下班回家，感觉自己的两条腿像灌了铅似的，很难抬起来，嘴唇也有点发麻。天气又很热，他没什么胃口，晚饭也没吃，就去了隔壁诊所，本想挂点液体补一补，不料一袋"糖水"还没有挂完，小周突然发现自己的双腿一点都不能动了，双手抬起也很困难，只能动动手指头，动动眼睛。

诊所医生赶紧把小周送到当地医院的急诊室。

【情境2】

急诊科陈医生了解到：小周既往没有特殊的病史，但最近工作比较忙，睡得比较迟。因为平时自觉身体还可以，几乎没有去医院体检。父亲有高血压病史，母亲有2型糖尿病，但都控制得不错。

体格检查：体温（T）36.5℃，呼吸（R）20次/分，心率（HR）98次/分，血压（BP）150/100 mmHg。神志清，对答如常，精神较差，双侧瞳孔直接、间接对光反射灵敏。两肺呼吸音清，心率98次/分，心律齐，腹平软，无压痛，肝脾肋下未触及，双下肢无水肿。双上肢肌力2级，双下肢肌力1级。两下肢病理征（−）。

陈医生给小周安排了急诊的血常规、生化检查和血气分析，结果如下：血常规：红细胞（RBC）4.32×10^{12}/L，血红蛋白（Hb）140 g/L，白细胞（WBC）4.5×10^9/L，血小板（PLT）202×10^9/L。血生化：血肌酐65 μmol/L，血葡萄糖7.6 mmol/L，血钾1.96 mmol/L，血钠138 mmol/L，血氯109 mmol/L，谷丙转氨酶25 U/L。血气分析：动脉血液pH 7.544，碱剩余6.5 mmol/L，碳酸氢根28.9 mmol/L，标准碳酸氢根28.3 mmol/L，乳酸0.7 mmol/L。

【情境3】

急诊给予补钾后，小周的四肢无力明显好转，甚至可以走几步路了。但复查血钾仍然是 2.8 mmol/L，陈医生联系内分泌科会诊。

内分泌科吴医生将小周收住入院。但吴医生除了给小周临时补点钾，并没有给小周开其他的药物，而是给小周做了一系列的试验和检查。同时，病房的护士每天给小周测量 3 次血压，小周的血压波动于（145～160）mmHg/（105～112）mmHg。

住院的第一天，查血钾 3.1 mmol/L，吴医生让小周留 24 h 尿液，化验报告尿钾量 56.14 mmol/d。吴医生继续给小周补钾。复查血钾高于 3.50 mmol/L 后，吴医生给小周开具了一系列检查。结果提示：多次查血、尿儿茶酚胺均未见升高，血、尿甲氧基去甲肾上腺素和甲氧基肾上腺素未见明显升高。肾素－醛固酮系列及血皮质醇、ACTH 结果见表 6-1-1、表 6-1-2。吴医生安排小周做肾上腺薄层 CT 平扫及增强，结果提示：右侧肾上腺结节，腺瘤首先考虑（ **e** 图 6-1-1 肾上腺薄层 CT 平扫，视频 6-1-1 肾上腺薄层 CT 平扫；图 6-1-2 肾上腺薄层 CT 增强，视频 6-1-2 肾上腺薄层 CT 增强）。

表 6-1-1 肾素－醛固酮系列试验与检查结果

检验项目	非卧位	卧位	立位（4小时）	生理盐水试验前	生理盐水试验后	卡托普利试验前	卡托普利试验后
肾素浓度（pg/ml）	1.07	1.06	0.92	0.78	0.98	0.8	0.68
醛固酮（pg/ml）	562	464	466	482	445	435	402

表 6-1-2 皮质醇节律及地塞米松过夜小抑制试验

检验项目	8 am	4 pm	0 am	1 mg 地塞米松过夜小抑制后
皮质醇（nmol/L）	327.49	123.34	47.35	18.45
ACTH（ng/L）	32.81	15.70	/	1.07

【情境4】

吴医生的诊断是"原发性醛固酮增多症，醛固酮瘤首先考虑，继发性高血压，低钾血症"。给予小周螺内酯（安体舒通）片 120 mg 每日 3 次口服，出院。

1 周后，小周来院复查，血钾和血压都在正常范围，并入住泌尿外科。在全身麻醉下行"（右）后腹腔镜下肾上腺病损切除术"，术中见肿瘤位于右肾上腺，约 12 mm × 12 mm 大小，界清，包膜完整，实性，色黄，将肿瘤整块切除。病理报告提示右肾上腺皮质腺瘤（ **e** 图 6-1-3～图 6-1-5 右肾上腺腺瘤病理图片）。吴医生告诉小周，他属于可治愈的"高血压"，但是术后仍然需要定期复查，注意血压情况。

此后，小周的血压维持在（120～130）mmHg/（75～85）mmHg，可以继续坚持他的健身计划，再也不用担心突然走不动路了。

案例二 警惕糖尿病足

【情境1】

陈大爷今年72岁,6年前发现有糖尿病、高血压,平时吃降血糖、抗高血压药,但是具体吃的是什么药,他也不清楚,都是听别人说哪个药好就去买那个药吃,自我感觉还好,能吃能睡。但走路久一点会觉得小腿痛,走不动,想着应该是年纪大了,俗话说"人老先老腿",所以就没有去医院正规检查。

10天前,陈大爷因为走路看不清楚,右脚磕到了桌角,然后右脚背出现红肿,微微有点痛。他估摸着问题不大,也没放在心上,仅在家里随便抹了点药膏。但是,陈大爷发现右脚越来越肿,而且皮肤破溃,疼得厉害,还伴有发热,测体温38℃,陈大爷儿子急忙带他去医院看病。

【情境2】

内分泌科门诊林医生详细询问病史并进行体格检查:右足背有大量药膏,并隐约可见渗液,用生理盐水冲洗伤口后,见右足背红肿、压痛,足背有3 cm×4 cm的皮肤破溃、发黑,伴流脓、恶臭(**e** 图6-2-1 入院时右足照片)。双侧足背动脉搏动弱。

门诊测随机末梢血糖:21 mmol/L。血常规:血红蛋白(Hb)125 g/L,白细胞(WBC)12.68×10⁹/L,血小板(PLT)147×10⁹/L,中性粒细胞(N)0.826,淋巴细胞(L)0.131。红细胞沉降率46 mm/h。C反应蛋白(CRP)79.8 mg/L。

林医生考虑患者病情较重,建议他立即住院治疗。

入院体格检查:体温(T)38.2℃,呼吸(R)18次/分,脉搏(P)96次/分,血压154/84 mmHg。身高175 cm,体重70 kg,体重指数(BMI)22.86 kg/m²。神志清,精神可,巩膜无黄染,结膜无苍白,颜面无水肿,甲状腺未触及肿大。两肺呼吸音清,未闻及明显干、湿啰音,心律齐,未闻及杂音。腹平软,无压痛,肝脾肋下未触及。

入院后,测糖化血红蛋白(HbA1c)12.4%,血白蛋白(Alb)32.3 g/L,空腹血糖13 mmol/L,餐后2 h血糖19 mmol/L,肝肾功能正常。尿常规:尿酮体(-),尿糖(++),尿蛋白(++)。眼底摄片:视盘边界欠清,其上可见新生血管团,后极部视网膜散在出血灶及棉绒斑。黄斑区中央凹颞侧可见硬渗灶,考虑增殖性糖尿病视网膜病变(**e** 图6-2-2 眼底图片)。B超:两侧下肢大动脉粥样硬化,两侧胫前动脉中下段狭窄。足部X线片:未见异常。进一步查下肢计算机断层动脉造影(CTA),结果:两侧股动脉、腘动脉、胫前后动脉、腓动脉多发混合斑块伴管腔多发节段狭窄(**e** 图6-2-3 CTA)。取创面组织培养。

【情境3】

林医生建议予以胰岛素皮下注射控制血糖,但陈大爷一听要打胰岛素,就非常抗拒,认为打胰岛素会"上瘾"。洪主任耐心地给陈大爷进行糖尿病知识宣教,告诉他目前的病情，以及使用胰岛素的必要性和好处。陈大爷听了，表示理解，愿意接受胰岛素治疗。

同时给予降血压、抗血小板聚集、稳定斑块、抗感染、创面局部换药等治疗，陈大爷体温降到正常。复查尿常规提示尿蛋白（++），24 h尿蛋白定量1.0 g。考虑到患者存在糖尿病下肢动脉病变，严重肢体缺血，同时足部感染严重，需要做右下肢动脉介入治疗和右足创面清创术、植皮术。陈大爷和家属非常焦虑，既担心要花很多钱，又担心糖尿病患者手术后创面难以愈合。

洪主任给患者及其家属做了详细解答，告诉他们如果积极配合治疗，创面愈合还是有很大希望的。患者及其家属听后，表示要积极治疗。

医生给陈大爷做了右下肢数字减影动脉造影（DSA），以及右胫前、胫后动脉球囊扩张成形术。手术成功（ⓔ 视频6-2-1 右下肢动脉介入术后）。接着安排右足创面清创手术，创面明显改善（ⓔ 图6-2-4 清创后右足创面）。取同侧大腿外侧中厚游离皮6 cm×3 cm，行右足背植皮术，术后创面恢复良好（ⓔ 图6-2-5 植皮术后图片）。

【情境4】

陈大爷病情稳定，予以馒头餐试验和C肽释放试验。医生根据试验结果评估胰岛功能，停用了胰岛素，改用口服降血糖药控制血糖，并准备给予出院。出院前主管医生和糖尿病专科护士对陈大爷进行了糖尿病及糖尿病足宣教。

陈大爷及其家属感叹：糖尿病就像温水煮青蛙，平时不注意，这次脚上磕破了一点皮没放在心上，引起这么严重的后果。虽然做了好几次手术，花费好多钱，但幸运的是国家政策好，有医保报销。

出院后1个月复诊，陈大爷右足创面恢复良好（ⓔ 图6-2-6 出院1个月后图片）。出院后1年多，陈大爷定期在内分泌门诊复查随访，均显示创面愈合良好，血糖、血压等各项指标控制稳定，走路久了也不会感觉小腿疼痛。陈大爷总算放心了！

案例三 胰岛素会"上瘾"吗

【情境1】

王阿姨今年65岁，退休后的生活丰富多彩。今年儿媳妇又生了二胎，是个女孩。王阿姨义不容辞地去儿子家帮忙，可烦琐的家务让她感觉很疲惫。一天晚上，她在卫生间洗漱准备睡觉，不小心滑了一跤，还好没跌倒，只是感觉腰部有点痛。

第二天早上醒来，王阿姨依然感觉累，腰部酸痛。只得硬撑着起床，忍着腰痛忙家务活。当天下午，感觉右侧腿脚有点不听使唤，还打了个趔趄。突然间感觉很口渴，喝了很多茶水还是不解渴，小便次数明显增多。胃口也不如从前，早餐只喝了一小碗粥，中饭及晚饭仅喝了点菜汤。王阿姨心里犯嘀咕：是不是年纪大了，不中用了？为了不让家人担心，晚饭后王阿姨早早上床休息了。

次日早上，王阿姨听见孩子在咿咿呀呀，她知道该起床了，但感觉没力气，整个人瘫软在床上使不上劲。她最疼爱的大孙子浩浩喊她，她也不回应，家人急忙将她送进医院急诊室。

【情境2】

孙医生对王阿姨进行仔细检查，并了解她的生活习惯及既往病史。王阿姨既往有高血压病史10年，每天晨服一粒氨氯地平（5 mg/片），血压控制在（130～140）mmHg/（80～90）mmHg；否认糖尿病病史。

体格检查：体温（T）37.5℃，心率（HR）110次/分，呼吸（R）30次/分，血压（BP）110/60 mmHg。嗜睡状态，呼之能应，但不会对答，压眶有反应，四肢针刺有屈曲反应。皮肤干燥，弹性差，唇舌干燥（ⓔ 图6-3-1 脱水体征）。两肺呼吸音粗，未闻及干、湿啰音，心律齐，腹软，无压痛，双下肢无水肿。

急诊查头颅CT、血糖、血电解质、血常规、肝肾功能、尿常规、血气分析等。结果：血常规：白细胞 18.8×10^9/L，中性粒细胞 0.8，淋巴细胞 0.16，血红蛋白 156 g/L，血小板 240×10^9/L。血钾 2.55 mmol/L，血钠 168.1 mmol/L，血氯 137.8 mmol/L。血糖 > 34.5 mmol/L。尿常规：尿酮体（−），尿糖（++++），尿蛋白（−），尿红细胞（−），尿比重 1.030。血气分析：酸碱度 7.37，二氧化碳分压 29 mmHg，碳酸氢根 16.5 mmol/L，碱剩余 −7.6。肾功能：血肌酐 159 μmol/L，血尿素氮 13.41 mmol/L。肝功能：谷丙转氨酶 70 U/L，谷草转氨酶 30 U/L，白蛋白 35.3 g/L。头颅CT：未见明显异常。

立即予补液及静脉胰岛素治疗，请内分泌科会诊。内分泌科医生建议住院治疗。

【情境3】

王阿姨住进内分泌科病房后，管床刘医生继续予以补液及静脉输注胰岛素治疗。次日，王阿姨神志清醒了，喝了点粥。但仍感到腰部酸痛，坐起时疼痛加重。

陈主任查房：T 37.0℃，R 25次/分，HR 80次/分，BP 120/70 mmHg，唇舌仍然干

燥，但较前好转，皮肤弹性有所恢复，四肢肌力检查不配合，腰背部有压痛。

王阿姨及其家人心生疑惑：之前无病无痛，怎么突然血糖这么高？以后要怎么治疗？生活中有哪些需要注意的事情？腰部酸痛，是否需做进一步检查？王阿姨闷闷不乐，一脸愁容，生怕自己成为家人的负担。

针对王阿姨的病情，陈主任详细地做了回答，并开导王阿姨，嘱咐她尽量多喝水，安排腰椎 X 线平片检查。

腰椎正侧位片检查结果：腰 4 椎体压缩性骨折（**e** 图6-3-2 腰椎正位片，图6-3-3 腰椎侧位片）。

刘医生请脊柱外科会诊。会诊意见：腰 4 椎体压缩性骨折诊断明确，鉴于目前血糖仍高，高渗状态未完全纠正，暂保守治疗。

【情境 4】

下午，刘医生巡房，发现王阿姨呈嗜睡状，右侧肢体肌力明显减退，针刺无反应。刘医生赶紧汇报陈主任。陈主任查体并查看血电解质、肾功能（**e** 表6-3-1 血电解质及肾功能变化情况）、血糖变化 [**e** 表6-3-2 血糖（mmol/L）监测结果] 及输液情况，建议复查头颅 CT。

头颅 CT 结果：左基底节区低密度灶，（**e** 图6-3-4 头颅 CT）。

根据神经内科会诊意见，予以积极治疗。

两天后，王阿姨神志转清醒，右侧肢体肌力逐渐恢复。这天下午刘医生发现王阿姨愁眉不展。原来隔壁床是一位 1 型糖尿病患者，因为中断胰岛素治疗而发生酮症酸中毒，险些丧命。王阿姨担心自己往后余生都要注射胰岛素，听说注射胰岛素会"上瘾"，还有各种可怕的并发症。刘医生了解情况后，向王阿姨详细介绍了 1 型糖尿病与 2 型糖尿病的区别，以及各自的治疗方法，胰岛素的种类及用法等。王阿姨听了刘医生的解释后对战胜疾病充满了信心。

刘医生安排王阿姨次日行馒头餐试验及 C 肽释放试验（**e** 表6-3-3 馒头餐试验及C 肽释放试验）。根据她的胰岛功能为她量身定制合适的降血糖方案。糖尿病专科护士耐心细致地教她如何均衡饮食，如何运动锻炼及做好自我血糖监测。

经过医护人员精心治疗和护理后，王阿姨的病情稳定，准备出院。

案例四　晚宴后不省人事

【情境1】

一个冬天的早晨，26岁的朱先生刚起床，感到喉咙隐隐作痛。他担心自己得了流感，便在家中吃了泰诺感冒片，匆匆上班去了。

晚上，劳累了一天的朱先生还是觉得喉咙痛，感觉没有丝毫好转，反而出现发热、寒战。想到2天后要和朋友一起参加跨年夜聚会，便急忙去附近医院看发热门诊。测体温40℃，血白细胞$3.6×10^9$/L，C反应蛋白69 mg/L，X线胸片未见明显异常（ⓔ 图6-4-1　胸部X线片）。医生考虑是普通感冒，建议他多喝开水，注意休息。为预防细菌感染，给他开了3天的左氧氟沙星片，还有退热药吲哚美辛栓，嘱体温>38.5℃时塞肛用。

【情境2】

2天后，朱先生不再发热，咽喉痛也不明显了，但感觉口渴。因为医生建议他多喝开水，因此多喝了一些水，小便也比平时增多。他晚上和朋友一起参加跨年狂欢，喝了约200 ml白酒。突然出现腹痛，以脐周为主。呕吐了2次，把聚会吃的食物都吐了出来。朋友看他一脸疲惫，又吐又痛的样子，冲了杯热糖水给他喝。回到宿舍后，朱先生就上床睡觉了。同住的朋友不放心，后半夜去推他，发现他不省人事，立即拨打"120"电话，送去医院急诊。

朱先生在急诊室的检查台上仍然昏睡，只有在摇晃他并大声叫他名字长达20秒后，才能唤醒他。他含糊不清地低语、作呕并捂住腹部，之后又闭上双眼。他呼出的气体带有一种"怪味"，就像是变了味的酒。

体格检查：体温（T）36℃，呼吸（R）33次/分，脉搏（P）126次/分，血压（BP）75/45 mmHg，呼吸深、有节律，吸气相和呼气相时间相等，头颈部正常，无颈项强直，肺部呼吸音清晰，心动过速，心脏无病理性杂音，皮肤苍白、干燥，皮肤弹性降低，腹壁平软，腹部有广泛轻压痛，触诊肝、脾正常，肠鸣音消失，眼底检查正常，无视盘水肿，瞳孔两侧对称，对光反射存在，眼球运动：偶尔发生自发性水平共轭转动，转动其头部可引起"洋娃娃眼球运动（dolls eye movements）"，肌肉无萎缩，肌张力基本正常、对称，所有肢体感觉均减弱，双侧肢体腱反射均减弱，无病理反射。

急诊测血淀粉酶240 U/L，腹部CT平扫提示胰腺轻度肿胀，胰周少量渗液（ⓔ 图6-4-2　腹部CT平扫1，图6-4-3　腹部CT平扫2）。血糖仪快速检测手指尖血糖浓度>33.3 mmol/L。

【情境3】

医生发现朱先生严重脱水，立即给予输液，从每小时输注1 000 ml生理盐水开始，并加入氯化钾，以20 mmol/h（1.5 g/h）速度静脉注射。接着，静脉持续微泵注射0.1 U/（h·kg）

体重常规胰岛素。并给朱先生插口咽管及鼻胃管，连接肢体导联，进行心电监护（显示正常）。

实验室血液检查结果：血细胞比容 58%，白细胞 24.3×10^9/L，Na^+ 138 mmol/L，K^+ 4.1 mmol/L，Cl^- 97 mmol/L，葡萄糖 65.9 mmol/L，血清尿素氮 17 mmol/L，肌酐 199 μmol/L，总胆红素 15.4 μmol/L，谷草转氨酶 38 U/L，淀粉酶 240 U/L，渗透压 367 mmol/L，酮体（++++）（半定量）。血气分析：pH 7.14，PCO_2 15 mmHg，PO_2 81 mmHg，HCO_3^- 5 mmol/L。

【情境 4】

接下来的 4 h 内，朱先生情况良好。血糖以每小时 20% 快速下降，心电图和血钾浓度保持稳定。血压、脉搏等心血管指标明显改善，呼吸降至 25 次 / 分。意识状态显著好转，并询问医生他是怎么到医院的？他能想起来的事情是聚会、喝酒、混乱、恶心、回家睡着了。

然而，朱先生的情况又突然恶化，他变得混乱，然后意识丧失。血糖报告 10.3 mmol/L。医生随即把注射液从生理盐水换成 5% 葡萄糖液。在接下来的 1 小时里，朱先生又开始清醒过来。如此不断地调整治疗，到第 2 天上午，改为口服补液和皮下注射胰岛素，给予生物合成人胰岛素注射液（8 U–6 U–6 U，三餐前 20 ~ 30 min）、精蛋白人胰岛素注射液（10 U，睡前）。当他的血糖降至 5.6 mmol/L 的时候，他仍保持清醒。

在治疗一天半时间以后，朱先生血液的碳酸氢盐浓度和 pH 恢复正常。医生告诉他，每天需要注射胰岛素 4 次（3 餐前短效胰岛素，睡前中效胰岛素）治疗，并给予饮食、运动指导，嘱咐他经常自我监测手指尖血糖，出院 3 个月后随访。

随访时做口服葡萄糖耐量试验、胰岛素及 C 肽释放试验，检测胰岛细胞抗体、IA–2 抗体、胰岛素抗体、谷氨酸脱羧酶抗体。结果提示朱先生胰岛细胞破坏很严重，C 肽 < 0.05 ng/L，胰岛细胞抗体、IA–2 抗体、胰岛素抗体、谷氨酸脱羧酶抗体均阴性。医生考虑朱先生得了罕见的暴发性 1 型糖尿病，给予终身胰岛素替代治疗。

朱先生担心会将糖尿病遗传给下一代，他向医生咨询了有关 1 型糖尿病的遗传问题。

案例五 莫名其妙的烦躁

【情境1】

白先生，22岁，身高182 cm，体重65 kg，公司职员。近一年来，白先生经常感到莫名地心慌，开始没有在意，认为或许是上班太累了。但是，随着时间的推移，这种心慌的感觉越来越频繁，容易出汗，双手双脚颤抖不适，伴进行性手脚无力；容易感到饥饿，胃口比以前好，但是比原来消瘦了；平时很烦躁，晚上总睡不好。白先生从镜子里看到自己的脖子比以前粗了。听同事说，这可能是内分泌出了问题。这天他终于抽出时间去看内分泌科门诊。

【情境2】

门诊的龚医生接待了他，听了白先生的叙述，龚医生给白先生做了体格检查：体温（T）36.8℃，心率（HR）105次/分，血压（BP）125/65 mmHg，呼吸（R）18次/分，皮肤潮热，双手平伸可见细颤。双眼轻度突出，未见结膜充血水肿，两眼球运动自如，双眼辐辏反射对称。颈部浅表淋巴结未触及肿大，甲状腺呈Ⅱ度肿大，质地较韧，没有压痛，未触及结节，甲状腺听诊有血管杂音。心脏听诊心率105次/分，律齐，未闻及病理性杂音。两肺呼吸音清。双下肢无水肿。

龚医生安排白先生做了甲状腺功能、甲状腺球蛋白抗体、甲状腺过氧化酶抗体、促甲状腺素受体抗体（TRAb）及血常规、肝功能检查，还做了甲状腺B超及眼眶CT检查。血常规、肝功能未见明显异常，甲状腺相关化验结果如表6-5-1所示。甲状腺B超显示甲状腺肿大伴弥漫性回声改变，血流丰富（**e** 图6-5-1 甲状腺B超表现）。眼眶CT提示眼外肌增粗（**e** 图6-5-2 眼眶CT表现）。

表6-5-1 白先生的甲状腺化验结果

检验项目	结果	提示	参考范围	单位
促甲状腺素（TSH）	0.02	↓	0.340~5.600	mIU/L
游离甲状腺素（FT$_4$）	74.64	↑	7.86~14.41	pmol/L
游离三碘甲腺原氨酸（FT$_3$）	26	↑	3.8~6.0	pmol/L
甲状腺球蛋白抗体（TgAb）	310.8	↑	0.00~4.00	IU/ml
甲状腺过氧化物酶抗体（TpoAb）	131.5	↑	0.00~9.00	IU/ml
促甲状腺素受体抗体（TRAb）	65.79	↑	0.00~30.00	IU/ml

【情境3】

龚医生给白先生开了甲巯咪唑片、普萘洛尔片等药物，嘱咐白先生定期随访就诊，复查血常规和肝功能。同时还要忌碘饮食，避免感染，注意休息，如有咽痛、发热、乏力等不适症状，需立即就诊。但白先生因工作忙碌，一直未来医院复查。2个月后，白先生出现咽部疼痛伴有发热，再次来到医院内分泌科找龚医生。龚医生给他做了检查，发现体温38.8℃，咽红，两侧扁桃体Ⅱ度肿大，未见脓点。血常规：白细胞计数 $0.8 \times 10^9/L$，中性粒细胞 $0.1 \times 10^9/L$。C反应蛋白（CRP）> 90 mg/L。诊断为"甲状腺功能亢进症，急性上呼吸道感染，粒细胞缺乏症"收治入院。

【情境4】

龚医生告诉白先生，他现在粒细胞缺乏合并严重感染，这可能与应用甲巯咪唑有关，是药物的不良反应。白先生情绪激动，对龚医生之前的用药方案提出质疑。但经过龚医生耐心解释后，表示理解并愿意入院接受治疗。入院后停用甲巯咪唑，给予粒细胞集落刺激因子升高白细胞，并采取积极的控制甲亢及抗感染治疗。1周后复查血常规：白细胞计数 $3.0 \times 10^9/L$，中性粒细胞 $1.0 \times 10^9/L$，CRP < 10 mg/L。

白先生办理出院，医生嘱定期门诊随访。

案例六　为何有一股烂苹果味

【情境1】

24岁的小伙子小金，平时爱打游戏，喜欢喝饮料。他从小胖乎乎的，身体一直健康。近1个多月来，小金总是感觉口渴，喝大量饮料也不解渴，小便次数增多，打游戏有时看不清楚，全身没有力气。大家都说小金最近怎么突然变瘦了？称重发现，小金体重较前下降了15 kg。这天，家里人发现小金一直躺在床上说话有气无力，立即送他去医院急诊。

【情境2】

在急诊室，护士给小金做了体格检查：体温（T）37℃，呼吸（R）17次/分，心率（HR）92次/分，血压（BP）125/75 mmHg。急诊医生接诊的时候，闻到小金身上有一股特殊的气味，有点像烂苹果味，快速询问了病史，立即开了急诊化验：血常规、尿常规、血生化及血气分析，并嘱咐小金先多喝水。

化验结果：血常规：红细胞（RBC）5.46×10¹²/L，白细胞（WBC）8.27×10⁹/L，中性粒细胞（N）0.662，血红蛋白（Hb）148 g/L，血小板（PLT）243×10⁹/L；尿常规：白细胞25/μl（+），尿酮体15 mmol/L（++++），尿糖56 mmol/L（++++），镜下白细胞+/HP；血生化：葡萄糖25 mmol/L，Na⁺ 132 mmol/L，K⁺ 3.52 mmol/L，Cl⁻ 110 mmol/L，肌酐76 μmol/L；血气分析：pH 7.314，PaO₂ 95 mmHg，PaCO₂ 35 mmHg，二氧化碳总量（TCO₂）19.5 mmol/L，碱剩余（BE）−8.0 mmol/L。

半小时后，急诊医生看到化验结果，立即请内分泌科会诊。内分泌科医生建议小金住院进一步诊疗。

【情境3】

入住内分泌科病房后，医生为小金完善各项检查，并让小金多喝水，同时滴注大量生理盐水，予胰岛素针降血糖。主管医生吩咐护士每隔1小时检测小金的手指末梢血糖，并观察小金的舌头，询问小便情况。小金妈妈告诉医生：小金从小就胖乎乎，身体挺好，现在工作不是很忙，有空就打游戏，经常持续好几个小时，甚至有时通宵打游戏，渴了就喝可乐。小金的爸爸妈妈没有高血糖，奶奶有糖尿病，在服药治疗。

小金住院后的体格检查：T 36.8℃，R 16次/分，HR 88次/分，BP 130/70 mmHg，身高167 cm，体重88 kg，体重指数（BMI）31.55 kg/m²，腹围95 cm，臀围90 cm。神志清，精神可，巩膜无黄染，睑结膜无苍白，颜面无水肿，浅表淋巴结未触及肿大，甲状腺未触及肿大，两肺呼吸音清，未闻及明显干、湿啰音，心律齐，未闻及杂音。下腹及大腿内侧可见白纹，全腹平软，无压痛，肝脾肋下未触及，肝区无叩痛，双肾区无叩痛，双下肢无水肿。四肢肌力5级。双侧足背动脉搏动强，伸舌居中，鼻唇沟对称，双下肢病理征（−）。

化验报告及辅助检查如下：

第1天：心电图结果：窦性心律，T波改变；大便常规：无特殊；血常规：未见明显异常；尿常规：尿糖（++++），尿酮体（+++），白细胞（-），红细胞（-）。

第2天：血气分析：pH 7.385，TCO_2 24 mmol/L，BE 0.2 mmol/L；血生化：白蛋白40.2 g/L，碱性磷酸酶100 U/L，谷丙转氨酶46 U/L，谷草转氨酶25 U/L，肌酐（酶法）63 μmol/L，K^+ 2.93 mmol/L，LDL-胆固醇2.50 mmol/L，总胆固醇3.77 mmol/L；尿常规：尿糖（+），尿酮体（+），白细胞（-），红细胞（-）；糖化血红蛋白（HbA1c）12.7%。

第3天：尿常规：尿糖（-），尿酮体（-），白细胞（-），红细胞（-）。

第1天至第3天，手指血糖波动于8.9～13.5 mmol/L。

住院第3天，王主任查房。小金告诉医生：输液后自己嘴巴不干了，去厕所小便的次数减少，身上有力气了，可是护士总来测血糖，手指扎得很痛，能不能少测几次血糖。小金的妈妈很细心，发现给小金输的液体里面有葡萄糖，就问医生为什么小金血糖高还要输葡萄糖呢？王主任听了主管医生的病情汇报，查看近期的化验结果，详细解答了小金和他妈妈的疑问，然后补充小金的检查项目，并对治疗方案做了调整。

【情境4】

小金的降糖方案改为每日4次胰岛素注射治疗，根据每日7次监测血糖结果（表6-6-1）调整了胰岛素用量，方案为：门冬胰岛素针，早餐前12 U—中餐前10 U—晚餐前10 U皮下注射，甘精胰岛素14 U睡前皮下注射。

表6-6-1　小金的7次血糖谱

项目	早餐前	早餐后	中餐前	中餐后	晚餐前	晚餐后	睡前
血糖值（mmol/L）	5.9	8.7	6.5	9.4	6.2	8.8	7.3

标准馒头餐试验如下：

空腹：葡萄糖5.7 mmol/L，胰岛素55.3 pmol/L，C肽1 118.00 pmol/L。

餐后1 h：血糖15.98 mmol/L，胰岛素129.70 pmol/L，C肽1 169.00 pmol/L。

餐后2 h：血糖20.72 mmol/L，胰岛素439.30pmol/L，C肽3 427.00 pmol/L。

皮质醇、ACTH节律及小剂量地塞米松（1 mg）抑制试验结果如表6-6-2。

表6-6-2　皮质醇、ACTH节律及小剂量地塞米松（1 mg）抑制试验结果

项目	8 am	4 pm	0 am	1 mg 地塞米松
皮质醇（nmol/L）	411.81	318.65	112.36	23.21
ACTH（ng/L）	28.60	33.50		2.38

化验结果：尿白蛋白/肌酐比值：8 mg/g；HbA1c：12.7%；蛋白酪氨酸磷酸酶（IA2）阴性，谷氨酸脱羧酶抗体（GAD65）阴性；抗胰岛细胞抗体（ICA）阴性。

心电图结果：窦性心律，T波改变；心脏超声：左心室壁偏厚，左室舒张功能轻度减退；眼底摄片：左、右眼底未见明显异常；腹部B超：脂肪肝；胸部CT：两肺及纵隔CT平扫未见明显异常；糖尿病神经功能缺损检查：痛、温觉对称存在，位置觉对称存在，

10 g 尼龙丝检查结果阴性，双侧膝跳反射对称存在，双侧跟腱反射对称存在，双下肢病理征未引出；双下肢震动阈值（VPT）：< 15，患者深感觉良好，发生神经性溃疡为低风险。

入院后第 7 天，王主任查房，小金告诉医生，他口不渴了，精神也好了很多，体重增加了 2.5 kg。医生详细分析了小金住院以来所做的检查和现在的血糖水平，认为小金可以出院了。小金很高兴，又很忐忑，他问：做了那么多检查，我的病情到底严不严重？出院后要不要一直打胰岛素？什么东西不能吃？小金的妈妈也问：我听隔壁大妈讲，打胰岛素会上瘾，打胰岛素会不会影响小金找对象、生孩子呢？可不可以改成吃药？

案例七　顽固的低血钾

【情境1】

周先生和他的"高血压"相伴10年了，最近在服"多达一片"（氨氯地平阿托伐他汀片），但血压控制不理想。3年前一个夏天的午后，周先生突然间觉得浑身使不上劲，看着头顶的烈日，他还以为自己是"中暑"了，去医院检查后却被告知"血钾偏低"（具体不详）。急诊医生给周先生补钾后，他的乏力感消失了。那时正值单位一年中最忙的时候，周先生没有做进一步检查便离开了医院。3年来，周先生经常浑身没有力气，每次喝几支氯化钾就能好转，所以他也没太在意。1年前，周先生的乏力感明显加重，爬3楼也觉得费力。他赶忙去医院检查，血钾只有2.2 mmol/L。急诊科孙医生用上了所有补钾手段，周先生的乏力终于有了好转。周先生开始意识到"低钾血症"不是小事，打算等不忙了就来医院"彻查"。

今年，周先生光荣退居二线，总算有了空闲时间，他再次来到医院做进一步治疗。李医生为他安排了初步检查。（**e** 图6-7-1　血常规＋镜检结果，图6-7-2　血气分析结果）。

【情境2】

初步检查后，周先生住进内分泌科病房。体格检查：体温（T）36.8℃，呼吸（R）20次/分，脉搏（P）74次/分，血压（BP）150/80 mmHg。两肺呼吸音清，心率（HR）74次/分，心律齐，腹平软，无压痛，肝脾肋下未触及，双下肢无水肿。四肢肌力5级。两下肢病理征（－）。

住院第1天，留了24 h尿液，化验报告尿钾量56.14 mmol/d。实验室检查：血钾3.0 mmol/L，血去甲肾上腺素＜0.1 ng/ml，多巴胺＜0.1 ng/ml，肾上腺素＜0.1 ng/ml。主管陈医生还安排张先生做了卧立位加速尿激发试验，皮质醇、ACTH节律检查和小剂量地塞米松抑制试验（**e** 图6-7-3　内分泌功能试验）。

为了进一步诊断疾病，陈医生为周先生安排了肾上腺CT检查，CT结果提示：左侧肾上腺结节，首先考虑腺瘤（**e** 图6-7-4　肾上腺CT检查）。

【情境3】

根据化验检查结果，结合腹部CT发现左侧肾上腺结节，陈医生告诉周先生，他得了醛固酮腺瘤，建议转泌尿外科择期手术。周先生听从了陈医生的建议，于1周后在全身麻醉下行"（左）后腹腔镜下肾上腺切除术"。术中见1个肿瘤，位于左肾上腺，直径1.5 cm×1.2 cm，界清、包膜完整、实性、色黄。术后给予抗感染、补液等对症处理，周先生恢复得很快，情况稳定，并好转出院。

2个月后，周先生来门诊复查，状态良好，无诉任何不适，并且血压下降（140/88 mmHg），复查血钾3.86 mmol/L。

案例八　铁人血糖也会升高

【情境1】

35岁的李先生，是位精力旺盛的报社记者，人称"铁人"。通宵达旦的新闻工作让香烟和美酒成了他知心的"午夜伴侣"，每天一瓶2L装可乐更是他的"提神良方"。面对来自家人和朋友的健康忠告，他置若罔闻。不过最近半个月，忙于调查突发事件而东奔西走的李先生，也确实感到了疲惫。近一周来，他稍微活动一下便感到力不从心，不仅两条腿像灌了铅一样，两眼皮还直打架。莫名的口干舌燥逼得他心烦意乱……于是他拼命地喝可乐，但犹如火上浇油，越喝越口渴。2天前，因受凉后出现头痛头晕、两颊发热，咳嗽、咳痰、流涕。李先生以为自己"感冒"了，心想睡一觉就万事大吉。可事不如愿，睡醒的李先生变得跟霜打的茄子一样，更没精神了，全身发烫，喜欢喝冷水，还出现口臭，频频想解小便。他心想应该没事，再休息一天，于是又昏昏沉沉睡了一天。次日，他感觉头痛欲裂，口干舌燥，全身软绵绵，不能动弹，体型明显变瘦，圆圆的肚子瘪了下去。他再也不认为自己是什么"铁人"，心甘情愿地跟着家人来到了医院。

【情境2】

急诊室王医生接诊了李先生，并仔细查体。体格检查：体温（T）39.2℃，呼吸（R）30次/分，脉搏（P）110次/分，心率（HR）110次/分，血压（BP）140/95 mmHg，身高172 cm，体重83 kg，腹围96 cm，精神萎靡，唇舌干燥，口中有烂苹果味，咽无充血，皮肤弹性差，后颈部及腋窝有黑棘皮征，颈软。两肺听诊：右中下肺闻及湿啰音，腹软，无压痛，肝脾肋下未触及，双下肢无水肿，双下肢足背动脉搏动可触及。

王医生安排了血常规、尿常规、血气分析和血生化等实验室检查及肺部CT（**e** 图6-8-1　血常规，图6-8-2　尿常规，图6-8-3　血气分析，图6-8-4　肺部CT扫描），血生化结果：Scr 100 μmol/L，ALT 40 U/L，AST 26 U/L，Na^+ 135 mmol/L，Cl^- 96 mmol/L，K^+ 3.41 mmol/L，GLU 33.1 mmol/L。

王医生安排李先生入住内分泌科进一步诊治。李先生也感觉这次病得不轻，不是一般的"感冒"。

【情境3】

李先生住院后，主管医生刘主任予开放静脉通道，给予补液及持续静脉胰岛素输注，并嘱咐李先生多喝水，同时监测血糖及血电解质，还给予抗生素治疗肺部感染。刘主任告诉他得了糖尿病，并发急性并发症，同时有肺部感染，目前还不知道是1型还是2型糖尿病，需要进一步检查。

实验室检查结果：空腹C肽1.6 ng/ml，HbA1c 9.8%；血脂：胆固醇6.78 mmol/L，甘油三酯3.4 mmol/L，LDL-胆固醇4.5 mmol/L。

【情境4】

李先生意识到自己情况的严重性。刘主任告诉他及其家人：他这种情况非常危险，若不及时合理治疗，可能会有生命危险！他的妻子夏女士也吓坏了，开始上网查资料，并问了刘主任很多问题：

"为什么他年纪轻轻会得这种老年病？"

"听说糖尿病有遗传性，那我们的孩子是不是以后也会得糖尿病？"

"该如何注意饮食？"

"这种病能不能根治？"

"是不是一定要胰岛素治疗？"

"注射胰岛素会不会成瘾？"

"对今后的生活、工作有影响吗？该注意些什么？"

刘主任耐心地解答了夏女士的问题：这是因为李先生平时的生活太没有规律，加上饮食不注意，又不运动，才会导致这样严重的后果。若糖尿病控制好了，跟健康人一样可以正常工作和生活。

经过10多天的治疗，李先生体温恢复正常，精神饱满，酸中毒得到纠正，血糖控制良好，改为口服降血糖药治疗，准备出院。夏女士松了一口气，李先生表示今后一定遵从医嘱，规律服药，控制好饮食，规律生活，规律运动，盼望糖尿病缓解的日子早日到来！

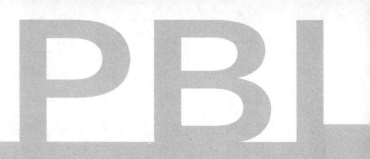

第七章

血液系统

案例一　肩颈痛之谜

【情境 1】

74 岁的刘大爷，平时身体健康，过着安逸的退休生活。1 个月前，不明原因突然感觉右侧肩颈部疼痛，于是去医院骨科门诊就诊，倪医生建议他住院以进一步诊疗。

体格检查：颈椎生理曲度正常，颈椎棘突及椎旁无明显压痛、叩击痛。臂丛牵拉试验左侧阴性，右侧阳性。双下肢浅感觉正常。倪医生初步诊断为肩颈痛待查：颈椎病？颈椎结核？颈椎肿瘤？

实验室检查：血常规：白细胞（WBC）5.3×10^9/L，血红蛋白（Hb）111 g/L，血小板（PLT）59×10^9/L，红细胞沉降率（ESR）37 mm/h，超敏 C 反应蛋白（hs-CRP）1.5 mg/L，谷丙转氨酶（ALT）29.4 U/L，谷草转氨酶（AST）42.3 U/L，白蛋白 40.9 g/L，球蛋白 48.2 g/L。

胸部 CT 提示：两下肺少量炎症、双胸腔少量积液、双上肺陈旧性结核（**e** 图 7-1-1 胸部 CT）。颈椎 MRI 提示：C5 椎体及 C5、C6 椎体右侧附件骨质破坏，伴周围软组织肿胀，考虑结核可能（**e** 图 7-1-2　颈椎 MRI1）。

倪医生予以抗结核、护肝、护胃治疗。经过 3 天治疗，刘大爷肩颈部疼痛仍不见好转，反而感觉疼痛难忍，影响睡眠，于是倪医生给予止痛药物服用。

【情境 2】

住院 1 周后，刘大爷又出现右上肢放射性疼痛，营养风险筛查（NRS）评分 7 分。他不禁纳闷，这病怎么越治越重呢？

化验结果：血 IgG 25.25 g/L，IgA 0.31 g/L，IgM 0.18 g/L。免疫固定电泳："免疫固定分型 IgG 阳性（+），免疫固定分型 λ 链阳性（+）"（**e** 图 7-1-3　免疫固定电泳 1）。

请血液科王医生会诊。王医生对刘大爷解释说：您这是多发性骨髓瘤惹的祸，治好了骨髓瘤，这个肩颈痛也就好了。和家人商量后，刘大爷转到了血液科继续治疗。

王医生给刘大爷做了骨髓穿刺。骨髓常规：涂片浆细胞可见原幼浆细胞，占 11%（**e** 图 7-1-4　骨髓形态学检查）；免疫分型：骨髓中可见 Lambda 单克隆增生的浆细胞，约占有核细胞的 7.64%，考虑为浆细胞骨髓瘤（ 图 7-1-5　骨髓免疫分型）；骨髓染色体检查：提示复杂染色体异常（ 图 7-1-6　骨髓染色体检查）；骨髓病理：浆细胞增生，结合临床考虑多发性骨髓瘤。确诊为：多发性骨髓瘤 IgG-λ 型 ISS 分期 I A 期。

【情境 3】

刘大爷开始以硼替佐米为基础的三药联合化疗：硼替佐米（万珂）2.37 mg d1，4，8，11+ 地塞米松（DXM）40 mg d1-4，d8-11+ 沙利度胺（反应停）100 mg 每晚 1 次，辅以护胃、止吐等治疗。

第 1 个疗程化疗结束后，刘大爷肩颈部疼痛明显缓解，高高兴兴地准备出院。刘大爷握着王医生的手说："太感谢了，这次多亏您啊！"刘大爷定期去王医生门诊复查，各项指标都基本正常。化疗 6 个疗程后，刘大爷的右肩颈疼痛消失了，胃口也好了。

【情境 4】

化疗结束后的第 5 天，刘大爷又出现右颈部剧烈疼痛，伴发热，于是再次入院治疗。

体格检查：体温 37.3℃；右颈中部可及 2 cm×2 cm 大小的包块，质柔软、触痛、无明显波动感；双肺听诊呼吸音粗，未闻及明显干、湿啰音；心律齐；腹软，无压痛及反跳痛；肝脾肋下未触及。

实验室检查：血常规：白细胞 $4.3×10^9$/L，血红蛋白 95 g/L，血小板 $93×10^9$/L，中性粒细胞 0.752。IgG 4.04 g/L，IgA 0.55 g/L，IgM 0.21 g/L，红细胞沉降率 71 mm/h，降钙素原 0.10 ng/ml。乳酸脱氢酶 214.5 U/L，C 反应蛋白 93.6 mg/L。免疫固定电泳：检测到极弱的单克隆免疫球蛋白 IgG（ 图 7-1-7　免疫固定电泳 2）。

彩超显示：右侧颈部低至无回声区（12 mm×6 mm）伴周边组织增厚回声不均（炎症病变考虑）。颈部增强 CT 显示：颈 5 椎体及颈椎多发附件不均匀高密度影，考虑骨髓瘤，请结合临床；颈椎右侧侧突畸形改变（ 图 7-1-8　颈椎增强 CT）。颈椎磁共振平扫："骨髓瘤治疗后"改变：C5、C6 椎体及右侧附件骨质破坏（目前呈成骨性改变），C5、C6 右侧附件周围软组织肿块，部分突入相应平面椎间孔（ 图 7-1-9　颈椎 MRI 2）。

王医生预判刘大爷病情严重，于是请多学科会诊（MDT），建议行放射治疗，并予以止痛药物缓解疼痛。

经过一段时间的颈部局部放疗后，刘大爷颈部及上肢疼痛较前明显缓解。

案例二　潘女士的烦恼

【情境 1】

53 岁的潘女士因小时候注射链霉素后出现聋哑。虽然是聋哑人，但她很能干。一天，在家打扫卫生时不慎跌倒，右膝及右侧颞叶部乌青，并出现牙龈出血，色鲜红，不能自行止血，于是到药店购买云南白药止血，但效果不佳。

【情境 2】

潘女士在家属的陪同下到医院门诊就诊，查血常规：血红蛋白（Hb）135 g/L，白细胞（WBC）5.9×10⁹/L，血小板（PLT）1×10⁹/L，中性粒细胞（N）0.94；凝血功能：纤维蛋白原 3.16 g/L，凝血酶原时间 12.6 s，部分凝血活酶时间 36.2 s，凝血酶时间 16.3 s。经血液科会诊后收住血液科。

体格检查：体温（T）36.5℃，呼吸（R）20 次 / 分，心率（P）100 次 / 分，血压（BP）158/96 mmHg，神志清，精神可，浅表淋巴结未触及明显肿大，胸骨无压痛，双肺呼吸音清，啰音未闻及，心律齐，杂音未闻及，腹软，无压痛及反跳痛，双下肢可见多发针尖样出血点（ⓔ 图 7-2-1　皮肤出血点）。

【情境 3】

入院后完善甲状腺功能、抗核抗体、乙肝三系检查，均未见明显异常。骨髓细胞学检查：巨核细胞数量增多、功能差（全片可见 187 个巨核细胞）。白血病免疫分型：骨髓中各群细胞比例大致正常，粒细胞分化成熟，未见明显增生的幼稚细胞群，该免疫表型不具特征性。骨髓组织活检检查与诊断：（骨髓穿刺）骨髓造血组织增生活跃伴巨核细胞增生。染色体及核型分析：正常女性核型。肝胆胰脾彩超未见明显异常。诊断"免疫性血小板减少性紫癜"，予输血小板，地塞米松针 10 mg 每日 1 次、特比澳针 15 000 U 每日 1 次皮下注射升血小板治疗。

复查血常规：Hb 123 g/L，WBC 12.1×10⁹/L，PLT 25×10⁹/L，中性粒细胞绝对值 10.87×10⁹/L。3 天后复查血常规：Hb 124 g/L，WBC 13.9×10⁹/L，PLT 204×10⁹/L，中性粒细胞绝对值 12.47×10⁹/L。停用特比澳、地塞米松针改为"醋酸泼尼松片 5 片口服每日 2 次"。

出院后，潘女士定期到门诊复查血常规，并激素逐渐减量。

【情境 4】

潘女士在家口服醋酸泼尼松片减量至每日 6 片，再次出现牙龈出血，色鲜红，少量，出血可自行停止，至医院急诊，查血小板 15×10⁹/L，白细胞、血红蛋白正常，再次住院。

血常规：Hb 126 g/L，WBC 9.8×10⁹/L，PLT 13×10⁹/L，中性粒细胞绝对值 9.10×10⁹/L。予"地塞米松 10 mg 静脉滴注"联合"特比澳 15 000 U 每日 1 次"。5 天后，再次查血常

规：Hb 131 g/L，WBC 10.1×10^9/L，PLT 109×10^9/L，中性粒细胞绝对值 8.99×10^9/L。予停用特比澳，改"艾曲波帕 25 mg 每日 1 次"口服促进血小板生成，"醋酸泼尼松片 5 片口服每日 2 次"序贯治疗。激素逐渐减量后，潘女士门诊复查血小板，呈进行性下降至 10×10^9/L，再次住院。因费用问题拒绝艾曲波帕加量口服，建议环孢素、利妥昔单抗或切脾治疗。潘女士儿子考虑后，选择利妥昔单抗治疗，予"利妥昔单抗 100 mg 每周 1 次 × 4 周"。治疗第 3 周，潘女士的血小板升至正常。

潘女士配合医生积极治疗，按时门诊随访，血小板数值维持在 130×10^9/L 左右。

案例三 奇怪，小便怎么变黑了

【情境1】

王奶奶，72岁，有糖尿病、高血压病史，服用降血糖药、抗高血压药，血糖、血压控制良好。有慢性肾功能不全病史8年。王奶奶喜欢体育锻炼，平时有空会去公园跳广场舞。近2年来，王奶奶感觉体质不如从前了，出现头晕、乏力，爬2楼都感觉吃力，朋友们见了王奶奶，都说她脸色不好看。于是，王奶奶去医院做了一些检查：血常规：红细胞（RBC）2.50×10^{12}/L，血红蛋白（Hb）81 g/L，白细胞（WBC）2.65×10^9/L，血小板（PLT）90×10^9/L，平均红细胞体积（MCV）=100 fl，中性粒细胞0.456，淋巴细胞0.37，单核细胞0.17，血肌酐209 μmol/L，尿素氮12.6 mmol/L。接诊的宋医生考虑她是长期慢性肾功能不全引起的肾性贫血，予促红细胞生成素针、利可君片治疗。

【情境2】

治疗3个月后，王奶奶头晕、乏力不仅没有好转，反而加重了，并出现酱油样尿。这次接诊的是胡医生，她仔细询问了病史，建议王奶奶住院，做进一步检查。

体格检查：体温（T）37.3℃，呼吸（R）19次/分，脉搏（P）78次/分，血压（BP）145/59 mmHg。神志清，精神差，巩膜轻度黄染，浅表淋巴结无肿大，胸骨无压痛。咽无充血，两侧扁桃体无肿大。颈软，听诊两肺呼吸音清，未闻及啰音。心率78次/分，心律齐，心音正常，各瓣膜区未闻及杂音。腹软，全腹无压痛，无反跳痛，未触及肿块，肝脾肋下未触及，肾区叩击痛（−），移动性浊音（−）。双下肢无水肿。

辅助检查：血常规：RBC 2.12×10^{12}/L，Hb 68 g/L，WBC 1.85×10^9/L，PLT 91×10^9/L，单核细胞百分数17.8%，红细胞压积21.9%，平均红细胞体积103.3 fl，平均血红蛋白浓度311 g/L，RBC体积分布宽度18.3%，网织红细胞5.87%。异常RBC形态检查：RBC大小不一，破碎RBC约占1%，并见少许多染性、椭圆形及嗜碱性点彩RBC。血生化：总胆红素53 μmol/L，直接胆红素10 μmol/L，间接胆红素43 μmol/L，ALT、AST、ALB、TP正常，乳酸脱氢酶（LDH）486 U/L；血肌酐192 μmol/L，尿素氮10.6 mmol/L，触珠蛋白<1.0 mg/dl，游离血红蛋白26.1 mg/dl。尿常规：尿白细胞（+），尿糖（±），尿蛋白（+），尿隐血（+++）。尿Rous试验：阳性。血清叶酸>24.70 ng/ml。铁蛋白309.3 μg/L。维生素B_{12}正常范围。腹部B超：胆囊颈部结石，胆囊胆固醇性息肉，胆总管增粗；慢性肾病，两肾萎缩伴囊肿。

胡医生告诉王奶奶，肾性贫血不是主要病因，溶血性贫血才是贫血真正的原因，溶血性贫血有很多类型，需要进一步检查。

【情境3】

王奶奶按医生建议进行了相关检查，结果如下：血免疫球蛋白、补体C3、补体C4正常范围。抗核抗体系列检查阴性。红细胞脆性试验结果：开始溶血0.48%，完全溶血 0.24%。对照红细胞脆性试验：开始溶血 0.48%，完全溶血 0.28%。葡萄糖 –6- 磷酸脱氢酶 1 661.0 U/L。酸溶血试验阳性，蔗糖溶血试验阳性。阵发性睡眠性血红蛋白尿（PNH）相关蛋白检测：红细胞膜表面 CD59 正常表达占 86.46%，部分缺失占 2.55%，缺失占 11.02%；CD55 正常表达占 88.98%，缺失占 10.96%（**e** 图 7-3-1　红细胞 PNH 相关蛋白检测）。血 Coombs 试验（ – ）。

骨髓常规：骨髓增生活跃，红系比例约 39%，以中晚幼红细胞为主；有核红细胞形态尚可；部分红细胞淡染区扩大，少许泪滴形红细胞可见（**e** 图 7-3-2　骨髓形态学检查）。骨髓流式细胞免疫分型：未见明显异常细胞（**e** 图 7-3-3　骨髓流式免疫分型）。骨髓染色体检查：46，XX［20］（**e** 图 7-3-4　骨髓染色体检查）。骨髓病理活检：造血组织增生明显活跃，未见明显肿瘤性病变依据（**e** 图 7-3-5　骨髓病理活检）。

王奶奶贫血的病因终于水落石出了，胡医生告诉王奶奶是 PNH 引起的溶血性贫血。

【情境 4】

胡医生建议王奶奶住院治疗。给予补液、碱化尿液，以及"甲泼尼龙片 8 mg 每日 3 次"抑制免疫，输洗涤红细胞支持治疗，护肾、护胃、控制血压、调节血糖等对症支持治疗。王奶奶的头晕明显改善，尿色也变清了，复查血常规，Hb 上升至 86 g/L。王奶奶高高兴兴地出院了。

案例四　小腹痛，大问题

【情境1】

61岁的金老伯是退休的小学老师，退休后的生活很丰富，早上和邻里乡亲下象棋，下午陪孙子玩耍，晚饭后和老伴到江边散步，十分惬意。1个月前金老伯感到腹部一阵阵隐隐作痛，疼痛不剧烈，不影响生活，想着忍忍就过去了，也没在意。然而近1个月来，金老伯的腹痛渐渐加重，表现为中上腹持续性隐痛，胃口也越来越差，食量明显减少，常常感到腹胀，体重减轻了2 kg。金老伯的老伴看在眼里，急在心里，带着金老伯来到医院消化内科门诊看病。

马医生详细询问了金老伯的情况，安排他做胃镜检查，并从胃中取了一块组织送病理检查，嘱咐金老伯一周后等病理结果出来再到医院看病。

【情境2】

一周后，金老伯的病理结果出来了（ⓔ 图7-4-1　胃活检标本病理结果），马医生建议他到血液内科住院治疗。于是，金老伯住进了血液内科住院部，和之前一样，他还是觉得腹部隐隐作痛，有腹胀，其他没什么不舒服。金老伯觉得奇怪，为什么自己腹痛却住在血液内科，而不是消化科？住院后，林医生对金老伯进行了体格检查，并抽血化验。

体格检查：体温（T）36.5℃，呼吸（R）19次/分，脉搏（P）93次/分，心率（HR）93次/分，血压（BP）109/79 mmHg。皮肤、黏膜无黄染，巩膜无明显黄染。颈软，气管居中，甲状腺无肿大。两肺呼吸音清，未闻及啰音。心律齐，各瓣膜区未闻及杂音。腹软，无压痛，肝脾肋下未触及。双下肢无水肿，神经系统无异常。专科检查皮肤、黏膜无黄染，未见瘀点、瘀斑。全身浅表淋巴结未触及。胸骨无压痛，四肢活动自如，各关节、肌肉无血肿，下肢无溃疡。指甲正常。

【情境3】

入院后，化验结果：血红蛋白（Hb）131 g/L，白细胞（WBC）14.86×10^9/L，血小板（PLT）177×10^9/L。谷丙转氨酶（ALT）68 U/L，谷草转氨酶（AST）58 U/L，白蛋白35.0 g/L，球蛋白27.4 g/L，血肌酐61 μmol/L，$β_2$-微球蛋白（$β_2$-MG）1 487.80 μg/L，乳酸脱氢酶（LDH）25 U/L，尿常规、大便常规、凝血功能、免疫球蛋白、补体C3、补体C4、甲状腺功能、术前四项、肿瘤标志物、铁蛋白均未见异常。

为进一步明确诊断，林医生为金老伯安排了骨髓穿刺术和骨髓活检术，取骨髓中的标本送骨髓细胞形态学、流式细胞学免疫分型、染色体、基因、骨髓活检病理检查，同时安排PET-CT检查（ⓔ 图7-4-2　骨髓细胞形态学，图7-4-3　骨髓活检病理结果，图7-4-4　流式细胞淋巴瘤免疫分型，图7-4-5　骨髓染色体检查，图7-4-6　淋巴瘤基因，图7-4-7　治疗前PET-CT报告结果）。

检查结果出来后，林医生与金老伯及其老伴、儿子充分沟通，告知他们病情、预后和可行的治疗方案。经过综合评估，林医生为金老伯制订了一套治疗方案。金老伯接受共 5 次 R-CHOP 化疗。

【情境 4】

化疗结束后，金老伯再次进行了 PET-CT 检查（ **e** 图 7-4-8　治疗后 PET-CT 报告结果），评估病情。

林医生为金老伯调整了治疗方案，予 R-GDP 化疗方案，辅以保胃、止吐、补液等对症治疗。林医生建议金老伯行自体造血干细胞移植治疗。给予金老伯干细胞动员后，进行外周血干细胞采集术，冻存自体造血干细胞。完善移植前评估，排除移植禁忌后开始 BEAM 方案预处理，予复方磺胺甲噁唑片预防孢子菌肺炎，氟康唑胶囊预防真菌感染，黄连素清洁胃肠道，更昔洛韦预防病毒感染，水化、碱化、止吐、护胃、保肝等治疗。化疗结束后，金老伯回输了自体造血干细胞 300 ml（CD34$^+$ 细胞数 5.05×10^6/kg，单个核细胞数 6.61×10^8/kg），回输前给予地塞米松、葡萄糖酸钙预防输血反应。

化疗后，金老伯的白细胞和血小板下降，免疫力低下，移植后第 6 天出现发热，体温 38℃，C 反应蛋白和降钙素原升高，考虑感染性发热，予头孢哌酮舒巴坦针抗感染治疗后，金老伯的感染得到了控制，体温恢复正常。移植后第 11 天，白细胞、血小板植入成功，金老伯开开心心地出院了。

案例五　血脉相连，生命相托

【情境1】

杨女士是一名教师，26岁的时候儿子小叶出生，后来因为功能失调性子宫出血，做了清宫术，因此，小叶就成了她的唯一。自从小叶上初中以后，她发现小叶变了，不再是自己心中乖巧、听话的小男孩。因此每当小叶回到家，她就不停地在他耳边念叨，希望他变回原来的样子。

但是有一天，她说不动了，因为她生病了。那是在2个月前，杨女士在体检的时候查血常规，结果：白细胞（WBC）2.15×10^9/L，血红蛋白（Hb）120 g/L，血小板（PLT）168×10^9/L。由于当时没有不舒服，也就没去看医生。20天前，杨女士突然出现发热、怕冷、关节痛，就到当地诊所挂了"盐水"。复查血常规：WBC 2.4×10^9/L，中性粒细胞绝对值 0.2×10^9/L，Hb 64 g/L，PLT 51×10^9/L，原始细胞和幼稚细胞占18%。杨女士害怕极了，立即到市级医院看病。

【情境2】

杨女士到医院之后仍有发热，体温39.0℃，感觉浑身没有力气，面色苍白，急诊科王医生赶紧给杨女士又测了一次血常规：WBC 1.23×10^9/L，中性粒细胞绝对值 0.2×10^9/L，Hb 56 g/L，PLT 43×10^9/L，原始细胞和幼稚细胞占18%。王医生赶紧给杨女士输注了悬浮红细胞，然后让她住进血液内科病房。

病房的邹医生给她做了一次骨髓穿刺术，送检了细胞形态学、基因检查、流式细胞学检查、染色体检查（**e** **图7-5-1　骨髓细胞形态学**，**图7-5-2　流式细胞术白血病免疫分型**，**图7-5-3　基因检查**，**图7-5-4　染色体检查**）。

体格检查：贫血貌，皮肤、黏膜无黄染。颈软，气管居中，甲状腺无肿大。两肺呼吸音清，未闻及啰音。心律齐，各瓣膜区未闻及啰音。腹软，无压痛，肝脾肋下未触及。双下肢无水肿，神经系统无异常。专科查体：皮肤、黏膜无黄染，双下肢散在瘀点、瘀斑，胸骨有压痛。全身浅表淋巴结未触及肿大。

【情境3】

住院后的杨女士体温一天比一天高，开始出现肛门肿痛，全身没有一点力气，吃不下饭，睡不着觉，精神越来越差。直到这天丈夫带着儿子来看望自己，看着儿子趴在床边泪眼婆娑，她暗暗告诉自己，要赶快好起来。

杨女士的体温波动是因为感染革兰氏阴性杆菌，在医生的及时治疗下，体温终于恢复正常，精神也恢复了一点。邹医生给她制订了治疗方案：IA方案（伊达比星 10 mg d1-3+阿糖胞苷 150 mg d1-5）。化疗结束后第5天，杨女士又发热了，复查白细胞只有 0.2×10^9/L，医生赶紧给予人粒细胞刺激因子注射液。经积极治疗后，复查血常规：WBC 9.61×10^9/L，中性粒细胞绝对值 6.3×10^9/L，Hb 101 g/L，PLT 150×10^9/L。

【情境4】

5个月后，经历了多次化疗的杨女士正躺在层流病房的病床上，马上就要做移植手术了，可是她还是不能下定这个决心，因为那个给他捐献骨髓的人，正是她最爱的儿子。从HLA配型结果看（ℯ **图7-5-5 HLA高分辨基因分型**），她儿子是最合适的供者。

同时，小叶也躺在普通病房的病床上，他的心里没有害怕，他告诉自己，自己已经不是小孩子了，现在只有自己可以救妈妈！

终于要开始移植工作了。第7天开始予白消安联合抗胸腺细胞球蛋白进行预处理，美司钠预防出血性膀胱炎，司莫司丁抗肿瘤，更昔洛韦预防巨细胞病毒感染，左乙拉西坦片预防癫痫发作，环孢素联合吗替麦考酚酯预防移植物抗宿主反应，复方磺胺甲噁唑预防卡氏肺孢子虫肺炎，低分子肝素联合前列地尔预防肝静脉闭塞，氟康唑预防真菌感染，盐酸小檗碱清洁肠道。输注异基因骨髓造血干细胞528 ml（CD34$^+$细胞0.45×10^6/kg，单个核细胞0.45×10^8/kg），异基因外周血造血干细胞180 ml（CD34$^+$细胞14.15×10^6/kg，单个核细胞11.76×10^8/kg）。第10天粒核系植入，第11天巨核系植入。第26天患者生命体征平稳，出院。

案例六 车祸之后

【情境1】

57岁的王女士，身体一直不错。一天，她在马路上行走，突然被一辆飞驰而过的小汽车撞倒并失去了知觉。15分钟后清醒但感到头晕，全身多处疼痛，尤其以左肩部及骶尾部疼痛明显，并伴有左肩活动受限，于是去急诊就诊。急诊拟"左肱骨近端骨折"收住骨科。

体格检查：神志清，精神差，双侧瞳孔等大等圆，对光反射灵敏。右侧顶枕部可触及包块，直径约3cm，质软。右上肢活动可。左肩部、左锁骨近端压痛明显，左肩活动受限，左肩部肿胀明显。左上肢末梢血运可，皮肤感觉稍减退。双下肢无肿胀。

实验室检查：2019年11月27日血常规：血红蛋白（Hb）105 g/L，白细胞（WBC）9.5×10⁹/L，血小板（PLT）231×10⁹/L。CT平扫：颅内未见明显异常，颅骨未见明显骨折，右侧顶枕部头皮血肿；两侧肋骨未见明显错位性骨折；左侧锁骨内侧端骨折；左侧肱骨大结节及外科颈骨折（**e 图7-6-1 肩关节CT**）。血管彩超：下肢未见明显异常。诊断：左侧肱骨近端骨折；左侧锁骨内侧端骨折；右侧顶枕部头皮血肿；Caprini静脉血栓栓塞（VTE）评分为3分，中高风险等级，有抗凝治疗指征，大出血风险评估非高风险。入院后予达肝素钠5 000 U皮下注射抗凝治疗。2019年12月3日行左侧肱骨近端骨折切开复位内固定术，术后继续抗凝、消肿、护肝等治疗。

【情境2】

术后第8天，王女士晨起感觉全身不舒服，并出现呕吐、头痛和全身乏力的症状。

医生予以急诊查头颅CT，提示：左侧颞枕叶见团块高密度影，界清，大小约7.2 cm×3.7 cm，CT值约65 HU，周边见斑片低密度区，左侧侧脑室受压变窄，中线向右侧移位（**e 图7-6-2 头颅CT**）。

王女士的爱人非常难过，坐在床边握着王女士的手，声泪俱下地追问医生：王女士为什么会出现脑出血？

医生对王女士爱人耐心地解释原因，在征得王女士爱人同意后将她转入脑外科。体格检查：体温（T）37.7℃，脉搏（P）84次/分，血压（BP）153/54 mmHg，呼吸（R）18次/分；VTE评分10分，神志嗜睡，精神差，格拉斯哥昏迷量表（GCS）评分12分，左侧瞳孔直径3.5 mm，右侧瞳孔直径2.5 mm，对光反射迟钝。左侧眼睑略下垂。伸舌居中。双肺呼吸音粗，未闻及明显啰音。腹平软，四肢肌力5级，肌张力无特殊。左肩部手术切口敷料包扎在位，无明显渗出。左肘关节、腕关节、手指活动可。左下肢肿胀，伴有大片瘀斑。

【情境3】

2019年12月19日早晨6：30，护士发现王女士除了头颈能动外，四肢均不能活动，而且发不出声音，王女士绝望了，无助地不停地摇头。吴医生床旁诊视发现，王女士双侧瞳孔半径散大至 6 mm，对光反射消失，神志、意识与前相仿，双下肢肿胀。急诊复查头颅 CT：左侧颞枕叶见团块高密度影，界清，大小约 6.9 cm×3.5 cm，CT 值 39～60 HU，周边见低密度水肿区，左侧侧脑室受压变窄，中线向右侧移位（**e** **图 7-6-3** 头颅 CT）。7：30，王女士的氧饱和度突然下降至 89%，心率偏快，呼吸急促，神志、意识同前，立即予面罩吸纯氧，氧饱和度升至 99%。查肺动脉 CT 血管造影（CTA），提示右上肺动脉栓塞（**e** **图 7-6-4** 肺动脉 CTA），D-二聚体 1 278 ng/L，蛋白 C、蛋白 S、抗凝血酶Ⅲ、抗核抗体阴性，抗磷脂抗体阴性。脑血管造影（DSA）提示：左侧横窦闭塞，侧裂静脉增粗。在全身麻醉下行下腔静脉滤器置入术，同时开颅行颅内血肿清除术及去骨瓣减压术。

【情境 4】

2019 年 12 月 21 日凌晨 4 时左右，王女士意识障碍加深，GCS 评分下降至 3 分。头颅 CT 检查示术后改变，未见明显大面积梗死灶。DSA 示颅内横窦闭塞，次日开始予依诺肝素钠注射液 0.5 ml 每 12 h 一次抗凝治疗。19～30 日多次彩超提示：双下肢血管血栓形成，肠系膜上静脉及脾静脉血栓形成。吴医生分析了王女士入院后的血小板动态变化与低分子肝素应用情况（**e** **图 7-6-5** 血小板动态变化），考虑她的血栓形成与肝素应用有关，即肝素诱导的血小板减少症（HIT），王女士的病情恶化终于找到真正原因了！

于是调整治疗方案：12 月 26 日停用低分子肝素，改为利伐沙班抗凝治疗。2020 年 1 月 11 日，水肿消退。1 月 20 日，意识清醒，四肢软瘫，有自主呼吸，间断脱机锻炼呼吸，行下腔静脉滤器取出及造影术。

案例七　真是刷牙惹的祸吗

【情境1】

林女士是商店的售货员，27岁，平时身体健康，喜欢户外运动。一个多月前，林女士晨起刷牙的时候出现牙龈出血，量不多，偶尔还有胸痛，但无发热、咳嗽、咳痰等不适。她的爱人说：是不是最近工作太辛苦了啊？到医院检查一下吧。于是林女士和爱人一起到当地医院就诊。查血常规：红细胞（RBC）3.61×10^{12}/L，血红蛋白（Hb）120 g/L，白细胞（WBC）2.6×10^9/L，血小板（PLT）117×10^9/L，中性粒细胞（N）1.8×10^9/L。医生告知血常规结果是正常的，考虑牙龈炎可能，定期复查就可以。

半个月后，林女士复诊，查血常规示：RBC 3.69×10^{12}/L，WBC 1.6×10^9/L，PLT 144×10^9/L，N 0.9×10^9/L，未见幼稚细胞。林女士仍有牙龈出血，量不多，用棉球压迫一下就止住了。

【情境2】

林女士照常去上班，一周前，出现发热，伴肌肉酸痛，双侧膝关节处大片瘀斑，压之有疼痛感。林女士想：我是不是感冒了？于是她到药店买了感冒药，服药后体温有好转，但是牙龈出血更明显了，而且双侧膝关节处出现大片瘀斑。林女士和爱人开始紧张了，于是到省级医院急诊就诊，查凝血功能，提示凝血功能低下，血常规提示三系下降，问题有些严重，医生建议林女士住院。

体格检查：体温（T）37.6℃，呼吸（R）20次/分，脉搏（P）92次/分，血压（BP）120/75 mmHg，皮肤、巩膜无黄染。颈软，气管居中，甲状腺无肿大。两肺呼吸音清，未闻及啰音。心率（HR）92次/分，心律齐，各瓣膜区未闻及杂音。腹软，无压痛，肝脾肋下未触及。双下肢无水肿，神经系统无异常。专科检查：皮肤颜色无苍白，双侧膝关节及小腿多发瘀点、瘀斑，全身浅表淋巴结未触及。口腔黏膜无出血、溃疡，牙龈出血，口角无疱疹。咽部无红肿，扁桃体无肿大。胸骨无压痛，四肢活动自如，各关节、肌肉无血肿，下肢无溃疡。指甲正常。

实验室检查：凝血功能：活化部分凝血活酶时间33.4 s，D-二聚体>20 mg/L，纤维蛋白原1.16 g/L，凝血酶原时间16.8 s（ⓔ 图7-7-1　凝血功能）。血常规：RBC 2.18×10^{12}/L，Hb 75 g/L，WBC 1.14×10^9/L，PLT 59×10^9/L，N 0.7，幼稚细胞0.15（ⓔ 图7-7-2　血常规）。

【情境3】

林女士住院后，予骨髓穿刺术，行骨髓常规、白血病免疫分型、PML-RARα融合基因等检查，结果如下：

骨髓常规：粒系极度增生，占84.5%，以异常早幼粒细胞为主（占82.5%）；过氧化物酶（POX）染色：阳性率100%，呈强阳性（ⓔ 图7-7-3　骨髓细胞形态学检查）。骨髓白血病免疫分型：原始 / 幼稚髓系细胞占有核细胞总数的 84.77%，免疫表型倾向于急性早幼粒细胞白血病（e 图 7-7-4　骨髓白血病免疫分型）。骨髓 PML-RARαL 融合基因：35.86%（e 图 7-7-5　骨髓 PML-RARα 基因检查）。骨髓染色体：46，XX，t（15，17）（q22，q21）[18] /46，XX [2]（e 图 7-7-6　骨髓染色体检查）。

　　林女士被诊断为急性早幼粒细胞白血病，合并弥散性血管内凝血（DIC）。予以维 A 酸、三氧化二砷双诱导治疗，输血浆、单采血小板纠正 DIC。3 天后林女士的牙龈出血好转，凝血功能逐渐改善（e 图 7-7-7　D- 二聚体动态变化，图 7-7-8　纤维蛋白原动态变化），体温恢复正常。

　　林女士和爱人紧张的情绪缓解了，脸上露出了久违的笑容。

【情境 4】

　　3 天后，林女士再次出现发热，体温高达 38.7℃，并且出现头痛，难以忍受。"怎么办？难道是脑出血了？"林女士十分伤心。"这是治疗过程的常见并发症，我们给你查一下原因，会给予有效的治疗措施，不要过于担心。"徐医生安慰她，并复查血常规，提示白细胞明显升高，头颅 CT、胸部 CT 检查未见明显异常。予加用去甲氧柔红霉素针（IDA）10 mg d1-3 化疗，头孢哌酮钠舒巴坦钠针抗感染治疗后，林女士的白细胞逐渐下降（e 图 7-7-9　白细胞动态变化），体温恢复正常，头痛也有所缓解，继续维 A 酸、三氧化二砷针双诱导分化治疗，林女士的症状逐渐缓解，血象恢复正常，高高兴兴地出院了。

第八章

免疫系统

案例一 疼痛的脚趾

【情境1】

59岁的郑先生是一位商人，反复发作关节肿痛20多年，乏力1个多月。关节肿痛以单个关节多见，最初多在晚餐饮酒后的当天夜里突然发作，出现第1跖趾关节剧烈疼痛，常伴有皮肤红肿压痛，不能下地行走。在当地诊所打针（青霉素加地塞米松）之后，关节疼痛明显缓解，几天之后完全恢复正常。早些时候每年发作1~3次，有时累及足背、踝关节或膝关节。每次经过上述同样的处理后，都能得到有效的控制，没引起他的重视。但是这几年来发作越来越频繁，每个月都发作好几次，每次发作的关节数也越来越多，并且四肢多个关节周围出现皮下结节，即使平时没有发作也有轻微疼痛感。

郑先生有高血压病史5~6年，不正规服用复方降压片等药物，平时血压仍然偏高，在（140~170）mmHg/（90~110）mmHg。胃病史10多年，因为不正规使用激素和止痛药，胃痛时常发作，服用奥美拉唑等药物缓解。近两三年来出现夜尿次数增多，每天晚上1~2次，每次尿量与平常差不多。

他平时有饮酒习惯，可饮白酒半瓶或葡萄酒一瓶。

这次来医院风湿免疫科就诊，是因为担心生大病，想全面检查一下身体。

【情境2】

体格检查：轻度贫血面容，较肥胖，身高170 cm，体重约78 kg，血压160/105 mmHg，心肺无特殊，腹部剑突下轻压痛，手指关节、腕关节、肘关节、膝关节、踝关节、跖趾关节等多处可见皮下结节，最大约拳头大小，部分表面皮肤薄，可见皮下白色沉积物，轻压痛（**e** 图 8-1-1　皮下结节）。行走尚无明显范围受限（**e** 视频 8-1-1 步行视频）

实验室检查：血常规：血红蛋白（Hb）82 g/L，白细胞（WBC）10.5×10^9/L，血小板（PLT）108×10^9/L。尿常规：尿蛋白（+），红细胞（+++），血肌酐（Scr）292 μmol/L，尿蛋白定量0.75 g/24 h，24 h肌酐清除率（CCr）35 ml/min。血尿酸（UA）692 μmol/L。超声检查：两肾大小正常，皮髓交界不清，双肾实质回声增强，多个肾锥体内有强回声，花瓣状改变，双肾、肾盂多发颗粒状结石。

双手、膝关节、踝关节等平片示多处穿凿样骨破坏（图 8-1-2　关节 X 线片）

【情境 3】

入院后处理：氨氯地平 5 mg 每日 1 次口服，碳酸氢钠 1.5 g 每日 2 次口服，百令胶囊 4 粒每日 3 次口服，秋水仙碱片 0.5 mg 每日 2 次口服，甲泼尼龙片 4 mg 每日 3 次口服。

8 月 11 日行胃镜检查，结果提示食管炎，慢性非萎缩性胃炎伴糜烂，十二指肠球部溃疡（图 8-1-3　胃镜检查），给予埃索奥美拉唑（耐信）20 mg 每日 2 次口服，铝碳酸镁片（达喜）2 片每日 3 次口服，克拉霉素（克拉仙）500 mg 每日 2 次口服，阿莫西林胶囊（阿莫灵）1 g 每日 2 次口服。治疗 2 天后出现病情变化：双下肢乏力，四肢麻木，全身肌肉酸痛，全腹部胀痛明显，进食后腹部胀痛加重。8 月 15 日开始出现发热，体温 37.5℃；8 月 18 日体温高达 39.4℃，伴畏寒、寒战。

实验室检查：血液系统：① 8 月 15 日：WBC 1.62×10^9/L，PLT 88×10^9/L；② 8 月 18 日：WBC 0.16×10^9/L，PLT 13×10^9/L（图 8-1-4　白细胞、血小板变化曲线）。血生化检查：① 8 月 11 日：Scr 246 μmol/L，UA 604 μmol/L，肌酸激酶（CK）209 U/L，乳酸脱氢酶（LDH）306 U/L；② 8 月 14 日：UA 656 μmol/L，CK 900 U/L，LDH 563 U/L；③ 8 月 15 日：CK 1 355 U/L，LDH 770 U/L。

骨髓检查提示：骨髓增生减低，粒红系减少，粒系成熟障碍，血小板减少，吞噬细胞较易见，偶见吞噬血细胞（图 8-1-5　骨髓检查）。

胸腹部 CT 检查提示：两侧胸腔心包少量积液，腹水，小肠梗阻，两肾多发囊肿（图 8-1-6　腹部 CT）。

【情境 4】

到了 9 月，经过积极的对症处理，郑先生血液系统损害逐渐好转，肌酸激酶明显下降。但是由于肾功能不全（血清肌酐 526 μmol/L，尿酸 714 μmol/L，尿量减少，24 h 尿量 400～500 ml，全身较明显的水肿），开始无肝素血液透析（CRRT）治疗。

郑先生又出现多次大便鲜血，出血量较多。因为有 30 年的痔疮病史，经肛肠科会诊，诊断为"下消化道出血，直肠裂开出血"。急诊行"直肠破裂修补术加缝扎止血"。几天后，再次出现大便大出血，于是行"直肠破裂修补术"，术后虽短暂便血减少，但总体手术效果不理想，大便出血仍然没有得到有效控制。甚至出现神志朦胧、幻觉、妄想、焦虑等精神症状，立即给予输血、补液、注射用亚胺培南西司他丁钠（泰能）等治疗。

1 个月后的一天，郑先生病情急剧恶化，出现严重呼吸困难，端坐呼吸，口唇发绀，伴咳嗽，咳淡粉红色泡沫样痰。当天体温达 39℃ 左右，呼吸 38 次 / 分，心率 135 次 / 分，血压 185/115 mmHg，两肺底布满湿啰音，急诊肺部 CT 检查提示两肺散在感染伴两侧胸腔积液，两肺部分膨胀不全。

1 周后，郑先生突然发生剧烈的头痛、呕吐，随后出现神志不清，行急诊 CT 检查（图 8-1-7　CT 扫描）。经全力抢救无效死亡。

案例二　关节怎么了

【情境1】

李女士，65岁，家庭主妇，低保户，3年前在无明显诱因下出现双手末端指关节、近端指关节、掌指关节及腕关节严重红肿疼痛，伴双肘、双肩及双膝关节疼痛及活动受限，持续性钝痛，伴晨僵，持续时间超过1h。

1年前李女士去医院门诊看病，朱医生接诊，查"类风湿因子2 900 U/ml"，朱医生予"甲氨蝶呤片、叶酸片、羟氯喹、来氟米特片"等口服治疗，关节肿痛症状稍有改善。因家住偏远山区及经济原因，李女士未能坚持正规随访复诊，平时关节疼痛剧烈时，在当地诊所开止痛药服用。近3天来，李女士的双腕、双肘、双肩及双膝活动时出现疼痛，较前明显加剧，活动受限，伴发热，体温最高38℃，又去找朱医生复诊，拟"关节炎待查"收住院。

【情境2】

体格检查：体温（T）37.5℃，脉搏（P）80次/分，血压（BP）130/70 mmHg，呼吸（R）18次/分。心律齐，各瓣膜区未闻及杂音。两肺呼吸音清，未闻及干、湿啰音。腹软，无压痛，肝脾肋下未触及。无皮疹。双手近端指间关节、双腕关节及掌指关节肿胀（++）、压痛（++）（e 视频8-2-1　体格检查），双肘关节肿胀（++）、压痛（++），双膝关节肿胀（+）、压痛（+），双肩活动明显受限，双膝关节有骨擦感。

实验室检查：血常规：红细胞（RBC）3.55×10^{12}/L，血小板（PLT）410×10^9/L，白细胞（WBC）7.80×10^9/L；免疫学：红细胞沉降率（ESR）090 mm/h，C反应蛋白（CRP）39.40 mg/L，抗环瓜氨酸肽 > 500 U/ml，C4 0.33 g/L，C3 1.59 g/L，类风湿因子2 660 U/ml（e 图8-2-1　类风湿因子），免疫球蛋白G 19.50 g/L，抗Sm及抗ds-DNA阴性，抗SSB阴性，抗SSA阴性，抗核抗体阴性，病毒性肝炎全套阴性。血生化：白蛋白35.2 g/L，血清钾4.00 mmol/L，尿酸383 μmol/L，总胆固醇5.02 mmol/L，LDL-胆固醇3.81 mmol/L，HDL-胆固醇1.26 mmol/L，总蛋白75.0 g/L，甘油三酯1.10 mmol/L，葡萄糖5.5 mmol/L，铁蛋白700.6 μg/L。

特殊检查：胸部CT示：两肺胸膜下少许炎症性改变，纵隔内见多个淋巴结，冠状动脉钙化，两侧胸膜轻度改变（e 图8-2-2　胸部CT）。X线检查：两手类风湿关节炎改变（轻度）（e 图8-2-3　双手X线片），两膝关节轻度骨质增生。肺功能：通气功能和弥散功能未见明显异常。

住院期间治疗方案：甲氨蝶呤片10 mg每周1次，来氟米特片10 mg每日1次，羟氯喹片200 mg每日1次，塞来昔布胶囊200 mg每日1次。考虑到如果类风湿关节炎急性期炎症控制欠佳，会引起关节的进一步破坏和畸形，因此建议使用生物制剂治疗。主管医生陈医生跟患者家属充分交代了病情，李女士看到隔壁床的王女士是类风湿关节炎晚期病变（e 图8-2-4　关节晚期畸形改变），心里有些害怕，她不希望自己的关节再进一步进展下去，但是又苦于经济条件不佳，无法承受生物制剂治疗所需的费用。

【情境 3】

得知李女士是低保户，朱医生和陈医生帮她申请了慈善免费赠药，因此没有了经济方面的顾虑，李女士欣然接受目前的治疗方案。

住院期间，查 PPD 试验：3 mm×3 mm，T-spot < 16，肿瘤系列无异常，甲状腺、乳腺及妇科 B 超均无异常，给予注射用英夫利西单抗（类克针）：每次 200 mg。治疗后李女士病情趋于稳定。

出院后，规律服用"甲氨蝶呤片、来氟米特片"等药物，其间类克针总共治疗 4 次，关节症状控制尚可。然而好景不长，半年后李女士出现活动后呼吸稍费力，复查转氨酶升高。为进一步详细检查及评估病情，门诊拟"类风湿关节炎，肝功能异常，胸闷待查"收入住院。

实验室检查：血生化：碱性磷酸酶 230 U/L，谷丙转氨酶 68 U/L，谷草转氨酶 72 U/L，γ- 谷氨酰基转移酶 302 U/L；免疫学：C 反应蛋白 13.50 mg/L，红细胞沉降率 70 mm/h，类风湿因子 1 150 U/ml，抗核抗体 1∶100 阳性；肝抗原谱：全套抗体阴性。

特殊检查：肺功能：无通气功能障碍，小气道功能正常，最大每分通气量基本正常，残气量、肺总量轻度下降，残总比正常，弥散量重度下降。胸部 CT：两肺多发炎性病变（间质性）；左肺上叶结节，炎性可能大。腹部 CT：肝改变，请结合临床；左肾上腺囊肿；两下肺少许炎症伴两侧胸膜轻度增厚（**e 图 8-2-5 胸部 CT**）。X 线检查：两手指部分指间关节面边缘可疑小骨破坏影：类风湿关节炎？（**e 图 8-2-6 双手 X 线片**）。进一步诊断为："类风湿关节炎，间质性肺病，药物性肝炎"。治疗方案：甲泼尼龙针（甲强龙）40 mg 静脉滴注每日 1 次，3 天后改泼尼松片 6 片每日晨起 1 次；环磷酰胺针（CTX）0.6 g 静脉滴注每 2 周 1 次，羟氯喹片 100 mg 每日 3 次，洛索洛芬片 60 mg 每日 2 次餐后，骨化三醇胶囊 0.25 μg 每日 1 次，碳酸钙 D_3 片 600 mg 每日 1 次，阿司匹林肠溶片 100 mg 每日 1 次，乙酰半胱氨酸片 600 mg 泡服每日 3 次，熊去氧胆酸胶囊 250 mg 每日 2 次，病情稳定后出院。

【情境 4】

3 个月后，李女士因发热 3 天，达 40.0℃，伴畏寒、寒战，咳嗽，咳白色黏痰，再次入院治疗。

体格检查：两肺呼吸音粗，双下肺可闻及明显粗湿啰音，右上肺可闻及干啰音。

实验室检查：血常规：白细胞 13.8×10⁹/L，血小板 177×10⁹/L，红细胞 3.45×10¹²/L，中性粒细胞绝对值 5.9×10⁹/L；血生化：肌酐（酶法）117 μmol/L，乳酸脱氢酶 462 U/L，谷草转氨酶 76 U/L，γ- 谷氨酰基转移酶 363 U/L，血清氯 109 mmol/L，肌酸激酶 253 U/L，肌酸激酶同工酶 33 U/L，D- 二聚体 2.05 mg/L；病原学：降钙素原定量 100.000 ng/ml，CMV-pp65 抗原阴性，冷凝集试验阴性，结核菌涂片阴性，痰培养结果为白色念珠菌，涂片镜检检到真菌孢子及革兰氏阳性球菌；免疫学：红细胞沉降率 35 mm/h，C 反应蛋白 59.40 mg/L，抗环瓜氨酸肽 < 25 RU/ml，类风湿因子 < 20.0 U/ml；血气分析：血液酸碱度 7.402，二氧化碳分压 32.0 mmHg，氧分压 66.0 mmHg。

辅助检查：CT：两肺弥漫散在炎症改变，以两下肺为著（间质性改变为主）；冠状动脉钙化；纵隔多发淋巴结显示部分肿大，考虑非特异（ **e** 图 8-2-7　胸部 CT ）。

治疗方案：面罩吸氧；抗感染：注射用亚胺培南西司他丁钠（泰能）、盐酸莫西沙星片（拜复乐）、氟康唑，然后根据药敏试验改为注射用头孢哌酮钠舒巴坦钠（舒普深）、盐酸莫西沙星片（拜复乐）、伏立康唑，甲泼尼龙 40 mg 每日 2 次后缓慢减量，暂停免疫抑制剂。

治疗后 CT 复查（ **e** 图 8-2-8　胸部 CT ）。李女士终于挺过难关，平稳出院了。

案例三　心力交瘁

【情境1】

林女士，61岁，家庭主妇，患重症肌无力20年，平时服用溴吡斯的明片1片每日3次；甲状腺癌术后、甲状腺功能减退4年，长期服用左甲状腺素钠片（优甲乐），病情控制稳定。爱人伍先生是一名退休教师，平时细心照顾林女士的生活。孩子们都不在身边，二老相互扶持，岁月静好。

1年前林女士突然出现咳嗽、咳痰，同时伴有四肢肌肉酸痛无力，尤其是大腿特别明显，爬楼梯时逐渐出现呼吸费力，刚开始不以为意，想着可能是太疲劳了，休息一下就会好。3个月后林女士脸上及双手慢慢都出现了皮疹，而且开始发热，手脚越来越使不上劲儿，稍稍动一下就觉得气接不上来，伍先生发现了这一情况，感觉事情不妙，心想难道重症肌无力病情开始反复了？于是他急忙带着林女士到医院就诊。

【情境2】

风湿免疫科陈医生对林女士进行了详细的问诊，得知林女士近1个月皮疹伴活动后呼吸费力明显加重，乏力，肌痛，持续咳嗽，咳白痰。

体格检查：体温（T）39.0℃，脉搏（P）82次/分，呼吸（R）22次/分，血压（BP）130/82 mmHg。心律齐，双肺呼吸音清，闻及 Velcro 啰音。腹平软，无压痛，肝脾肋下未触及。眶周紫红色皮疹，颈前区及肩部红色皮疹，双肘皮疹（💿 图8-3-1　皮疹），双下肢近端肌力4级（💿 视频8-3-1　肌力测试），疲劳试验（－），眼睑未见下垂，无吞咽障碍。

实验室检查：血常规：白细胞（WBC）3.5×10^9/L，中性粒细胞0.72，淋巴细胞0.2，血红蛋白（Hb）136 g/L，血小板（PLT）170×10^9/L。抗核抗体（ANA）1∶320，Ro52阳性，C反应蛋白（CRP）147.4 mg/L，红细胞沉降率（ESR）70 mm/h，胆碱酯酶1 514 U/L，肌酸激酶（CK）3 368 U/L，肌酸激酶同工酶（CK-MB）58 U/L，乳酸脱氢酶（LDH）522 U/L。

胸部CT：两肺多发间质性改变，未见胸腺占位（💿 图8-3-2　胸部CT）。

陈医生意识到林女士的病情严重，建议她立即住院。入院后的心脏超声检查：中度肺动脉高压，肺动脉压（PAP）54 mmHg；肌电图：上下肢肌源性损害，重频试验阴性；肺功能：弥散量重度下降；肌炎抗体谱：MDA-5（+++）（💿 图8-3-3　肌炎抗体谱）。考虑到该类型属于快速进展型，病情重且预后不佳，陈医生专门找伍先生谈了病情，伍先生心事重重地返回病房，林女士看着老伴的样子，心中便略知一二，情绪跌入低谷。医护人员发现这一情况，及时完善了心理评估（PHQ-4）、汉密尔顿焦虑/抑郁量表，结果提示可能有焦虑，明显有抑郁，陈医生及时请精神科会诊。

【情境3】

林女士被确诊为皮肌炎，间质性肺炎。该类型的皮肌炎若不及时处理，后期治疗将非常棘手，甚至会危及生命。陈医生在取得家属的知情同意后开始给予激素联合免疫抑制剂的多靶点治疗。治疗方案：①激素：甲泼尼龙针 40 mg 静脉静注每日 2 次；②免疫抑制剂：环孢素胶囊 50 mg 每日 2 次联合环磷酰胺针 0.6 g 静脉滴注，立即；③静脉丙种球蛋白联合复方新诺明片预防感染。经治疗，林女士体温降至正常，皮疹较前消退，呼吸费力有所缓解，复查肺部 CT 较前好转（ⓔ 图 8-3-4　胸部 CT）。林女士一改之前的沮丧，出院后口服泼尼松片 50 mg 每日 1 次 + 环孢素 50 mg 每日 2 次，规律随访复查，7 个月内泼尼松片逐渐减量至 4 片每日 1 次维持后无法进一步减量，环磷酰胺针 0.6 g 每 2 周 1 次 × 6 次 + 0.6 g 每日晨起 1 次 ×4 次。

可是好景不长，林女士再次因"发热 20 余天"第二次住院，伴有畏寒、寒战，无咳嗽、咳痰，无呼吸费力，无胸闷气促，无四肢乏力。

体格检查：T 40.0℃，两肺呼吸音粗，可闻及散在湿啰音，心率（HR）82 次/分，心律齐，各瓣膜区未闻及杂音，无皮疹，四肢肌力 5 级，无眼睑肌无力，疲劳试验阴性。

实验室检查：血常规：淋巴细胞 0.5×10^9/L，CRP 43.80 mg/L，ESR 32 mm/h，CK 3 972 U/L；ANA 1：1 000，Ro52 阳性，ANCA 阴性。感染指标均无特殊（包括降钙素原、TORCH 系列、CMV/EBV 核酸、甲流、G、GM、肝炎系列、术前四项和血培养），胆碱酯酶 2 134 U/L，甲状腺功能无异常。

特殊检查：心电图：窦性心律（ⓔ 图 8-3-5　心电图）。心脏超声（ⓔ 图 8-3-6　心脏超声）。肺部 CT：两肺多发炎症伴间质性改变，心包少量积液（ⓔ 图 8-3-7　胸部 CT）。骨髓细胞形态学检查：骨髓增生减低至活跃，粒红比明显增加，全片未见明显异常细胞；骨髓培养：无特殊。

【情境4】

治疗方案：予以替考拉宁针 0.4 g 静脉滴注每日 1 次 + 亚胺培南西司他丁钠针 0.5 g 静脉滴注每 8 h 1 次，体温下降不明显。予甲泼尼龙针 40 mg 静脉滴注每日 1 次，体温仍不降，改成 40 mg 静脉滴注每日 2 次，体温稍微能降下来一点，到底是感染还是原发病活动？

患者入院 1 周后，病情骤变。心电图：窦性心律，高度房室传导阻滞（呈 3：1 下传），完全性右束支传导阻滞伴左前分支传导阻滞（ⓔ 图 8-3-8　心电图），病情危重，伍先生通知远在外地的儿子赶回来。冠心病监护病房（CCU）赵主任会诊后，经家属知情同意转入 CCU 治疗。考虑到患者感染未能完全排除，未予植入临时起搏器，暂予以观察。又过了 2 天，林女士心脏突发停搏 2 次，每次 8 ~ 10 s，阿斯综合征发作，急诊植入临时起搏器。不同于第一次住院的肺受累，这次心脏出了大问题。

实验室检查：白细胞波动在 8.87×10^9/L ~ 14.3×10^9/L，C 反应蛋白波动在 10 ~ 43 mg/L，感染指标复查全部阴性。胆碱酯酶 2 361 U/L，肌酶和肌钙蛋白均较前升高（ⓔ 表 8-3-1　肌酶和肌钙蛋白）。

特殊检查：复查胸部 X 线片：可见肺部渗出较前增多（ⓔ 图 8-3-9　胸部 X 线片）。心脏超声：高度房室传导阻滞（ⓔ 图 8-3-10　心脏超声）以及心肌酶学进行性升高合并肺渗出增加，谜底似乎在慢慢解开。

【情境5】

赵主任通过医务科组织了呼吸内科、心内科及神经内科等多学科会诊（MDT）。

住院半个月后，冠状动脉造影结果：冠状动脉右优势型，右冠状动脉、前降支、回旋支未见狭窄性病变，主动脉根部造影未见明显反流，进一步提示无瓣膜穿孔。同时完善心脏和肌肉 MRI。

排除感染性心内膜炎、急性冠脉综合征、病毒性心肌炎及重症肌无力的可能，考虑皮肌炎活动引起心肌受累。予以激素冲击疗法后，林女士体温恢复正常，肌酶和肌钙蛋白水平下降（ⓔ 表8-3-2 激素冲击疗法后肌酶和肌钙蛋白），心电图明显改变（ⓔ 图8-3-11 激素冲击疗法后心电图），复查胸部 X 线及 MRI（ⓔ 图8-3-12 激素冲击疗法前后胸部 X 线片，图8-3-13 激素冲击疗法前后肌肉 MRI，图8-3-14 激素冲击疗法前后心脏 MRI）等较前明显好转。

林女士经历了心力交瘁的生死搏斗，医护人员和家属都为其捏了一把汗，终于病情稳定可以出院了。

案例四　面具脸

【情境1】

家庭主妇张阿姨，54岁，平时买菜、煮饭、打扫卫生，家里整理得井井有条，不过家人可能习以为常，并没有意识到她的辛苦，很少帮忙做家务。张阿姨总是带着略带皱纹的笑脸日复一日劳作。1年前的冬天，卖菜的老伯发现张阿姨提袋子的手指肿胀，提醒她不要提这么重的菜，手指都压肿了。张阿姨没有在意，心想："手指肿胀倒还好，只是最近天气太冷了，我的手指头一节节都冻得煞白，一会儿又变乌青，肯定也是袋子太重压着了吧。没事没事，到家暖和下，就红了。今天还有很多活要干呢！"很快，冬天过去了，但是张阿姨的手指、手背、手臂、脸都肿了，感觉皮肤也紧紧地不舒服；洗菜、洗衣服时，手指头还经常变白变紫，等手指变红时还有些疼痛；更让张阿姨叫苦的是，手关节也痛，有时候端个碗都受不了。渐渐地，邻居见张阿姨总板着一张脸，没了笑容，也没了皱纹，鼻子有点尖尖的，嘴唇薄薄的，好像戴了副面具。张阿姨看着镜子里的自己，有些担忧，自己究竟是怎么了？

张阿姨每日劳作的生活继续着，直到出现反复咳嗽，连上2层楼都很费力时，家人才意识到张阿姨可能生病了，于是带张阿姨到医院就诊。

【情境2】

呼吸科李医生为张阿姨进行了诊疗，得知张阿姨近1年有皮肤肿胀、变硬、关节痛，于是将张阿姨转诊至风湿免疫科朱医生处。朱医生了解到张阿姨近2个月握拳困难，腕和肩肘关节活动受限，双手、前臂、面部皮肤发紧、变硬、变厚，张口受限，双手示指和右手中指远端变短，活动后呼吸费力，伴咳嗽，干咳为主，伴反酸、嗳气等症状。

体格检查：体温（T）37.2℃，脉搏（P）108次/分，呼吸（R）20次/分，血压（BP）110/64 mmHg。双手、手背皮肤变硬、变黑，近端指间关节压痛、肿胀，右侧第5指远端指间关节挛缩致屈曲畸形，双手示指远端指节吸收变短，指垫变薄；手指末端变白、变紫，双手指末端皮温偏低（**e** 图8-4-1　手指挛缩屈曲，图8-4-2　手指垫）。双前臂、面部皮肤光滑紧绷，蜡样光泽，呈面具脸，鼻翼变薄，口唇变薄，口周放射纹，张口仅容3指（**e** 图8-4-3　面具脸，图8-4-4　张口）。心率108次/分，律齐，$P_2 > A_2$，三尖瓣听诊区可闻及2/6级收缩期吹风样杂音。两肺吸气末期可闻及爆裂音。腹平软，全腹无压痛，肝脾肋下未触及，移动浊音（–），肠鸣音正常。双下肢无水肿。神经系统查体（–）（**e** 视频8-4-1　皮肤变硬检查1、视频8-4-2　皮肤变硬检查2）。

实验室检查：抗核抗体1：320（+），细斑点型，抗Scl-70抗体（+），抗RNA聚合酶Ⅲ抗体（+）。心脏超声提示：肺动脉高压（肺动脉收缩压58 mmHg），三尖瓣中度反流。上消化道造影提示：胃角下缘达髂嵴水平以下，仰卧位见部分对比剂反流，提示胃下垂和胃食管反流（**e** 图8-4-5　上消化道造影）。肺薄层CT：两下肺网格、条索影，支气管扩张，提示两肺间质性病变（**e** 图8-4-6　肺薄层CT）。

朱医生建议张阿姨进一步住院检查和治疗。

【情境3】

入院后，根据张阿姨的病情，予以甲泼尼龙针 40 mg/d，同时奥美拉唑针抑酸及护胃补钙治疗，环孢素胶囊 100 mg/d，安立生坦片 5 mg/d 降肺动脉高压。治疗2周后，张阿姨突然出现头痛、恶心，血压升高，最高达 180/110 mmHg。予以卡托普利片 12.5 mg，每 8 h 1 次；硝苯地平缓释片 30 mg，每 12 h 1 次。监测尿量每日少于 400 ml。血肌酐由 124 μmol/L 升高至 440 μmol/L。张阿姨的老伴在旁陪护，越来越担心，开始对医生、护士产生不信任感，每次交代他少给患者喝水，他却担心患者营养摄入不足，每日总是给张阿姨喂食很多。张阿姨出现休息时呼吸费力加重，夜间平卧呼吸困难，下肢水肿。

体格检查：T 36.7℃，R 24 次 / 分，HR 120 次 / 分，BP 158/95 mmHg，贫血貌，结膜苍白，巩膜无黄染，颈部静脉无怒张，手指、手背、前臂、面部皮肤略变软，关节无压痛、无肿胀，心律齐，P2 不亢进，三尖瓣听诊区可闻及 2/6 级收缩期吹风样杂音，两肺可闻及水泡音，腹平软，剑突下无异常搏动，无压痛，肝脾肋下未触及，移动性浊音（−），肠鸣音正常，双下肢凹陷性水肿。

实验室检查：血常规：白细胞 4.2×10^9/L，血红蛋白 56 g/L，血小板 60×10^9/L，破碎红细胞 2.5%；肾功能：尿素氮 38 mmol/L，肌酐 440 μmol/L；肝功能：白蛋白 30 g/L，谷丙转氨酶 45 U/L，谷草转氨酶 24 U/L；尿常规：蛋白（+），隐血（+），尿量 100～200 ml/24 h。

血气分析：PaO_2 55 mmHg，$PaCO_2$ 18 mmHg，pH 7.47，HCO_3^- 13.2 mmol/L，SaO_2 86%。

复查 CT：两肺渗出，以中央为主，病灶内可见空气支气管征，支气管可见轻度扩张。复查超声心动图提示左室射血分数 55%。

【情境4】

朱医生和家属沟通，建议控制摄入量，仔细对家属解释病情，家属也开始配合医护人员的诊疗。朱医生为张阿姨制订了治疗方案，予以吸氧、利尿，卡托普利片 12.5 mg 每 8 h 1 次，逐渐加量至 37.5 mg 每 8 h 1 次，并进行血液透析、血浆置换，激素减量至 15 mg/d，停环孢素胶囊。张阿姨的血压控制在 (120～130)mmHg/ (75～80)mmHg，头痛、恶心缓解，呼吸不再费力，夜间也能平卧休息了。

复查化验：血常规：白细胞 4.6×10^9/L，血红蛋白 70 g/L，血小板 100×10^9/L，破碎红细胞 0.5%；肾功能：尿素氮 20 mmol/L，肌酐 440 μmol/L；尿常规：蛋白（−），隐血（−），尿量 1 800 ml/24 h。

血气分析：氧饱和度 98%。

经历多次病情反复、艰难治疗，张阿姨终于重新获得新生，她不禁感叹：人生平凡，但是有家人互助互爱，好好活着即是幸福！

案例五　妙龄少女的难言之隐

【情境1】

一天，李医生接到一位母亲求助，她说自己25岁的女儿小朱总是情绪低落，成天把自己关在家里。小朱原本面容姣好，但是近年慢慢出现变化：最初只是眼干和口干，她并没有太在意。慢慢地，小朱还出现龋齿，双腿也长满了皮疹。由于容貌的改变，每次相亲小朱均遭到拒绝，一次次的打击令她心灰意冷。小朱也曾多次就诊于口腔科、皮肤科等多个科室，但病情反复，均未取得满意的疗效。

小朱的母亲无意间在当地医院的微信科普文章中获知，风湿性疾病也可以引起口干、眼干、皮疹等症状，于是抱着试一试的心态带女儿来该院风湿免疫科就诊。

风湿免疫科李医生耐心解答了小朱母亲的问题，建议小朱住院诊治。

【情境2】

李医生接诊了小朱，此时小朱还是表现得郁郁寡欢，情绪低落，即使是夏天，也把自己包裹得严严实实。

体格检查：生命体征正常，双下肢可见暗红色紫癜样皮疹（e 图 8-5-1　下肢皮肤紫癜），口唇及舌干燥皲裂（e 图 8-5-2　口唇及舌部皲裂），肺部和心脏听诊无杂音，腹部未见明显异常。

实验室检查：血常规：血红蛋白140 g/L，白细胞 4.5×10^9/L，血小板 160×10^9/L；尿常规：尿蛋白（－），尿红细胞（＋），尿白细胞（－）；血生化：总蛋白63.1 g/L，白蛋白40.3 g/L，肌酐78 μmol/L；抗核抗体谱异常（e 图 8-5-3　抗核抗体谱）；免疫球蛋白G明显升高。

入院后，为了进一步明确诊断，小朱也接受了唇腺活检（e 视频 8-5-1　唇腺活检术）、眼科眼干燥症（KCS）等检查。

【情境3】

李医生告诉小朱，根据现有的检查结果，确定小朱是干燥综合征，一定要及早治疗，否则可能会因为外分泌腺的破坏导致严重的眼干燥症，甚至可出现牙齿脱落（e 图 8-5-4　猖獗齿），还可能导致多种组织器官受累，引起神经系统病变（e 图 8-5-5　干燥综合征神经系统受累，视频 8-5-2　干燥综合征神经系统受累），严重影响生活质量。小朱听后相当害怕，说："还好来正规医院就诊，我一定配合积极治疗。"

李医生为小朱制订了治疗方案，给予甲泼尼龙片（美卓乐）24 mg 每日 1 次抗炎，霉酚酸酯、硫酸羟氯喹片调节免疫，以及保胃补钙药物。考虑到小朱口干、眼干症状明显，同时给予人工泪液及口腔含漱液等对症处理。此后，小朱按照此治疗方案规律用药，下肢皮疹逐渐消退，口干、眼干症状也得到了改善，出院后 1~2 个月来风湿免疫科门诊随访一次，病情渐趋稳定。

【情境4】

　　半年后，小朱又心事重重地来到李医生门诊，说自己最近相亲遇到了一个很优秀的小伙子，已经到了谈婚论嫁的地步，但是小朱想到自己得了干燥综合征，又在长期服用药物，担心自己的病会影响生育，更怕自己的病会遗传给下一代，所以一直不敢答应男方的求婚。了解到小朱的情况后，李医生再次评估了她的病情，建议她把霉酚酸酯停掉，只用小剂量的甲泼尼龙片（美卓乐）及硫酸羟氯喹控制病情，并鼓励小朱，每个人都有追求幸福的权利，像小朱这种情况，只要按时服药，规律随访，是完全可以结婚生育的。小朱听后，脸上露出开心的笑容。

案例六　压之不褪的皮疹

【情境 1】

唐女士，22 岁，未婚。她和往常一样结束了一天劳累的工作后，感觉自己全身乏力，仔细一看，发现面部和全身起了多处红色皮疹，但是不痛不痒。几天后，唐女士又发现双手腕、掌指和膝关节有轻微疼痛，但无明显肿胀，未引起重视。在出现皮疹 3 周后，唐女士发现上述症状均有所加重，并出现发热，体温在 37.5～39℃波动，而且早晨起来双眼睑水肿，午后双下肢水肿，并逐日加重，自觉尿量比以前减少，偶有干咳，但无畏寒、寒战等症状。这可吓坏了唐女士，连忙请假来医院风湿免疫科就诊。门诊化验血常规：血红蛋白（Hb）92 g/L，白细胞（WBC）2.8×10⁹/L；尿常规：尿蛋白（+++），尿红细胞（++++），并于当天入住风湿免疫科。

【情境 2】

入院后，孙医生为唐女士做了体格检查：血压 145/86 mmHg，颧部和鼻梁处可见红色皮疹，压之不褪色（ⓔ 图 8-6-1　面部皮疹）。双下肢中度凹陷性水肿（ⓔ 图 8-6-2　下肢水肿），颈部可触及数颗淋巴结，无压痛，两肺底（背部）可听到少许湿啰音，P2＞A2，心脏无杂音，腹部未见明显不适，双侧腕和掌指关节轻度压痛。

实验室检查：血常规：Hb 86 g/L，WBC 2.5×10⁹/L，血小板（PLT）103×10⁹/L；尿常规：尿蛋白（+++），尿红细胞（++++），尿白细胞（++），24 h 尿蛋白定量 6.75 g；血生化：总蛋白 63.1 g/L，白蛋白 20.3 g/L，肌酐 93 μmol/L，胆固醇 6.78 mmol/L，甘油三酯 3.4 mmol/L，LDL-胆固醇 4.5 mmol/L，血清铁 8.8 μmol/L，铁蛋白 588.3 μg/L；凝血系统：凝血酶原时间 12.8 s，活化部分凝血活酶时间 34.4 s，纤维蛋白原 4.86 g/L，D-二聚体 2.86 mg/L，第Ⅷ因子活性 439%，血管性血友病因子（vWF）289%；免疫学：IgG 23.0 g/L，IgA 4.8 g/L，IgM 2.1 g/L，补体 C3 0.23 g/L，补体 C4 0.11 g/L，类风湿因子 26.0 U/ml，抗核抗体（ANA）1∶1 000，抗 ds-DNA 1∶320，抗 Sm 阴性，抗 rib-P 阳性，抗 U1-RNP 阳性，抗心磷脂抗体（ACL-IgG）阳性，直接 Coombs 试验阳性，间接 Coombs 试验阴性。

超声检查：肝胆未见明显异常，脾轻度大，两肾大小正常，左肾大小约 117 mm×58 mm，右肾大小约 114 mm×54 mm，肾皮质回声偏强，皮髓质交界尚清；两侧颈部均见数颗淋巴结回声，左侧大的约 12 mm×5 mm，右侧大的约 16 mm×5 mm。

肺部 CT：两侧少量胸腔积液，以左侧明显，下肺少许片状渗出病灶。

心脏超声：轻度三尖瓣反流，据三尖瓣反流估测肺动脉收缩压（PASP）35 mmHg。

骨髓检查：有核细胞增生活跃至明显活跃，G/E 3.56∶1。粒系增生，占 70%；红系增生，占 19.5%；淋巴细胞比例减少；巨核细胞约 120 个，血小板较易见；未见异常细胞。细胞化学染色，铁染色：外铁（++），内铁阳性率为 11%。

肾活检病理检查：弥漫性球性系膜细胞重度增生，弥漫性球性系膜基质重度增多，部分肾小球节段性或球性毛细血管内细胞中重度增生伴毛细血管腔狭窄或闭塞，嗜银染色未见明显"钉突"，2个肾小球见小型细胞纤维性新月体形成；轻度肾小管间质病变，灶状间质单个核细胞浸润，灶状肾小管萎缩，部分肾小管内见蛋白管型（ⓔ **图8-6-3　肾活检病理结果**）。免疫荧光见肾小球2个，IgG（++），C3（+++），C4（+），C1q（++），IgA（-），IgM（-），Fb（-）。

【情境3】

根据现有检查结果和唐女士的情况，孙医生为唐女士制订了治疗方案：高蛋白低盐低脂饮食，甲泼尼龙针（美卓乐）40 mg控制炎症，环磷酰胺（CTX）0.6 g静脉滴注抑制免疫，瑞舒伐他汀钙片（可定片）降压，呋塞米（速尿）利尿，艾司奥美拉唑镁肠溶片（耐信）预防性护胃等治疗。

住院3周后，唐女士病情明显好转，出院时无发热，无水肿，脸部皮疹减少。出院后带药，服泼尼松片10片/日，嘱约2周后逐渐缓慢减量，之后需定期（1~3个月）门诊随访。

但出院后3个月左右，唐女士发现自己面部明显变胖变大，她认为这是激素的副作用，于是到当地私人中医诊所就诊。该诊所医生告诉唐女士：西药不能根治此病，并且有很多副作用，中药能根治该病并且没有副作用，嘱停服所有西药改为服中草药。刚开始唐女士将信将疑，并未全部停药，每天仍服美卓乐3片，约半年后西药全停，但每天服用中草药一剂。在此期间她自觉乏力明显的时候，会经常吃其他中药及高丽参滋补身体。

【情境4】

3个月前，唐女士开始出现疲倦乏力感加重，但未予以重视。2周前出现不明原因发热（体温在38~40℃波动），全身乏力明显，出现多处红色皮疹，食欲减退，双下肢及眼睑水肿，尿量明显减少，每天仅2~3次，稍有活动即出现呼吸困难和胸闷，伴咳嗽，咳少量白痰，痰中带有少量血丝，有时感觉轻微头痛。近2~3个月来，月经量也明显增多。唐女士觉得不妙，再次前往医院就诊，并以"系统性红斑狼疮"收住风湿免疫科。

体格检查：呼吸35次/分，脉搏124次/分，血压185/120 mmHg。双下肢、骶部及眼睑明显凹陷性水肿，面部和全身多处皮疹（ⓔ **视频8-6-1　体格检查**）。心率124次/分，两肺布满湿啰音。

实验室检查：血常规：Hb 78 g/L，WBC 1.2×10^9/L，PLT 5×10^9/L，外周血破碎红细胞4.5%；尿常规：尿蛋白（+++），尿红细胞（++++）；血生化检查：总蛋白55 g/L，白蛋白21.3 g/L，谷丙转氨酶32 U/L，谷草转氨酶27 U/L，肌酐263 μmol/L，尿酸721 μmol/L，总胆固醇7.8 mmol/L，甘油三酯3.11 mmol/L；肌酐清除率25 ml/min；血气分析：血液酸碱度7.31，二氧化碳分压41 mmHg，氧分压56 mmHg，剩余碱-6 mmol/L，碳酸氢根18 mmol/L，氧饱和度76%，肺动脉氧分压差132 mmHg；免疫学：IgG 36.0 g/L，IgA 5.6 g/L，IgM 3.1 g/L，补体C3 0.21 g/L，补体C4 0.08 g/L，类风湿因子45 U/ml，ANA 1∶3 200，抗ds-DNA 1∶1 000，抗Sm阳性，抗rib-P阳性，抗U1-RNP阳性，抗心磷脂抗体（ACL-IgG）阳性，直接Coombs试验阴性，间接Coombs试验阴性；凝血系统：凝血酶原时间15.8 s，活化部分凝血活酶时间49.4 s，纤维蛋白原2.62 g/L，D-二聚体12.6 mg/L，血管性血友病因子329%，狼疮抗凝物比值2.56；其他检查：B型尿钠肽（BNP）1 086 pg/ml，降钙素原（PCT）0.45 mg/L。

腹部超声：肝胆未见明显异常，脾大（18.2 cm×5.3 cm），两肾偏大，左肾 128 mm×61 mm，右肾 125 mm×59 mm，两肾皮质增厚，皮髓交界尚清。

胸部 CT（ℯ 图 8-6-4　肺部 CT）。

心脏超声：少量心包积液，中度三尖瓣反流，肺动脉收缩压（PASP）58 mmHg。

【情境5】

孙医生立即召集唐女士的家人，告知病情危重，马上需要血浆置换、血液透析、静脉丙种球蛋白输注、大剂量激素及吸氧、降压、利尿等处理。经过 1 个月的积极治疗和全体医护人员的精心照顾，唐女士总算死里逃生，捡回了一条命。但遗憾的是，肾功能恶化已经不可逆，必须依靠长期定期血液透析才能维持生命。这以后，唐女士再也不敢随意减停药物了。

案例七 公交司机的腰痛

【情境1】

吴先生，43岁，公交车司机，曾因工作敬业获本地区"最美公交车司机"称号。6年前感觉腰部隐隐作痛，以夜间休息和久坐后明显，活动半小时后可缓解。这几年症状逐渐加重，自己到药店或诊所购买止痛药服用后症状消失，但苦恼的是只要停用止痛药，症状就会复发，严重时可影响睡眠，甚至翻身困难。2个月前莫名其妙地出现双膝关节肿痛，当地拟"痛风"发作予抽液治疗后好转。1个月前，在没有扭伤的情况下突然出现左踝关节肿痛，走路困难。病程中无发热，无手关节肿痛，无血尿、尿频、尿急、腹泻等症状。1周前突然出现左侧眼睛充血、视物模糊，吴先生觉得非常奇怪，马上到眼视光医院就诊，医生诊断"葡萄膜炎"。门诊化验查红细胞沉降率30 mm/h，眼科医生予对症处理后对他说，一定要到风湿免疫科诊治，于是在风湿免疫科收住入院。其父和堂兄均有严重驼背。

【情境2】

孙医生接诊了吴先生。此时吴先生已经需要拄着拐杖一瘸一拐，各种活动都有困难。

体格检查：痛苦貌，生命体征正常，无皮疹，左眼发红充血，肺部和心脏听诊无杂音，腹部无特殊，腰椎无压痛。左踝关节肿胀发红，胸廓扩张度3 cm，指地距试验阳性，Schober试验和4字试验阳性。

实验室检查：血常规：血红蛋白（Hb）140 g/L，白细胞（WBC）4.5×10⁹/L，血小板（PLT）160×10⁹/L；尿常规：尿蛋白（−），尿红细胞（＋），尿白细胞（−）；血生化：总蛋白63.1 g/L，白蛋白40.3 g/L，肌酐78 μmol/L，胆固醇6.78 mmol/L，甘油三酯2.3 mmol/L，LDL−胆固醇3.5 mmol/L；免疫学：IgG 14.0 g/L，IgA 5.1 g/L，IgM 0.981 g/L，补体C3 1.28 g/L，补体C4 0.18 g/L，类风湿因子26.0 U/ml；ANA阴性；ENA阴性；HLA−B27阳性；红细胞沉降率45 mm/h；C反应蛋白35 mg/L；总维生素D 35.20 mmol/L。

X线检查：左踝关节诸骨及关节未见明显X线病征，胸椎、腰椎增生性改变（ⓔ 图8-7-1 胸腰椎X线片）。

骶髂关节CT：两侧骶髂关节炎改变，请结合临床，骨盆诸骨骨质疏松（ⓔ 图8-7-2 骶髂关节CT图像）。

骶髂关节MRI：两侧骶髂关节局部骨质面毛糙，髂骨及骶骨关节面下局部硬化及脂肪变（ⓔ 图8-7-3 骶髂关节MRI图像）。

超声检查：腹部脂肪肝倾向，慢性胆囊炎，胆囊结石，左肾囊肿；心脏超声：轻度三尖瓣反流。

【情境 3】

孙医生告诉吴先生，一定要及早诊断及早治疗，否则可能导致驼背和活动受限，严重影响生活质量，为了科普疾病知识，孙医生还给吴先生展示了典型晚期患者的视频（ **e** 视频 8-7-1　晚期患者）。吴先生看了以后相当害怕，说："还好来正规医院就诊，我一定积极配合治疗。"孙医生为吴先生制订了治疗方案，给予非甾体抗炎药（NSAID）洛索洛芬钠片（乐松）止痛，甲泼尼龙 40 mg 静脉滴注对症控制炎症，柳氮磺胺吡啶、甲氨蝶呤控制病情，以及保胃补钙药物。最重要的是，考虑到病情进展快、炎症水平高又有眼部并发症，经与吴先生商量，给他用上了一种新药物——生物制剂阿达木单抗注射液控制炎症。此后 1 周，吴先生关节肿痛逐渐消退，夜里睡眠也踏实了，再也没有因为腰痛而辗转反侧。

吴先生高高兴兴出院了，回到岗位上继续工作。出院后 1~2 个月来风湿免疫科门诊随访一次，病情渐趋稳定。

【情境 4】

1 年后，吴先生又哭丧着脸来到孙医生门诊，说自己半年没来随访了，要求重新住院治疗。因为社保能报销的额度门诊只有 1 万，吴先生自行停用了生物制剂阿达木单抗。由于公交车司机收入有限，而且为了家里三个年幼的孩子，他还辞职准备回老家另外找工作。没想到，最近两个月，又开始夜间腰痛，明显影响生活。这时他非常沮丧，不知如何是好。

再次入院评估后，孙医生建议他把进口的生物制剂改成国产类似药，每月可以节省不少费用。同时建议他回老家后办理低保，可以通过基金会申请一个疗程的免费生物制剂。还教给吴先生一套保健操，叮嘱每天锻炼 2 次。之后 2 年，吴先生每半年会回医院门诊随访一次，病情控制良好。作为家庭顶梁柱，吴先生的身体功能恢复太重要了。吴先生能在自己家乡好好生活和工作，也是这位曾经的"最美公交车司机"最大的愿望。

第九章 性－生殖－成长病学

案例一　准妈妈的高血压

【情境1】

38岁的王女士，6年前和丈夫从老家农村来到大城市创业，两人起早贪黑，辛苦劳作。5年前王女士曾怀孕过一次，考虑到当时经济条件差，生活还不稳定，就去做了人工流产手术。

近几年来，小两口的生活条件明显好转，准备生育，却一直怀不上。后来经多次检查，发现王女士的输卵管阻塞，于是这两年来，王女士一直奔波在医院做试管婴儿，历经2次胚胎移植失败后，第3次终于成功了！由于药物的影响，王女士的体重从50 kg猛增到70 kg，原来苗条的身材变得明显臃肿。为了能生育一个健康的宝宝，再大的苦她都能吃。

怀孕后，王女士就在医院建卡定期产检，经过无创DNA、系统B超等检查都显示宝宝正常。在丈夫细心地照顾下，日子一天天很快地过去，转眼间已怀孕7个月，夫妻俩每天憧憬着宝宝出生后的幸福生活。

几天前，丈夫发现王女士有点水肿，开始没有在意，后来觉得她肿得越来越明显，就赶紧带她去医院检查。

【情境2】

产科医生为王女士进行诊疗，得知王女士半个月前就自觉双侧脚踝部肿胀，近1周水肿逐渐加重，出现双下肢水肿，近几天偶有头痛、头晕的症状，无胸闷气促、视物模糊及恶心呕吐表现。

体格检查：体温37.1 ℃，脉搏80次/分，血压152/96 mmHg，呼吸20次/分，神志清，皮肤黏膜无黄染，两肺呼吸音清，心律齐，各瓣膜未闻及杂音，双下肢、腹壁凹陷性水肿（ⓔ 图9-1-1　腹壁水肿，图9-1-2　双下肢水肿，图9-1-3　上肢水肿，图9-1-4　下肢水肿）。

专科检查：腹隆小于孕月，髂前上棘间径24 cm，髂嵴间径26 cm，骶耻外径19 cm，坐骨结节间径9 cm，宫高30 cm，腹围100 cm，胎位LOA（左枕前），胎心147次/分，无宫缩，阴道未查。

血液检查：血常规：白细胞 11.98×10^9/L，中性粒细胞 0.755，红细胞 3.70×10^{12}/L，血红蛋白 112 g/L，血小板 213×10^9/L。尿常规：尿蛋白（+++）。凝血功能：凝血酶原时间 11.7 s，凝血酶原活动度 134%，国际标准化比值 0.86，纤维蛋白原 4.24 g/L，APTT比值 0.88，D-二聚体 1.58 mg/L。肝肾功能：总胆红素 5 μmol/L，直接胆红素 4 μmol/L，总蛋白 49.3 g/L，白蛋白 25.8 g/L，谷丙转氨酶 26 U/L，谷草转氨酶 25 U/L，总胆汁酸 2 μmol/L，乳酸脱氢酶 510 U/L，尿素氮 4.8 mmol/L，肌酐 58 μmol/L。B超：胎儿双顶径 76 mm，头围 281 mm，腹围 248 mm，股骨长 51 mm，羊水最大暗区 57 mm。

医生建议王女士立即住院治疗。

【情境 3】

入院后，医生给予拉贝洛尔和硝苯地平控释片降血压，地塞米松促胎肺成熟，低分子肝素抗凝等治疗。入院第 3 天，王女士血压升高至 162/103 mmHg。医生改抗高血压药为乌拉地尔 100 mg 微泵注射降压，并予硫酸镁解痉治疗。复查：血白蛋白降至 23.6 g/L，24 h 尿蛋白定量为 17.49 g/24 h。医生考虑到孕妇的安全，建议立即终止妊娠。王女士觉得目前才怀孕 30 周，宝宝还是太小，自己还能坚持，坚决要求继续妊娠。丈夫深知妻子的个性，为了这个孩子他们已经付出了太多，只好同意她的意见，每天形影不离地在医院里照顾她。

入院第 5 天上午，王女士血压骤升至 172/123 mmHg，明显感觉头痛、头晕，并出现恶心、呕吐的症状，小便呈茶色（ⓔ 图 9-1-5　茶色尿），胎心变异减少，出现自发减速（ⓔ 图 9-1-6　胎心电子监护图形）。血液检查：血小板减少至 64×10^9/L，胆红素升高（总胆红素 21 μmol/L，直接胆红素 10 μmol/L），转氨酶升高（谷丙转氨酶 101 U/L，谷草转氨酶 128 U/L），乳酸脱氢酶 709 U/L，尿素氮 7.0 mmol/L，肌酐 113 mmol/L。

【情境 4】

医生再次和王女士夫妻谈话，告诉他们如果再不终止妊娠，大人和小孩都很危险。丈夫心疼地说："为了我们的宝宝，你已经尽最大的努力了！你可不能出事啊！"王女士望着焦急万分的丈夫，终于点点头同意剖宫产终止妊娠。

医生马上开始紧张有序的术前准备，急诊送入手术室，麻醉成功后，消毒铺巾，切开皮肤，见皮下组织明显水肿，腹水约 400 ml（ⓔ 图 9-1-7　腹水 1、图 9-1-8　腹水 2），切开子宫迅速娩出一男婴，重 1 280 g，呼吸弱、四肢软，评分 6 分，立即断脐后交予新生儿科医生复苏抢救。几分钟后，宝宝发出了啼哭声，5 min 评分 10 分（ⓔ 图 9-1-9　新生儿 1、9-1-10　新生儿 2）。

在医生细心地治疗下，王女士水肿很快消退，血压慢慢恢复正常。宝宝在新生儿科医生的精心调理下茁壮成长。

2 个月后，王女士夫妻抱着一个 5 斤多的宝宝来医院复查，脸上洋溢着幸福的笑容。

案例二 姑娘的爱与痛

【情境 1】

22 岁的琳琳是一位银行职员，未婚，和男友恋爱两年余。一年前，琳琳意外怀孕，两人考虑年纪尚小，商量后决定行人工流产手术。术后琳琳因口服抗生素引起较明显的肠胃不适，故未规律服用抗生素预防感染。后继发"盆腔炎"，予静脉输注抗生素抗感染治疗后好转。

一天晚上，琳琳吃晚饭时突然出现腹痛，为右侧下腹隐痛，持续性，程度中等，尚可忍受。无畏寒、发热、腹胀、腹泻、尿频、尿急和肛门坠胀感等不适。休息后腹痛一直无缓解，于是琳琳到当地卫生院就诊。

【情境 2】

当地卫生院值班医生接诊后，询问琳琳末次月经时间。琳琳说是 5 天前，出血量已减少。于是根据症状及体格检查，值班医生考虑"下腹痛待查：急性肠胃炎？慢性盆腔炎急性发作？"予左氧氟沙星静脉输注后，上述症状略有好转。于是琳琳连续在当地卫生院予抗生素静脉输注治疗 3 天，其间腹痛症状仍有反复。

3 天后，琳琳输完液回家休息，解大便时突然出现剧烈腹痛，以右下腹为著，难以忍受，伴有心慌、出冷汗。琳琳吓得慌了神，因家人都在外地老家，于是哭着给男友打电话求救。男友听闻，立即赶到琳琳的住所，看到面色苍白的琳琳心疼不已，抱着琳琳冲下楼，慌忙坐上出租车，赶往市医院就诊。

【情境 3】

到了市医院，急诊科张医生接诊。体格检查：体温 37℃，呼吸 23 次 / 分，脉搏 145 次 / 分，心率 145 次 / 分，血压 134/76 mmHg，神志清，腹部明显按压痛，拒按。

立即完善相关检查。血常规：白细胞 10.94×10^9/L，中性粒细胞 0.828，红细胞 5.43×10^{12}/L，血红蛋白 109 g/L，血细胞比容 0.332，血小板 420×10^9/L。凝血功能：正常。血生化：葡萄糖 5.0 mmol/L，血清钾 mmol/L，C 反应蛋白 6 mg/L。经阴道子宫附件 B 超显示：子宫正常大小，前位，宫壁回声正常，宫腔内未见明显异常回声，内膜厚 8 mm（双层）；左侧卵巢大小及内部回声正常，子宫右侧见大小约 45 mm × 35 mm × 28 mm 的絮状混合回声，边界欠清，内部回声不均匀，未探及明显血流回声；盆腔内探及深约 32 mm 的液性暗区，暗区内见细点样回声。超声诊断：右侧附件区异常回声，请结合临床，盆腔积血？

张医生考虑是妇科相关疾病，于是请妇科陈医生会诊。陈医生询问末次月经和末前次月经，同时行妇科检查：外阴发育正常，阴道光滑畅通，内见少许暗红色血，宫颈光滑，穹隆无明显变化，宫颈举摆痛阳性，子宫前位，正常大小，有压痛，右附件区增厚感，压痛明显，左附件区未触及明显包块，有压痛。

这时血人绒毛膜促性腺激素（HCG）检测结果为 2 826 U/L。

陈医生结合临床及各项检查，首先考虑"异位妊娠？"，于是进一步行后穹隆穿刺术（ⓔ 图 9-2-1　后穹隆穿刺示意图），抽得 5 ml 暗红不凝血性液。

陈医生马上和琳琳及其男友谈话，决定立即行急诊手术治疗，并告知：若术中明确为"输卵管妊娠"，需行"右侧输卵管切除术"。琳琳此时又虚弱又害怕，一时没了主意。男友也很紧张，拨通了琳琳母亲的电话，告知琳琳目前的情况。男友与琳琳的父母商议后共同决定相信医生的判断，立即手术治疗。于是琳琳签下了手术同意书。

【情境 4】

术中腹腔镜探查示：盆腔、两侧结肠旁沟及肠间隙见大量血凝块和不凝血性液约 1 000 ml（ⓔ 图 9-2-2　腹腔镜探查），吸尽积血后，见子宫前位，正常大小，表面光滑，右侧输卵管壶腹部增粗，大小约 4.5 cm×3 cm×3 cm，表面呈紫蓝色，张力较大，未见明显破裂口，伞端可见血凝块附着，大小约 3 cm×2.5 cm×2.5 cm（ⓔ 图 9-2-3　腹腔镜探查 1）。探查上腹部，肝周见琴弦征（ⓔ 图 9-2-4　腹腔镜探查 2）。遂决定按术前谈话内容行右侧输卵管切除术（ⓔ 视频 9-2-1　输卵管切除术）。

手术后琳琳复苏送回病房，陈医生告知琳琳手术的情况，琳琳伤心地抹眼泪。男友看着虚弱的琳琳，内心很愧疚，决心要对琳琳负责。

案例三　一位准妈妈的历险记

【情境1】

小红和小刚在大学校园里相知、相恋，共同度过了4年美好的大学生活。毕业后，他们找到了理想的工作，并于2年后幸福地走进了婚姻殿堂。婚后，小刚对小红更是呵护备至，小红有痛经，在月经来潮的那几天，小刚总是提前给妻子准备好红糖姜茶和暖宫宝。然而，由于工作压力较大，小红的月经开始变得有些不规律，小刚主动分担了妻子的一部分工作，并且承担了全部家务劳动。这个月小红的月经又推迟了7天才来，但是经量较以往明显减少，并伴有下腹部酸胀感。8天过去了，小红还是有阴道少量流血，并出现下腹部隐隐作痛。又过了2天，小红吃完晚饭后突然感觉下腹部偏右侧出现一阵撕裂样疼痛，随之出现恶心、呕吐。小刚发现情况不对，赶紧驾车送小红去医院。

【情境2】

到了急诊大厅门口，小刚扶小红准备下车时，小红突然觉得一阵头晕，眼前发黑，差点跌倒，小刚紧握着小红的双手，感觉小红的双手潮湿发凉。这时，小红看起来有气无力，出现了全腹部持续性疼痛，以下腹部更为明显，并有腰背部疼痛和肛门坠胀感。医护人员立即将小红转送到急诊抢救室。

体格检查：体温（T）37.3℃，心率（T）101次/分，呼吸（R）22次/分，血压（BP）69/41 mmHg，神志淡漠，面色苍白，四肢湿冷，全腹压痛（+）、反跳痛（+），移动性浊音（+）。急诊科许医生立即给小红开通了静脉通道并吸氧。护士给小红加盖了棉被，并将小红的上半身和双下肢略抬高。留置导尿，尿量少，色深黄。

辅助检查：急诊尿妊娠试验（+）。

许医生立即联系妇产科医生会诊。

【情境3】

妇产科王医生了解病情及体格检查后，建议立即行术前准备，备血，同时完善相关辅助检查。

急诊床旁B超：子宫略增大，宫腔内见一孕囊，大小约2.7 cm×1.5 cm×2.5 cm，内可见卵黄囊，胚芽长径约0.3 cm，可见原始心搏，宫腔内另可见少许液性暗区，透声欠佳（ⓔ 图9-8-1　B超1）。双侧卵巢正常大小，回声无特殊，均包裹于絮状回声块中。左侧髂窝液体深约4.7 cm，右侧髂窝液体深约8.5 cm，肝肾隐窝液体深约5.7 cm，脾肾隐窝液体深约6.9 cm，内均见大块絮状回声，另见可疑异位妊娠病灶（ⓔ 图9-8-2　B超2）。

急诊血常规：白细胞（WBC）27×10⁹/L，中性粒细胞（N）0.871，淋巴细胞（L）0.083，血红蛋白（Hb）83 g/L，血小板（PLT）279×10⁹/L，C反应蛋白2 mg/L。

王医生给小红行腹腔穿刺检查，抽出5 ml不凝血。为慎重起见，王医生又邀请普外科医生会诊。经短暂讨论后，认为患者手术指征明确，由王医生执行进腹探查手术。此时小红神志淡漠，意识不十分清醒，由小刚签署了手术知情同意书。

【情境 4】

小红被紧急送到手术室，在全身麻醉下行腹腔镜进腹检查，同时开放两条静脉通道，给予快速输血及补液支持治疗。术中发现小红盆腹腔内大量积血及血凝块约 3 000 ml。清除部分积血及血凝块后，暴露子宫及双侧附件，发现子宫饱满，孕 50 天大小，右侧输卵管峡部有一长约 1 cm 的破裂口，见活跃性出血，未见明显绒毛组织，左侧输卵管及双侧卵巢外观正常。考虑右侧输卵管峡部妊娠破裂出血，征得小刚同意后，行右侧输卵管切除术，术毕在清除的血凝块中发现了部分绒毛组织。术中自体血回输约 1 000 ml，输红细胞 4 单位，新鲜冷冻血浆 800 ml，术后给予保胎治疗。

术后病理：输卵管妊娠伴出血。术后第 5 天，阴道流血停止，B 超检查提示宫内胚胎发育正常。经历了一场生死考验，小红康复出院。

案例四　HPV 感染之后

【情境 1】

小玲，务农。在 35 岁时参加了村委会召开的宫颈癌筛查的宣讲会，社区医院提供免费的宫颈癌筛查项目，于是小玲到医院进行妇科体检，并进行了人乳头瘤病毒（HPV）和液基薄层细胞学检查（TCT）采样。报告显示 HPV16、39、53、59 阳性，TCT 示无明确诊断意义的鳞状上皮细胞病变（ASCUS）（ℯ 图 9-4-1　HPV 报告单，图 9-4-2　液基细胞病理学）。

小玲携报告单前来咨询妇科章医生，她很困惑：自己只和自己老公同房，为何会感染 HPV 呢？章医生解释了 HPV 感染相关知识及其与宫颈癌的关系，引起小玲的重视。

1 个月后，复查结果示 HPV52 阳性，TCT 检查未见上皮内瘤样病变及恶性细胞（NILM）。小玲表示不解，为什么又换了另一种 HPV 阳性了呢？报告单和 1 个月前的怎么不一样呢？章医生解释 HPV 感染特点，并结合病史建议小玲行阴道镜检查。阴道镜下诊断"高级别鳞状上皮内病变（HSIL）? HPV 感染"（ℯ 图 9-4-3　阴道镜），活检病理报告示："宫颈高度鳞状上皮内病变（CIN Ⅱ/Ⅲ级），宫颈管见游离鳞状上皮呈高度鳞状上皮内病变（CIN Ⅱ/Ⅲ级）"（ℯ 图 9-4-4　活检病理）。

【情境 2】

章医生向小玲分析病情，并建议行宫颈环形电切术（LEEP）。因 LEEP 住院时间短，且费用相对较低，小玲同意手术。术后恢复良好，无明显不适后出院。

2 周后，小玲携病理报告单复诊。病理示"宫颈高度鳞状上皮内病变（CIN Ⅲ级）、累腺"（ℯ 图 9-4-5　LEEP 术后病理变化），患者无不适，伤口愈合良好，嘱术后禁止性生活 3 个月，经净后复查。

LEEP 术后 3 个月复查 HPV、TCT，结果示"HPV 转阴，TCT 为 NILM"（ℯ 图 9-4-6　复查 HPV 报告单，图 9-4-7　复查液基细胞病理学）。章医生建议进一步行阴道镜明确疾病转归，嘱小玲以后不能掉以轻心，仍要定期复查。

小玲一回家就忙于农活，忘了再进行阴道镜检查。起初几年，小玲偶尔会记得上医院复查，但过了几年后，因丈夫外出打工，家中儿女多，作为家里顶梁柱的她，每日勤勤恳恳打理家务，且自身并无不适症状，因而自认为手术后已经"痊愈"，并未将复查 HPV 和 TCT 放在心上，渐渐将此事淡忘了。

【情境 3】

一晃 10 余年过去了，儿女都有了自己的家庭，小玲慢慢地从忙碌的家务和农活中解脱出来，开始享受自己的生活。

5 年前，王小玲自然绝经，绝经后没有阴道流血、流液、腹痛等不适。然而半个月前性生活后少量出血，王小玲感到一丝担忧，在女儿陪同下到县医院就诊。

医生详细追问病史，小玲 14 岁初潮，经期 3 天，周期 30 天，经量中等，无痛经，47 岁已绝经，既往有 HPV 感染和宫颈环形电切术病史。门诊行 HPV、TCT 检查，结果示高危型 HPV 16 阳性，TCT 示 HSIL。宫颈活检病理结果提示："宫颈鳞状细胞癌Ⅰ级"，医生建议到上级医院进一步诊治。她感到十分不安，女儿安抚她先不要紧张，于是来当地医科大学附属医院就诊。

孙医生对小玲进行妇科体检，检查结果：外阴发育正常，阴道畅，穹隆无明显变化。子宫颈活检术后改变，子宫前位，萎缩，质中，表面光滑，无压痛，活动佳。双侧附件无压痛，未及明显肿块。宫旁组织阴性，宫骶韧带阴性。孙医生建议小玲将县医院的病理切片借至附属医院病理科会诊。会诊结果提示："宫颈非角化型鳞癌"。

考虑为宫颈恶性肿瘤，孙医生建议住院进行手术治疗，小玲因害怕不同意手术，更无法接受恶性肿瘤的事实。考虑到涉及隐私问题，孙医生让其余患者在门外等候，再次耐心解释病情，讲解病理结果和妇科检查情况，并再次咨询患者有无定期做 HPV、TCT 的筛查，有无接种 HPV 疫苗，有无合理避孕等问题。小玲表示：LEEP 术后前几年还记得做，后来就疏忽了，也没有接种疫苗，平常没有注重避孕措施。以前家里穷，自己身体又健康，医院都没去过几趟，平常阴道没有流脓性、恶臭白带等不适情况，现在无法接受突然要做大手术的事实。

孙医生给她解释 HPV 筛查的重要性、HPV 与宫颈恶性肿瘤的关系，并告知手术不仅可以切除病灶，而且能明确诊断以制订下一步治疗方案。于是在女儿的极力劝说下，小玲最终同意住院手术。

【情境 4】

入院后完善相关辅助检查：鳞状细胞癌抗原（SCCA）1.50 μg/L。肝肾功能：谷丙转氨酶 82 U/L，谷草转氨酶 59 U/L，肌酐 94 μmol/L，尿素氮 6.9 mmol/L，白蛋白 31.7 g/L。血常规：红细胞（RBC）3.74×10^{12}/L，血红蛋白（Hb）108 g/L，白细胞（WBC）10.14×10^9/L，血小板（PLT）301×10^9/L。

孙医生跟小玲及陪护的女儿进行术前谈话，讲解手术方式，小玲因过于紧张而显得憔悴消极。孙医生温柔地安慰她：不要紧张，这不是您一个人单枪匹马的战斗，还有您的家人、医生团队和您一起并肩作战，请给自己还有战友们一些信心！小玲听后慢慢打起了精神，同意行"宫颈癌根治术 + 双附件切除术"。

术中见：盆腔无明显粘连，子宫及双侧卵巢萎缩，输卵管外观正常，盆腔内未见明显游离液体，双侧宫旁组织增厚，右侧腹股沟与闭孔之间触及直径约 2.5 cm 的淋巴结，质硬，腹主动脉旁触及多颗增大的淋巴结，大的直径约 2 cm。术后给予预防感染、补液治疗，术后恢复可。

术后病理显示：宫颈浸润癌（3 cm×3 cm），考虑腺鳞癌，浸润宫颈壁 2/3（深度约 1.8 cm）。免疫组化；阴道壁切缘，左、右附件及左、右宫旁组织未见癌；送检左、右髂内淋巴结（3/3、2/4），左、右髂外淋巴结（2/2、3/4），左、右髂总淋巴结（1/1、1/3），右腹股沟深淋巴结（1/1），左、右闭孔淋巴结（5/8，1/2），腹主动脉旁淋巴结（3/3）见癌转移；左腹股沟淋巴结为纤维结缔组织，未见癌转移；老年性子宫内膜（🄔 图 9-4-8 宫颈癌根治术后病理变化）。

孙医生团队组织讨论后，制订了后续放化疗辅助治疗方案，嘱小玲 1 周后来医院进行第一次化疗。

【情境5】

小玲定期来医院进行放化疗，"紫杉醇注射液（泰素）240 mg + 注射用奥沙利铂（艾恒）200 mg"方案化疗4次，放疗23次。其间患者恶心、呕吐数次，头发也掉了许多，情绪低落。幸好有子女细心照顾，医生查房时也总是安慰鼓励小玲要坚持下去。

此后，小玲坚持定期随访，无异常发现。3年后，复查PET-CT，结果也未见明显异常，小玲和家人们都松了一口气。医生建议她继续定期来医院复查，持续监测，小玲表示一定遵照医嘱复查。

案例五 危险的胎盘早剥

【情境1】

40岁的小余，是公司职员。2006年顺产生下一男孩，2015年离异，孩子归小余抚养。2019年小余重组家庭，夫妻二人征得大儿子的同意后，决定再生育一胎。无奈大半年过去了，小余还是没有成功怀孕。后来，小余通过试管婴儿技术成功怀孕，她在当地医院定期产检。孕早期经历了出血保胎，孕中期进行了羊水穿刺检查，一步步的产检项目均顺利过关，夫妻二人满心欢喜地等待着小宝贝的降生。

孕32周时，小余在小便后擦拭发现白带中有暗红色血丝，无明显下腹痛，小余赶紧躺下不动，症状未再出现。半个月后的一天傍晚，小余和儿子吃完晚饭正收拾着碗筷，不小心脚下一滑，差点摔倒。几分钟后，小余觉得下腹坠痛，程度一般，可耐受，同时出现阴道流血，似月经量，色鲜红，小余当时就吓得哭了起来。

【情境2】

小余在公公、婆婆的陪同下来到医院。接诊医生立即进行检查，抽血化验并同时开放静脉通道。

体格检查：宫高32 cm，腹围101 cm，LOA位，可及宫缩，胎心145次/分。胎心电子监护：规则宫缩，间隔2 min，强度中等，胎心好（ⓔ 图9-5-1～图9-5-5 胎心电子监护图形）。阴道检查：阴道内较多凝血块，宫口未开，宫颈管未消退，胎膜未破。急诊床头B超：宫内单活胎，胎盘左侧壁与子宫壁之间有范围约66 mm×27 mm×54 mm的液性暗区，暗区内充满絮状回声，提示胎盘后方血肿（ⓔ 图9-5-6 B超影像）。

小余感觉腹痛越来越频繁，阴道不断有鲜血流出，心里害怕极了。

【情境3】

考虑病情不稳定，又无法短时间阴道分娩，医生决定立即行剖宫产。紧急交代病情并征得小余的同意后，值班医生电话联系小余丈夫交代病情，立即边往手术室送小余边交代手术风险并签字，紧张的气氛弥漫在整个手术间。

术前的化验检查尚未回报，时间就是生命，立即手术。消毒铺巾，全身麻醉插管成功后迅速剖腹，术中见子宫增大如孕8个半月，外观无特殊。切开子宫下段，人工破膜后见血性羊水约500 ml，迅速娩出一男婴，呼吸、肌张力都不好，立即断脐后交与新生儿科医生复苏。终于宝贝发出了期待中的第一声啼哭，由弱变强，复苏成功。新生儿Apgar评分1 min 6分，5 min 10分。

【情境4】

男婴娩出后，胎盘随即娩出，同时较多暗红色凝血块随之涌出（ⓔ 图9-5-7 术中胎盘情况），胎盘下缘可见8 cm×5 cm暗红色凝血块压迹，胎盘胎膜娩出后，于子宫下段掏出红色凝血块共约 200 ml（ⓔ 图 9-5-8　胎盘大体）。摸着瘫软且局部泛紫的子宫，只有产科医生知道，抢救还没有结束！

持续按摩子宫和催产素 10 U 宫体注射，子宫收缩无好转，出血开始增多，立即行子宫 B-lynch 捆绑，终于子宫被"唤醒"，出血止住了。至此所有人松了一口气，每个人的脸上都有了笑意。小余的丈夫见到推出手术室的小余，夫妻双双都落泪了，只有他们自己才能体会到这泪中的艰辛。

手术过程中实验室检查报告：血常规：白细胞 14.8×10^9/L，血红蛋白 92 g/L，血小板 321×10^9/L；凝血功能：纤维蛋白原 4.8 g/L，D- 二聚体 4.31 mg/L，PT 12.5 s，APTT 31.9 s；C 反应蛋白：6.4 mg/L；肝功能：谷丙转氨酶 < 5 U/L，谷草转氨酶 < 12 U/L；肾功能：尿素氮 2.6 mmol/L，肌酐 53 μmol/L。

案例六 "烧心"的发热

【情境1】

一天下午，妈妈发现3岁的诚诚从幼儿园回家后不爱动，脸色红彤彤的，测耳温38.5℃，偶有轻微咳嗽，没有呕吐、腹痛、腹泻的情况，也没有小便臭味、尿痛的情况。妈妈以为是感冒了，让诚诚多喝水，并给他洗了温水澡和服用美林退热。第2天，妈妈开始给诚诚服用阿莫西林克拉维酸钾混悬液。抗生素已经使用3天，诚诚的发热依旧没有好转，体温反而越来越高。

今天，诚诚的最高体温达到39.5℃，退热药用了5~6小时后又重新开始发热。妈妈还发现诚诚身上出现了很多红色皮疹［**e** 图9-6-1 患儿表现（多形性红疹）］，眼睛也发红了，嘴唇很红、有皲裂，于是妈妈赶紧把他送到医院的发热门诊。

医生详细询问病史和进行新型冠状病毒感染的流行病学调查，做了详细的体格检查，并进行了新冠病毒抗体、核酸和其他发热相关的检查。

体格检查：体温（T）39.1℃，神志清楚，精神欠佳。眼球结膜充血，无脓性分泌物。咽充血，唇红皲裂，杨梅舌［**e** 图9-6-2 患儿表现（杨梅舌）］，扁桃体Ⅱ度肿大，未见分泌物和脓点。颈软，左侧颈部可扪及数枚淋巴结［**e** 图9-6-2 患儿表现（颈部淋巴结肿大）］，大小约1.5 cm×1.2 cm，皮温正常，无红肿，质软，表面光滑，活动度可，无融合。躯干部可见较多多形性红斑，压之褪色。心率125次/分，律齐，心音有力，未闻及杂音。呼吸25次/分，两肺呼吸音清，未闻及啰音。肝脾未扪及肿大。肠鸣音正常。四肢关节活动自如、对称，卡痕处红肿，病理反射均为阴性。手足可触及硬肿，未见脱皮［**e** 图9-6-2 患儿表现（手足硬肿）］。

辅助检查：COVID-19核酸、抗体均阴性。血常规：白细胞计数（WBC）$17.5×10^9$/L，中性粒细胞百分比（N%）80.1%，红细胞计数（RBC）$4.32×10^{12}$/L，血红蛋白（Hb）115 g/L，血小板计数（PLT）$270×10^9$/L，C反应蛋白（CRP）45 mg/L。大小便常规：正常。

【情境2】

排除新冠病毒感染后，诚诚被转入普通儿科门诊，朱医生建议抗生素静脉输注3天。3天后，诚诚仍有反复发热，体温波动于39.0~40.0℃。此时诚诚的皮疹逐渐消退，眼睛不红了，但是嘴唇仍很红，有皲裂，精神状态和胃口比之前更差了。一家人焦急万分，带诚诚再次找朱医生看病。

朱医生仔细询问诚诚的病情，并给他做了详细的体格检查。

体格检查：T 39.5℃，神志清楚，精神欠佳。眼结膜无充血，咽充血，唇红皲裂，杨梅舌，扁桃体Ⅱ度肿大，未见分泌物和脓点。颈软，颈部、颌下可扪及数十枚淋巴结，大小约2.0 cm×1.5 cm，有触痛，皮温正常，无红肿，质软，表面光滑，活动度可，无融合。皮肤未见皮疹。心率127次/分，律齐，心音有力，未闻及杂音。呼吸27次/分，两肺呼吸音清，未闻及啰音。腹软，肋下肝脾未触及。手足可触及硬肿明显，未见脱皮。神经系统未见明显异常。

辅助检查：胸部 X 线片：心、肺未见明显异常。血常规：WBC 21.4×10^9/L，N% 65.1%，RBC 4.02×10^{12}/L，Hb 110 g/L，PLT 410×10^9/L，CRP 95 mg/L。

看到化验结果后，妈妈情绪激动，当场质问道：抗生素治疗已经 3 天，为什么诚诚没有好转，反而加重了？朱医生耐心解释，妈妈的情绪慢慢缓解了。

因诚诚发热原因不明，抗感染效果欠佳，朱医生建议住院治疗。

【情境 3】

诚诚因"发热 7 天"住院后，进行了相关检查。红细胞沉降率（ESR）明显增高，为 96 mm/h。肌钙蛋白、肌酸激酶同工酶均在正常范围。心脏彩超结果显示：主动脉瓣环 1.29 cm，左冠状动脉内径 3.5 mm，左前降支 2.2 mm，回旋支 2.0 mm，右冠状动脉内膜稍毛糙，开口 2.5 mm，开口后即增宽，范围累及右侧房室沟，最宽处内径 3.8 mm（右冠状动脉内径/主动脉瓣环 =0.295）。心电图未见明显异常。

医生给诚诚进行了静脉输注丙种球蛋白和口服阿司匹林治疗，输入 12 瓶丙种球蛋白后 12 h，诚诚的体温正常了，人也精神了很多。第 4 天，医生查房时发现，诚诚的手指、脚趾出现了膜状脱皮（**e** **图 9-6-3** 手指膜状脱皮，**图 9-6-4** 脚趾膜状脱皮）。复查血常规提示：WBC 7.6×10^9/L，N% 50.5%，RBC 4.4×10^{12}/L，Hb 117 g/L，PLT 780×10^9/L，CRP 36.4 g/L，ESR 18 mm/h。

【情境 4】

住院开始时妈妈每日愁眉苦脸，原因是诚诚并发了冠状动脉扩张（**e** **图 9-6-5** 冠状动脉造影），发热竟然"烧坏了心脏"。现在看着诚诚精神活泼，胃口好转，没有明显阳性体征，妈妈就不那么担心了。

住院 7 天后，心脏 B 超显示：主动脉瓣环 1.28 cm，左冠状动脉增宽，内径 3.4 mm；左前降支 2.9 mm，其两分支增宽，一支近端内径 2.6 mm，远端呈瘤样扩张，长度范围约 7 mm，最宽处内径 3.6 mm，另一支最宽处内径 2.5 mm；回旋支内径 2.4 mm，右冠状动脉开口 3.3 mm，距开口处约 9.8 mm 处可见瘤样扩张，长度约 12.3 mm，最宽处内径 9.5 mm；远端近右后房室沟处可见两处瘤样扩张：一处长度约 12 mm，最宽处内径 10.3 mm，另一处长度约 8.9 mm，最宽处内径 6.8 mm；左、右冠状动脉内膜面粗糙，左心收缩功能正常范围。看到心脏超声的结果后，妈妈感觉自己的心脏都快要蹦出来了。主任医生认为诚诚并发了冠状动脉瘤，建议增加低分子肝素抗凝治疗。

诚诚每周复查心脏超声，提示冠状动脉瘤样改变无进行性增大，心电图未见明显异常，肌钙蛋白正常范围。住院 3 周后，复查血常规：WBC 4.8×10^9/L，N% 40.1%，RBC 4.5×10^{12}/L，Hb 122 g/L，PLT 350×10^9/L，CRP 6.4 g/L，ESR 8 mm/h。诚诚一般情况良好，医生建议出院，给他开了阿司匹林、双嘧达莫、华法林等药物，并建议每 2 周儿科门诊随访。

案例七 宝宝呕吐的"元凶"

【情境 1】

陈先生是普通的公司职员，有一个可爱的女儿。女儿 5 岁的时候，陈太太又怀孕了，一家人都很高兴。

一天大早，陈太太开始阵痛，没多久，顺利地产下一男宝，七斤三两，宝宝吃得好，睡得香。可是，出生后第 13 天，宝宝一上午吐了 3 次，每次吐出量挺多，伴哭闹。家里人不放心，下午送宝宝到医院看医生。门诊杜医生看过宝宝后，让做腹部 B 超检查。B超提示"肠管积气"。杜医生告诉家长：可能是吐奶、肠胀气，给开了"益生菌、西甲硅油"，回家观察。

【情境 2】

陈先生和陈太太都松了一口气，可是喂了药后，宝宝还是吐奶，哭闹更凶了，很烦躁，好不容易哄睡了也没睡多久，奶也吃少了，每次吃几口就不吃。

夫妻俩又带宝宝去医院找急诊医生看。黄医生为宝宝进行诊疗：宝宝出生后 10 余天，出现呕吐奶汁，不含胆汁及血性液，伴哭吵不安、吃奶减少，无发热，无惊厥，反应可，无腹胀，大小便有解。于是给予血常规、胸腹 X 线检查（ **e** 图 9-3-1 血常规，图 9-3-2 胸腹 X 线片）。黄医生建议去新生儿科住院治疗。

【情境 3】

新生儿科姜医生对宝宝进行全面体格检查：神志清，反应尚可，易激惹，皮肤、巩膜中度黄染，头颅未及肿块，前囟饱满、较紧张，双瞳孔等大，对光反射存在，呼吸平稳，心肺正常，腹软，脐部可见渗血，肝脾未触及肿大，肠鸣音正常，右下肢肌张力偏低，余肢体活动可，原始反射可引出。马上为宝宝安排了头颅 B 超、血气分析（ **e** 图 9-3-3 血气分析）等相关检查。头颅 B 超提示：脑结构清楚，中线明显右移；左侧颞叶可见一类圆形占位，大小 3.6 cm × 4.4 cm，边界回声强。首先考虑左侧颞叶出血。

至此，姜医生明确了小宝宝呕吐和哭闹不安的原因，一方面给予针对性治疗，另一方面追问家属相关病史，并进一步完善引起颅内出血的相关检查。

当天，急诊化验结果出来（ **e** 图 9-3-4 急诊生化，图 9-3-5 急诊凝血功能）。

【情境 4】

入院后 5 h，宝宝出现阵发性哭闹不安，似有尖叫。体格检查：反应差，前囟隆，瞳孔对光反射迟钝，双下肢肌张力低，四肢自主活动少。医生马上为宝宝安排了头颅 CT 检查。看到 CT 结果后（ **e** 图 9-3-6 头颅 CT），最担心的事情还是发生了，立即联系神经外科紧急会诊。

会诊发现：宝宝出现了脑疝，但医生和家属都没有放弃，紧急全身麻醉下行开颅血肿清除术。术中见血肿位于颞叶，量约 30 ml，出血来源于底部－腔壁的侧裂方向。术中诊断：自发性左颞叶脑内血肿伴硬膜下积血，未见血管畸形。

宝宝的手术很顺利，血肿已清除，但出血原因还不明确，目前怀疑是凝血功能异常引起，临时予以补充新鲜冷冻血浆（FFP）。陈先生一家人还是很担心。住院第 2 天，待相关检查（**e** 图 9-3-7 ~ 图 9-3-11　*凝血功能＋凝血因子活性*）结果出来后，"元凶"终于找到了。

明确病因后，经儿童血液科会诊，给予宝宝针对性治疗方案：补充凝血酶原复合物（PPSB）。住院期间曾建议家属行基因检测，家属拒绝。经过治疗，宝宝病情逐渐好转，吃奶好，无自发出血征象，住院 13 天后家属接宝宝出院。

案例八　早到的天使

【情境 1】

陈女士自述：我是一名自由职业者，32 岁，结婚后曾经异位妊娠一次，之后一直没有怀孕，经过多次试管婴儿，终于有了自己的宝宝。怀孕后，我就按时去医院产检，每次产检都提示宝宝发育正常，可在怀孕 26 周的时候，突然出现先兆流产的表现，最后在产科医生的帮助下，顺利生了一个 890 g 的女宝宝。

儿科张医生叙述：上班的时候突然接到产科医生的电话，告诉我有个 26 周的宝宝在分娩，我立刻和杜医生准备好复苏需要的物品，并告诉护士马上开启暖箱、呼吸机，准备迎接宝宝的到来。小宝宝出生后不会哭，全身皮肤青紫，没有呼吸，心跳不到 60 次 / 分，胳膊和腿也没有什么动作。我们马上对宝宝进行抢救，5 分钟后，宝宝呼吸、心跳恢复正常，胳膊和腿的动作比之前多了一些，小手、小脚的颜色还是有点青，我们马上把宝宝转到新生儿重症监护病房治疗。入院后，我们给她起了小名，叫乐乐。乐乐到我们病房后不久，就出现呼吸费力，而且症状越来越重，我们马上为她安排了胸部 X 线及血气分析检查，并且进行呼吸机辅助通气治疗（**ⓔ 图 9-9-1　胸部 X 线片 1，图 9-9-2　血气分析 1**）。

【情境 2】

儿科张医生叙述：我们根据胸部 X 线片、血常规、C 反应蛋白及血气分析等结果对乐乐进行相应的处理后，乐乐呼吸情况逐渐好转。接下来的两三天里，乐乐有时会出现呼吸、心率、氧饱和度下降的表现，血糖水平也偏高，并且皮肤发黄严重，我们再次为乐乐安排胸部 X 线、血常规、C 反应蛋白、血培养等检查（**ⓔ 图 9-9-3　胸部 X 线片 2，图 9-9-4　血糖变化曲线 1，图 9-9-5　血常规**）。血培养：未回报；C 反应蛋白：25 mg/L。

儿科杜医生叙述：乐乐宝宝出现了一些病情变化，我们也在寻找病因。今天产科医生打电话跟我们反馈说：在生乐乐前，乐乐妈妈胎膜早破有 48 h，而且宫腔分泌物培养出了大肠埃希菌。

【情境 3】

儿科王医生叙述：乐乐经过治疗后，上述症状消失，血糖恢复正常，皮肤发黄的情况逐渐消退，但乐乐出生已经 28 天了，还需要呼吸机帮助呼吸。我们再次为乐乐安排胸部 X 线检查（**ⓔ 图 9-9-6　胸部 X 线片 3，图 9-9-7　血糖变化曲线 2**）。

【情境 4】

儿科张医生叙述：经过利尿、地塞米松治疗后，乐乐逐渐脱离呼吸机和氧气治疗，体重也慢慢增加了。住院期间，给乐乐做了多次眼底检查，都提示正常。经过 90 天的精心治疗，乐乐体重已达到 2.6 kg，终于可以回家和爸爸妈妈一起生活了（**ⓔ 视频 9-9-1　治疗全程**）。

第十章

传染病与感染

案例一 "亲密"有间

【情境1】

勤劳的阿汤是某建筑工地的工人，平时身体健康，喜好吸烟、喝酒，每天抽烟40支、饮白酒1斤，他觉得这样干活才有劲。5年前，阿汤在一次施工过程中突然发生意外，摔断了小腿骨，当时工友们及时送他到当地医院救治，做了小腿钢板内固定术，术后恢复不错，钢板已经取出，现在能正常工作。20天前阿汤在干完活后，莫名感觉到脖子后面有些疼痛，他以为是最近干活太累了，故没在意。可是脖子后面的疼痛逐渐加重，3天前他感觉自己发热了，阿汤的老伴要求阿汤去医院看看，拗不过老伴的阿汤只好去医院。

【情境2】

根据阿汤的情况，医生怀疑可能是颈椎病，给他开了MRI检查，结果提示："考虑颈6、颈7椎体病变伴椎旁脓疡，考虑感染；颈椎退行性改变"，建议住院进一步诊治。

入院时体格检查：体温（T）36.9℃，呼吸（R）20次/分，脉搏（P）65次/分，血压（BP）105/61 mmHg，皮肤、巩膜无黄染，颈软，气管居中，甲状腺无肿大，全身浅表淋巴结未触及，两肺呼吸音清，未闻及啰音，心律齐，各瓣膜区未闻及杂音，腹软，无压痛、反跳痛，肝脾肋下未触及，Murphy征阴性，肝区、肾区无叩击痛，移动性浊音阴性，肠鸣音正常，双下肢无水肿，右侧小腿见两条长约10 cm的陈旧性瘢痕，右侧阴囊肿大，神经系统无异常。

血化验结果：血常规：白细胞（WBC）11.78×10^9/L，中性粒细胞（N）0.721，红细胞（RBC）4.25×10^{12}/L，血红蛋白（Hb）128 g/L，血小板（PLT）142×10^9/L。C反应蛋白171.00 mg/L；降钙素原定量0.160 ng/ml；谷丙转氨酶49 U/L，谷草转氨酶42 U/L，白蛋白31.8 g/L，碱性磷酸酶152 U/L，γ-谷氨酰基转移酶116 U/L，肌酐68 μmol/L，尿素氮5.5 mmol/L；甲胎蛋白（AFP）1.75 ng/ml，糖类抗原19-9（CA19-9）2.8 U/ml，癌胚抗原（CEA）3.0 ng/ml，TSPOT阳性。

B超：右侧睾丸、附睾及精索增大伴回声改变，炎症性？（ⓔ 图10-1-1 B超报告）

CT：右肺中叶及两下肺散在炎性灶，左侧胸腔少许积液；肝脾大；肝囊肿；胆囊结石（**℮ 图 10-1-2　胸部 CT，图 10-1-3　腹部 CT**）。

【情境 3】

结合病史及实验室检查，医生考虑为颈椎结核伴感染，与阿汤沟通后，予异烟肼针、利福平胶囊、拜复乐针、乙胺丁醇片抗结核治疗。这时突然一份危急值报告，引起了医生的警觉：血液培养：革兰氏阴性杆菌。而后，血液培养结果提示布鲁菌属。于是医生详细询问阿汤是否接触过什么动物。经过仔细回想，阿汤终于想起来了：一年前，他曾去一家工厂做了 2 个月的羊毛加工工作。结合阿汤的经历，医生的猜想得到了证实。

阿汤告诉医生，现在他的肩膀有些疼痛。医生停用异烟肼针、乙胺丁醇片，加用米诺环素胶囊（康尼）100 mg 口服每日 2 次、布洛芬缓释胶囊（芬必得）300 mg 饭后口服每日 2 次。经过几天的治疗，阿汤的体温降下来了，疼痛症状缓解许多，医生又给阿汤复查了一次血常规及血生化。

检查结果：血常规：RBC 4.05×10^{12}/L，WBC 5.61×10^{9}/L，PLT 252×10^{9}/L，Hb 119 g/L，中性粒细胞（N）0.527。血生化：C 反应蛋白 13.80 mg/L，白蛋白 32.6 g/L，碱性磷酸酶 163 U/L，血清钙 2.07 mmol/L，尿素氮 6.4 mmol/L，谷丙转氨酶 40 U/L，肌酐（酶法）60 μmol/L，血清钠 140 mmol/L，总蛋白 62.2 g/L，谷草转氨酶 27 U/L，血清磷 1.17 mmol/L，γ- 谷氨酰基转移酶 100 U/L，尿酸 121 μmol/L，血清钾 4.05 mmol/L，肾小球滤过率（估算值）108.4 ml/min。

【情境 4】

经治疗，阿汤的脖子和肩膀都不痛了。医生告诉阿汤，他患的是布鲁菌病。阿汤很奇怪自己怎么会得这种病？医生说这跟他与羊毛"亲密"接触有关，建议他平常跟这些动物或动物制品不要过分密切接触，要"亲密"有间。听了医生的话，阿汤恍然大悟。医生交代出院后的注意事项，阿汤办理了出院手续。带药：利福平胶囊、米诺环素胶囊、左氧氟沙星片、多烯磷脂酰胆碱胶囊（易善复）。嘱咐阿汤按时吃药，及时门诊复查。

阿汤遵医嘱，吃了一段时间药后，复查血液结果：血常规示白细胞（WBC）4.48×10^{9}/L，中性粒细胞（N）0.478，红细胞（RBC）4.35×10^{12}/L，血红蛋白 128 g/L，血小板（PLT）149×10^{9}/L，C 反应蛋白 < 5.0 mg/L；谷丙转氨酶 36 U/L，谷草转氨酶 28 U/L。

经过这次生病，阿汤明白了，看起来人畜无害的动物，也存在潜在危险，特别是一些来源不明的野生动物。保护自己，"亲密"有间！

案例二　潜伏的"火山"

【情境1】

周先生是位农民，今年38岁，1周前从田里劳作回来，感觉疲累，怕冷，且不由自主地瑟瑟发抖，而且右大腿也有些疼痛。他有点担心自己的身体情况，就去当地诊所看了医生，可是经过一番治疗后也没见好转。4天前，周先生的双腿开始出现皮疹，他担心自己的病情会变得更加严重，于是决定到医院就诊。

【情境2】

医生询问病情，得知周先生最近1周感觉特别疲累，有时还会全身发冷，并且右腿痛。周先生自己也说不清楚先前的诊所给开的是什么药。询问家族史获知，周先生的父亲得过糖尿病，已经去世，有个姐姐也患有糖尿病。他自己一直在吃二甲双胍片和格列齐特片，10天前由于不想吃就停药了。

体格检查：体温（T）39.2℃，心率（HR）149次/分，呼吸（R）26次/分，血压（BP）109/56 mmHg。双肺呼吸音粗，未闻及干、湿啰音。心率快，律齐，各瓣膜听诊区未闻及杂音。腹平软，右上腹压痛，肝区叩痛，无反跳痛。双下肢可见散在的多发性暗紫红色皮疹伴脓包。

实验室检查：血常规：白细胞（WBC）22.02×10⁹/L，中性粒细胞（N）0.787，淋巴细胞（L）0.102，血红蛋白（Hb）122 g/L，血小板（PLT）22×10⁹/L。血生化：白蛋白19.8 mg/L。尿常规：尿糖（++++），尿蛋白（+），尿隐血（+），尿酮体（+++），尿胆原（+），红细胞（IQ200）260/µl。

CT检查：肝内见多发低密度灶，大者位于肝S6段，最大层面径约50 mm×43 mm；增强边缘及分隔强化伴有小叶间隔增厚（**e** 图10-2-1　腹部CT，图10-2-2 腹部CT增强）。

医生建议周先生立即住院接受进一步的诊治。

【情境3】

结合病史、家族史及实验室检查等，医生做出主要诊断：败血症，肝脓肿，继发性血小板减少，糖尿病酮症酸中毒，低蛋白血症。收住于ICU病房。

入院后医生进一步完善相关实验室检查。血常规：白细胞14.48×10⁹/L，中性粒细胞0.799，血小板9×10⁹/L。血生化：血肌酐75 µmol/L，C反应蛋白192.6 mg/L，NT-proBNP 1 814.0 ng/L。血培养：肺炎克雷伯菌阳性。

B超检查：肝内多发占位，肝脓肿首先考虑；右侧大腿皮下水肿伴积血形成（**e** 图10-2-3　B超报告单1，图10-2-4　B超报告单2）。

【情境 4】

医生为周先生制订了治疗方案，签署知情同意书后，为他进行肝脓肿置管引流术（**e** 图 10-2-5　肝脓肿置管引流），以及右大腿脓肿穿刺引流。并给予抗感染治疗，补充白蛋白，输注血小板和血浆，胰岛素针降血糖等对症治疗。

在医生和护士的精心治疗下，周先生的病情逐渐好转。血液复查：血常规：白细胞 8.96×10^9/L，血小板 309×10^9/L；C 反应蛋白 30.8 mg/L。

经过治疗，周先生自觉力气恢复了，也能缓慢行走散步了，打算尽快出院与家人团聚。医生详细地交代注意事项，准予出院。

案例三 像蜘蛛的红痣

【情境 1】

农民林大爷一向身体不错，喜欢吃肉。8 年前，他从田里劳作回来，总觉得累，回到家必须马上躺在床上休息，胃口也不好，不喜欢吃肉了，时常感觉恶心、呕吐，老伴给他吃了胃药也不见好。而且他发现自己脸色比以前黑了许多，洗澡时看到胳膊上有几只蜘蛛，吓了一跳，用手一摸不是蜘蛛，而是长了一些像"蜘蛛"一样的红痣。林大爷很忧虑，总觉得生了什么重病，老伴让他去医院看看。

【情境 2】

林大爷在医院检查肝功能：总胆红素 102 μmol/L，直接胆红素 84 μmol/L，谷丙转氨酶 188 U/L，谷草转氨酶 215 U/L，γ- 谷氨酰基转移酶 212 U/L。HBsAg 阳性，HBsAb 阴性，HBeAg 阳性，HBeAb 阴性，HBcAb 阳性。甲胎蛋白 60.89 ng/ml，γ- 球蛋白 24.9%，HBV-DNA 2.8E+6 U/ml。B 超提示慢性肝病，脾大。瞬时弹性成像技术（FibroScan）提示肝硬度中位数 12.4 kPa。医生询问家族史时，他说父亲死于肝硬化，2 个哥哥和妹妹均有肝病。

医生根据林大爷的病情及检查结果，给予保肝、降酶、退黄治疗。与林大爷沟通后，林大爷签署了知情同意书，在 B 超定位下行"经皮穿刺肝组织活检术"。肝组织病理：炎症分级：多处汇管区中度界面炎，无融合性坏死，可见 6 个点状坏死。肝纤维化分期：多处汇管区纤维间隔。总分：G2，S2（ⓔ 图 10-3-1 肝组织病理变化）。

【情境 3】

结合病史、家族史及实验室检查等，医生做出主要诊断：慢性乙型肝炎，肝纤维化。建议林大爷口服阿德福韦酯胶囊抗乙肝病毒治疗。林大爷出院后按医嘱治疗，自觉身体很好，一直未去门诊随访及复查。

2 个月前，林大爷再次发现自己很累，休息也不能好转，双脚难以离开地面，行走需家人搀扶，不能长时间行走，四肢肌肉酸痛，腰背部疼痛，于是被家人送到医院收住骨科。体格检查：有肝掌、蜘蛛痣，肝肋下未触及，脾肋下 3 cm，质软，边缘光滑，无明显触痛，两下肢无水肿，颈椎、腰椎生理弧度变直，腰椎活动受限，腰椎叩痛阳性，四肢肌力 5 级。

【情境 4】

医生给林大爷做了检查：血常规：白细胞（WBC）3.13×10^9/L，血小板（PLT）83×10^9/L。肝功能：碱性磷酸酶 258 U/L。肾功能：肌酐 141 μmol/L，尿酸 78 μmol/L。血清磷 0.38 mmol/L，血清钙 1.95 mmol/L，血清钾 2.75 mmol/L，血清氯 115 mmol/L。HBsAg 阳性，HBsAb 阴性，HBeAg 阴性，HBeAb 阳性，HBcAb 阳性。HBV-DNA < 5.0E+2 U/ml。尿液：α_1- 微球蛋白 159.00 mg/L，β_2- 微球蛋白 92.340 μg/ml，N 氨基葡萄糖苷酶 22.6 U/L。骨

密度测定提示骨质疏松。胃镜示食管静脉曲张Ⅲ度。CT 平扫：颅脑未见明显异常；两下肺少许炎性、纤维灶；两侧乳腺发育；肝硬化，脾大，提示食管静脉曲张；右肝小囊肿；胆囊增大，胆囊结石（**e** 图 10-3-2 腹部 CT1，图 10-3-3 腹部 CT2）。腰椎、骶椎 MRI 示：腰椎退变，胸腰骶椎体 T_1WI 信号减低；T10～S1 椎体上方横行异常信号，考虑缺血性改变可能（**e** 图 10-3-4 腰椎骶椎 MRI 1，图 10-3-5 腰椎骶椎 MRI 2）。

请感染内科会诊后，诊断：慢性乙型肝炎，肝硬化，范科尼综合征。停用阿德福韦酯胶囊，改为恩替卡韦片抗病毒治疗。予复合磷酸氢钾针、磷酸钠盐口服溶液补磷，钙尔奇 D 片补钙，氯化钾缓释片补钾等治疗后，林大爷不再觉得累了，肌肉酸痛、腰背痛也缓解了，能自行缓慢行走，予以出院。

案例四　胡言乱语的吾大哥

【情境1】

吾大哥，46岁，平素独自打零工生活。1个月前，开始出现发热，体温及热型具体不详，阵发性咳嗽，咳少许黄色稀痰，无胸闷、气闭，无头痛，无胸痛、咯血，无腹痛。曾在当地县医院就诊，予以"抗感染"治疗（具体不详），未复诊及随访，具体治疗效果不详。

【情境2】

半个月前，吾大哥出现神志改变，表现为胡言乱语或自言自语，答非所问，且有发热，但体温未测，热型不详，无大小便失禁，无意识丧失，无呕吐、腹泻，自行至当地医院就诊（当时诊治具体情况不详），未见好转。2天前，到省级三甲医院门诊就诊。

血化验结果：血常规：血红蛋白（Hb）93 g/L，白细胞（WBC）4.7×10^9/L，中性粒细胞百分数（N%）87.4%，淋巴细胞百分数（L%）10.5%，血小板（PLT）87×10^9/L；超敏C反应蛋白（hsCRP）：164.06 mg/L；急诊生化：谷丙转氨酶（ALT）82.5 U/L，肌酐（Cr）68.3 μmol/L，乳酸脱氢酶（LDH）708.5 U/L，肌酸激酶（CK）142.4 U/L，钠（Na^+）127.6 mmol/L，氯（Cl^-）92.6 mmol/L。头颅、胸部CT：颅内未见明显异常，左肺上叶舌段少量慢性炎症，右侧少量胸膜增厚粘连，左侧锁骨、多根肋骨陈旧性骨折。

门诊予以急诊留观，给予"头孢噻肟钠"针抗感染及对症治疗，并进一步复查及行相关检查：血常规：血红蛋白86 g/L，白细胞7.3×10^9/L，中性粒细胞百分数（N%）93.7%，淋巴细胞百分数（L%）9.5%，血小板66×10^9/L；超敏C反应蛋白：46.80 mg/L；急诊生化：谷丙转氨酶405.0 U/L，肌酐54.8 μmol/L，乳酸脱氢酶1 020.0 U/L，肌酸激酶242.4 U/L，钾（K^+）3.96 mmol/L，钠128.7 mmol/L，氯93.7 mmol/L；乙肝三系：乙肝表面抗原、乙肝表面抗体、乙肝e抗原、乙肝核心抗体阴性；丙肝抗体阴性；梅毒抗体及梅毒血清反应素阴性；人类免疫缺陷病毒（HIV）抗体阳性（需进一步送中国疾病预防控制中心确诊）；头颅MRI+DWI+MRA：颅内未见明显异常征象，脑动脉未见明显异常改变。

在急诊留观室经以上处理后，收住入院。

【情境3】

入院后，体格检查：体温（T）36.7℃，脉搏（P）113次/分，呼吸（R）20次/分，血压（BP）121/84 mmHg，神志不清，胡言乱语，部分查体不配合。颈软，左侧颈部散在多枚肿大淋巴结，质软，边界清，活动可，无压痛。全身多处散在红色丘疹，高出皮肤，压之褪色，部分为疱疹，疹间皮肤完整，中间可见脐凹（ⓔ 图10-4-1　皮肤红色丘疹1、图10-4-2　皮肤红色丘疹2），皮肤、巩膜无黄染。双肺呼吸音粗，未闻及明显干、湿啰音，心律齐，未闻及明显病理性杂音，腹软，无压痛表现，双下肢无水肿，右侧巴氏征阴性，左侧巴氏征可疑阳性。

初步诊断为"感染性发热；获得性免疫缺陷综合征（简称艾滋病，AIDS）待确诊；神志改变待查：颅内感染？肝功能异常"。立即留取双侧双瓶血培养，予以"注射用美罗培南针 1.0 g 静脉滴注每 8 h 1 次"联合"多西环素胶囊 0.1 g 口服每日 2 次"抗感染治疗，体温仍波动于 36.0～39.0℃（**e** 表 10-4-1　体温趋势图）。

次日行腰椎穿刺，脑脊液常规：无色，澄清，潘氏试验阴性，有核细胞数 0 个 /μl；脑脊液生化：氯（Cl⁻）116.5 mmol/L，糖 2.69 mmol/L，蛋白定量 0.29 g/L，乳酸脱氢酶 26.3 U/L；脑脊液隐球菌检查及革兰氏染色阴性，继续"美罗培南针"联合"多西环素胶囊"抗感染治疗。

化验检查：血常规：血红蛋白 84 g/L，白细胞 6.6×10⁹/L，中性粒细胞百分数 93.1%，淋巴细胞 5.0%，血小板 66×10⁹/L；肝功能：谷丙转氨酶 332.3 U/L，谷草转氨酶 717.7 U/L，谷氨酰转肽酶（GGT）499.0 U/L，碱性磷酸酶（AKP）252.2 U/L，白蛋白 23.2 g/L，总胆红素 18.2 μmol/L，直接胆红素 10.4 μmol/L；超敏 C 反应蛋白：126.98 mg/L；凝血酶原时间（PT）15.6 s；降钙素原（PCT）2.090 ng/ml；真菌葡聚糖 > 1 000.0 pg/ml（**e** 表 10-4-2　细胞免疫功能检测，表 10-4-3　鼻咽癌病毒核酸，表 10-4-4　巨细胞病毒抗体 IgG，表 10-4-5　血培养结果 1，表 10-4-6　血培养结果 2，表 10-4-7　真菌葡聚糖试验）；血培养：革兰氏阳性球菌，溶血性葡萄球菌考虑，可见丝状真菌；CD4⁺T 淋巴细胞计数：3.6×10⁶/L；结核感染 T 细胞检测阴性；脑脊液 GeneXpert 阴性。中国疾病预防控制中心回报，HIV 确证阳性。

【情境 4】

吾大哥仍反复发热，神志改变情况未见明显好转，根据入院后检查结果及血培养情况，停用多西环素胶囊，加用"伏立康唑胶囊 200 mg 口服每日 2 次"抗真菌，"注射用盐酸万古霉素 0.5 g 静脉滴注每 12 h 1 次"抗感染治疗。

【情境 5】

调整抗感染治疗方案后，吾大哥仍反复发热，仍有胡言乱语、交流困难等情况。检查结果：血培养：溶血性葡萄球菌，马尔尼菲蓝状菌（*Talaromyces marneffei*，TM）（**e** 图 10-4-3　血培养结果 3）；脑脊液培养结果：无需氧菌生长，无真菌生长；脑脊液二代基因测序（NGS）检测结果：铜绿假单胞菌序列数 484，TM 序列数 157，EB 病毒序列数 32，人类免疫缺陷病毒 I 型序列数 3。

再次根据化验结果，停用注射用盐酸万古霉素、伏立康唑胶囊，加用"两性霉素 B 针 1 mg 静脉滴注每日 1 次"抗 TM 治疗〔逐渐加量至 0.5 mg/（kg·d），为 25 mg〕，"注射用更昔洛韦 250 mg 静脉滴注每 12 h 1 次"抗 EB 病毒治疗，"复方磺胺甲噁唑（SMZ-TMP）0.48 g 口服每日 1 次"预防性治疗肺孢子菌肺炎（PJP），"克拉霉素分散片 0.5 g 口服每日 2 次"预防鸟胞内分枝杆菌复合体（MAC）等治疗。

【情境 6】

调整抗感染治疗方案后，吾大哥病情逐渐好转，体温下降，神志开始转清醒，停用注射用美罗培南，改用"注射用头孢哌酮钠舒巴坦钠（舒普深）2.0 g 静脉滴注每 8 h 1 次"抗感染治疗，余抗感染治疗方案不变。经治疗后吾大哥病情好转，抗感染治疗 2 周后予以高效抗反转录病毒（HAART）治疗，方案选择：富马酸替诺福韦二吡呋酯片（TDF）300 mg 口服每日 1 次 + 拉米夫定（3TC）300 mg 口服每日 1 次 + 依非韦伦片（EFV）400 mg 口服每晚 1 次。

吾大哥出院后，改用伊曲康唑胶囊抗 TM，继续 HAART 治疗，继续 SMZ–TMP 预防性治疗 PJP 及克拉霉素缓释片预防性治疗 MAC。

案例五　丽丽咯血了

【情境1】

年轻漂亮的丽丽是当地一家咖啡厅的咖啡师，虽然有时需要工作至夜间10点，比较辛苦，但丽丽对这份工作非常喜欢。最近丽丽莫名感觉有点疲乏，尤其下班后感觉特别累，夜间出虚汗，丽丽以为是工作辛苦的原因，休息两天会好点。一天晚上睡觉时，丽丽一阵咳嗽，咳醒发现痰中带血，她想可能"上火"了，自行泡了点清凉的菊花茶"祛火"。可是连续4天，间断咳痰、痰中带血，丽丽有点慌了，同事劝丽丽上医院检查一下。

【情境2】

医院门诊测量体温38.0℃，转发热门诊。雷医生接诊了丽丽，询问病史后，得知丽丽除了上述症状外，偶尔还有左侧胸痛。无恶心，无自觉发热情况，无鼻塞、流涕，无心悸。

体格检查：体温（T）38.0℃，脉搏（P）119次/分，呼吸（R）18次/分，血压（BP）115/78 mmHg，两肺呼吸音稍粗，未闻及干、湿啰音，心律齐。腹部平软。

查血常规+C反应蛋白：血红蛋白（Hb）124 g/L，白细胞（WBC）5.2×10^9/L，中性粒细胞百分数80.2%，中性粒细胞绝对值4.17×10^9/L，淋巴细胞百分数12.0%，淋巴细胞绝对值0.62×10^9/L，血小板（PLT）214×10^9/L，超敏C反应蛋白5.10 mg/L。

新冠病毒抗体检测：新冠病毒IgM抗体阴性，新冠病毒IgG抗体阴性。新冠病毒核酸快速检测：阴性。

胸部CT：左肺上叶浸润性病变，考虑炎症可能（**e** 图10-5-1　胸部CT）。

雷医生建议丽丽住院进一步诊治。

【情境3】

结合病史，诊断考虑肺结核可能，为进一步排除，入住肺结核病房。

彭主任查房时，丽丽突然出现咯血，鲜红色，感胸闷、气闭难受，表情痛苦、惊恐不适。彭主任立即组织大家给予抢救。给予丽丽头低足高侧身拍背，随着丽丽一声咳嗽，一个血块咳出，她顿时感觉呼吸轻松许多。丽丽吸着氧气向医生讲述自己的病情及各种不适。

体格检查：T 37.7℃，P 74次/分，R 17次/分，BP 109/67 mmHg，经皮血氧饱和度99%；神志清，精神稍软，两肺呼吸音稍粗，未闻及干、湿啰音，心律齐，腹部平软，肝脾未触及。

化验结果：血常规：Hb 112 g/L，中性粒细胞绝对值2.00×10^9/L，中性粒细胞百分数50.0%，PLT 242×10^9/L，WBC 4.0×10^9/L。凝血功能：凝血酶时间14.7 s，凝血酶原时间15.3 s，部分凝血活酶时间42.9 s，纤维蛋白原3.49 g/L。血电解质：钠136.7 mmol/L，钾3.52 mmol/L，氯100.4 mmol/L，钙2.15 mmol/L。肝功能：谷丙转氨酶9.4 U/L，谷草转氨

酶 16.8 U/L，总蛋白 62.2 g/L，白蛋白 35.6 g/L，总胆红素 12.9 μmol/L，直接胆红素 5.5 μmol/L，胆碱酯酶 4 628 U/L，碱性磷酸酶 66.6 U/L，谷氨酰转肽酶 12.0 U/L，总胆汁酸 3.9 μmol/L，球蛋白 26.6 g/L。肾功能：尿素氮 2.98 mmol/L，肌酐 50.7 μmol/L，尿酸 343.6 μmol/L。血淀粉酶 50.2 U/L。超敏 C 反应蛋白 6.28 mg/L。痰抗酸杆菌（即刻）：抗酸杆菌未见。痰找抗酸杆菌（晨痰）：抗酸杆菌未见。痰找抗酸杆菌（夜痰）：抗酸杆菌未见。红细胞沉降率（ESR）：11 mm/h。真菌葡聚糖：＜5.00 pg/ml。结核感染 T 细胞检测：结核 γ- 干扰素阳性，阳性对照管 γ- 干扰素 5 000.00 pg/ml，测试管 γ- 干扰素 2 779.15 pg/ml，阴性对照管 γ- 干扰素 34.78 pg/ml（**e 表 10-5-1　结核感染 T 细胞检测**）。痰 GeneXpert 检测：结核分枝杆菌复合群 DNA，利福平敏感。

【情境 4】

根据彭主任的意见，陈医生为丽丽制订了治疗方案。给予鼻导管吸氧，"利福平胶囊 + 异烟肼片 + 乙胺丁醇片 + 吡嗪酰胺片"抗结核治疗，左氧氟沙星针抗炎，注射用氨甲环酸针止血，云南白药胶囊口服。并叮嘱丽丽避免情绪激动，避免热饮，避免剧烈活动，如有便秘及时给予通便治疗。短期监测血常规、肝肾功能、电解质及凝血功能。

经过治疗，此后丽丽未发生咯血，发热情况也好转，夜间出虚汗情况减少。

案例六 神奇的"火山口"

【情境 1】

56 岁的陈大伯种植了一片茶园,郁郁葱葱。平时采茶的时候,他都会穿上长袖长裤,戴上帽子。一天,因为炎热,陈大伯只穿了背心在茶园里工作。忽然间,他感觉胸口下有一阵痒痒痛痛的感觉,像是被虫子咬了,他立即用手拍了拍,当时没有当回事,便继续工作。接下来的几天,陈大伯总觉得比往常更疲惫,胃口也没以前好,身上有莫名的酸痛,他想可能是太累了。最近某一天,他在茶园劳作时,突然感觉全身发冷,甚至有一些不自觉地发抖,意识到自己有点不对劲,想迈开腿回去的时候,一阵眩晕,眼前一黑,就倒下了。

【情境 2】

陈大伯被送到医院,意识逐渐转清醒,感觉全身发热,先在急诊留观室观察。他感到中上腹阵发性胀痛不适,不剧烈,无肩背部疼痛。体格检查:体温 38.0℃,脉搏 96 次 / 分,呼吸 18 次 / 分,血压 104/57 mmHg,SpO$_2$ 96%,急性病容,颈软,皮肤、巩膜无黄染,腹平软,腹部可见陈旧性手术瘢痕(曾行腹腔镜下胆囊切除术),中上腹轻度压痛,无反跳痛,肝肋下未触及,胆囊已切除,脾肋下未触及,麦氏点无压痛,腹部叩诊呈鼓音,肝区无叩击痛,脾区叩击痛阴性,移动性浊音阴性,双肾区叩击痛阴性,肠鸣音 3 次 / 分,双下肢无水肿。

腹部彩超:肝内高回声,建议复查;胆囊切除术后,胆总管囊性扩张(**e** 图 10-6-1 彩超报告单)。腹部 CT:①右侧肝内胆管及胆总管下段多发结石,胆总管及胰管轻度扩张;②脾大;③双肾结石;④腹腔内少量积液。以"胆总管结石伴胆管炎,胆囊切除术后,内镜下逆行胰胆管造影取石术后"收入肝胆外科住院治疗。

【情境 3】

陈大伯仍高热不退,伴畏寒,无恶心、呕吐,无胸闷、气闭,无明显腹痛,但胸闷、气促明显加重,储氧面罩吸氧情况下经皮氧饱和度波动在 88%~94%。

体格检查:两肺可闻及明显干、湿啰音,心率 115 次 / 分,上腹部轻压痛,无明显反跳痛。

化验检查:血常规:红细胞(RBC)2.72×10^{12}/L,血红蛋白(Hb)78 g/L,白细胞(WBC)1.4×10^9/L,血小板(PLT)27×10^9/L,中性粒细胞(N)0.909(**e** 图 10-6-2 血常规)。尿常规:隐血(±),蛋白质(++),尿胆原(+),白细胞 23.70/μl,上皮细胞 17.60/μl(**e** 图 10-6-3 尿常规)。血生化:谷丙转氨酶 104.1 U/L,谷草转氨酶 99.8 U/L,碱性磷酸酶 134.4 U/L,谷氨酰转肽酶 68.0 U/L,总蛋白 44.3 g/L,白蛋白 22.9 g/L,直接胆红素 9.4 μmol/L,总胆汁酸 13.8 μmol/L,血糖 8.44 mmol/L,钙 1.83 mmol/L,乳酸脱氢酶 557.8 U/L,超敏 C 反应蛋白 67.88 mg/L,总胆红素 14.8 μmol/L,钾 3.80 mmol/L,甘

油三酯 1.61 mmol/L，钠 137.4 mmol/L，间接胆红素 5.4 μmol/L（**e** 图 10-6-4　血生化）。凝血功能：部分凝血活酶时间 52.1 s，凝血酶时间 16.1 s，凝血酶原时间 14.0 s（**e** 图 10-6-5　凝血功能 +D- 二聚体）。

经感染科彭主任会诊后，发现陈大伯右侧胸前（乳头下方）有一个椭圆形皮损，中间凹陷，边缘突起，周围有红晕，如火山口样（**e** 图 10-6-6　患者皮肤焦痂）。彭主任立即警觉地说，"这个焦痂样的皮损不就是典型的恙虫病的皮损吗？"他立即询问陈大伯有无野外或丛林工作史。彭主任考虑陈大伯生命体征不稳定，病情进展迅速，建议会诊后转入 ICU 治疗。

【情境 4】

陈大伯进入 ICU 后，呼吸急促，自主咳嗽、咳痰能力差，面罩吸氧经皮氧饱和度维持在 80% 左右，予以气管插管。同时，给予抗感染、解痉化痰、护肝、升血细胞药物，加强脏器功能支持及营养支持等对症支持治疗。外周血 MAPMI 高通量测序结果提示：恙虫病东方体（**e** 图 10-6-7　侵犯血管电镜影像，视频 10-6-1　恙虫病的介绍）。

经抢救治疗后，陈大伯病情改善，转入感染科继续对症治疗。

案例七　一碗变质的肉汤

【情境1】

某年 4 月 26 日晚 9 时，省人民医院急诊科来了一位 24 岁的女性患者小林。小林告诉值班医生，她于下午 4 时左右出现轻微头痛，同时感觉全身发冷，伴有寒战。由于身边没有体温计，具体体温不详。于下午 5 时、晚上 7 时呕吐 2 次，为胃内容物。此后曾大便 2 次，均呈黏液胶冻样。小林还告诉医生，约在 10 小时前她曾喝过一碗可能变质的肉汤。此外未曾吃过其他特殊食物及药物。

医生发现小林神情有些萎靡，面色略红，面部及眼睑部有轻度水肿。体温（T）39.5℃，血压（BP）130/80 mmHg，能准确回答医生问题。呼吸稍显急促，但两肺未闻及干、湿啰音。心跳快而有力，心率（HR）112 次 / 分。腹软，无压痛点。肝肋下未触及。

血常规：红细胞（RBC）3.8×10^{12}/L，白细胞（WBC）12.1×10^9/L，中性粒细胞（N）0.76，淋巴细胞（L）0.24，血小板（PLT）130×10^9/L；血型：B 型。

大便常规：黏液（+++），RBC：8 ~ 10 个 / 高倍视野。

医生给小林开了抗生素和对乙酰氨基酚口服，建议她回家休息，病情如有变化，及时就诊。

【情境2】

4 月 27 日上午 9 时，小林感觉全身酸痛，且头痛、头昏更加严重，浑身燥热，面发烫，食欲明显减退。家属将其送入医院就诊。

入院时医生发现小林神志清，面色潮红，呼吸较促，口唇及皮肤均显得较为干燥。T 38.9℃，P 114 次 / 分，BP 125/75 mmHg。

医生进一步检查显示，双肺呼吸音正常，无干、湿啰音。小林也否认有胸痛、咳痰、咯血及呼吸困难等症状。小林的心率仍较快，达 114 次 / 分。心脏无明显杂音，心跳有力，叩诊显示心界在正常范围内。

医生对其进行了血、尿、大便常规及胸部 X 线检查。

血常规：RBC 3.7×10^{12}/L，WBC 13.6×10^9/L，N 0.86，L 0.14，PLT 130×10^9/L。大便常规：有红细胞存在。尿常规：尿蛋白（+++），未发现红、白细胞。

X 线显示：双肺部及心界均正常。

小林尿液里出现蛋白，令医生感到惊讶。于是，医生向小林家属进行了仔细询问，发现小林在 10 岁时患过"肾病综合征"。于是医生建议小林住院，给予糖皮质激素、抗生素、退热药等药物治疗，并进行输液和营养支持。

【情境3】

27 日下午 4 时左右，小林开始全身出汗。1 小时后，体温开始回落。但在晚上 8 时左右，病情又出现了新的变化。小林家属发现其神志变得淡漠，似乎不愿说话，口唇也有些青紫。家属将患者的这些情况报告了医生。

医生立即来到病床前进行检查，发现小林面色晦暗，血压降低为 90/60 mmHg，四肢湿冷，脉搏变得细速。

医生紧急使用多巴胺等升压药，给予输液，同时监测中心静脉压（CVP）。

2 小时后，小林出现神志模糊，不能准确回答医生所提出的问题。口唇出现明显发绀，心跳变弱，心音低钝。血压降至 70/50 mmHg。

血气分析：pH 7.15，HCO_3^- 15.6 mmol/L，$PaCO_2$ 32 mmHg。

血氧指标：PaO_2 90 mmHg，SaO_2 98%。

医生决定给予碳酸氢钠，纠正酸中毒。同时继续应用升压药。约半小时后，小林出现手足搐搦，医生立即给予 10% 葡萄糖酸钙 10 ml 稀释后静脉注射。上述症状好转。

28 日凌晨 3 时，小林血压回升至 120/80 mmHg。其神志亦逐渐变得清醒，面色有所好转，手脚变得温热。早上 6 时，小林再次感到全身发冷，伴有寒战，且皮肤表面可见"鸡皮疙瘩"现象，体温 39.2℃，显得烦躁不安，并偶尔出现一些幻觉。医生对小林进行了物理降温，并继续应用退热药物。

【情境 4】

28 日下午 3 时 20 分左右，小林出现四肢松弛无力，神志时而清醒时而模糊，呼吸显得急促，面部水肿加重，双下肢出现凹陷性水肿。24 h 内排尿 200 ml 左右。BP 110/70 mmHg，R 24 次 / 分，T 38.3℃，HR 60 次 / 分。

心电图显示：T 波高尖，P 波和 QRS 波幅下降，同时出现完全性房室传导阻滞。

实验室检查：血液：血尿素氮（BUN）36 mmol/L，肌酐（Scr）930 μmol/L，K^+ 6.6 mmol/L，pH 7.37，HCO_3^- 16 mmol/L，$PaCO_2$ 28 mmHg，PaO_2 90 mmHg，总蛋白 42 g/L，白蛋白 20 g/L。尿液：尿蛋白（+++）。

医生对患者进行了紧急处理：10% 葡萄糖酸钙 20 ml，缓慢静脉注射；5% 碳酸氢钠 100 ml，5 min 内静脉注射完毕；胰岛素 0.1 ml 加 50% 葡萄糖 100 ml 静脉注射。然后进行血液透析。

29 日上午 10 时，小林呼吸突然变得十分急促，频率在 40 次 / 分左右。血气显示 PaO_2 54 mmHg，$PaCO_2$ 26 mmHg，pH 7.50。床旁 X 线片可见双肺布满斑片状影。医生决定给予患者吸高浓度氧。

3 h 后，小林出现呼吸极度困难，发绀加重。PaO_2 进一步降到 37 mmHg，$PaCO_2$ 上升到 48 mmHg，医生征求家属同意后，决定进行气管切开。

【情境 5】

29 日晚 7 时 30 分，家属发现小林唇色、指甲颜色转红。9 时 30 分左右，发现静脉滴注速度变慢，极易凝固，输液不通畅。11 时左右，胃管引流出咖啡色胃液，导尿管引流出血色尿液。

紧急抽血检查发现：血小板 50×10^9/L，纤维蛋白原 1.6 g/L，凝血酶原时间（PT）20 s，3P 试验（+），D- 二聚体（+）。

此时，小林血压降低至 70/55 mmHg。医生对小林进行抗凝、输血浆、升压等治疗。

30 日凌晨 2 时，小林呼吸变得浅弱。血压仍无明显升高。X 线胸片示左上肺不张，右肺散在炎症斑片状影。右鼻孔出血，胃液、大小便皆为血色。血小板进一步下降至 $30 \times 10^9/L$，纤维蛋白原降至 1.4 g/L。医生决定给小林输入血小板。

30 日上午 10 时，小林突然咳出大量粉红色泡沫样痰，心率增快达 140 次/分，心尖区可闻及舒张期奔马律。同时，两肺出现大量湿啰音，呼吸音减弱。腹部检查发现小林肝下缘位于肋下 4 cm，质软。无颈静脉怒张，无腹水征象，但双下肢出现轻度水肿。

医生决定采取如下治疗措施：控制液体输入，给予吸氧、糖皮质激素、抗生素、强心药、利尿药、纠正酸中毒等。

30 日晚上 7 时，小林出现心跳停止，经抢救恢复。3 h 后，小林发生心肺衰竭，抢救无效后死亡。

PBL

运动骨关节系统

案例一 "幸运"的快递小哥

【情境1】

小张是一位性格开朗、热情活泼的快递小哥。一大早，他和往常一样骑着电动摩托车开始了一天的忙碌送货。小张车技一流，左右绕，漂移，轻松地超越了很多车。当小张急转弯漂移进一条小巷子时，突然迎面驶来一辆小型厢式货车，他立刻紧踩刹车，可是为时已晚，人连同摩托车被撞出去4~5 m远。在他落地的那一刻，电动摩托车不偏不倚又压住了他的左小腿。左小腿一股钻心的疼痛袭来，紧接着全身多处都有疼痛，人要散架了一样。路人看到此情景，赶紧上来帮忙，有人打"120"救助电话，有人把压在小张身上的车推开。幸亏小张还清醒，但一脸痛苦，脸上都是豆大的汗珠。15分钟后，小张被抬上担架，被救护车送往医院。

【情境2】

到了急诊室门口，小张感到左小腿肿胀和疼痛更加明显，医护人员立即将他转送到急诊骨科诊室。李医生仔细询问了病史，拉上屏风，小心翼翼地剪开小张的裤筒，进行迅速的全身检查。

体格检查：体温（T）37.0℃，呼吸（R）20次/分，脉搏（P）80次/分，心率（HR）80次/分，血压（BP）120/84 mmHg，胸廓挤压征阴性，双肺呼吸音清晰，未闻及干、湿啰音，心律齐，各瓣膜区未闻及杂音。双上肢无压痛、叩击痛，肢端感觉活动可，桡动脉搏动可触及。腹平软，肝脾肋下未触及，无压痛及反跳痛，肠鸣音无亢进。左小腿稍肿胀，皮肤淤青，压痛，纵向叩击痛明显；双侧踝关节、足趾感觉、活动可，足背动脉可扪及。

辅助检查：血常规、凝血功能未见异常；头颅CT：头部及颜面部软组织肿胀；胸部CT：两肺散在少许纤维灶；腹部CT：未见明显异常；左上肢X线片：骨皮质连续，未见明显骨折线；左下肢X线片：胫腓骨下端骨折（ⓔ 图11-1-1 左下肢X线片1，图11-1-2 左下肢X线片2）。

【情境3】

李医生予以长腿石膏托临时固定左下肢。然后让患者进入观察室，予以心电监护、止痛、消肿等对症支持治疗。再次测量血压 105/78 mmHg，心率 88 次 / 分。4 小时后，小张突然诉左小腿开始剧痛，李医生立即剪开左下肢石膏绷带，发现左小腿多处出现大小不等的张力性水疱（ⓔ 图 11-1-3　左小腿水疱），触摸小腿皮肤，张力高，如同"坚硬的石头"，左足背动脉触摸不清，且在触摸时患者感觉有所减弱。

【情境4】

李医生告知小张病情的严重性，完善急诊术前各项准备工作后，紧急行"左小腿筋膜室切开减压术"（ⓔ 视频 11-1-1　左小腿筋膜室切开减压术），并且用外固定支架临时固定胫骨。术后纱布包扎换药，小张生命体征趋于平稳，2 天后转入骨科病房。经过 7 天的消肿对症治疗，又进行了"左胫腓骨骨折切开复位内固定术"（ⓔ 图 11-1-4　术后左胫腓骨 X 线片 1，图 11-1-5　术后左胫腓骨 X 线片 2，图 11-1-6　左小腿切开减压术后）。经过 14 天的住院治疗，小张顺利出院。

经历 4 个月的康复治疗后（ⓔ 图 11-1-7　左胫腓骨 X 线片 3，图 11-1-8　左胫腓骨 X 线片 4），小腿功能恢复良好，小张又开始送货了。回想这次"差点小腿不保"，小张暗自庆幸，幸亏医生的及时诊治，才得以安然脱险。从此以后，小张每天还是骑着送货车飞驰在大街小巷，只是他开车更沉稳了。

案例二　胖人的脊梁

【情境 1】

徐阿姨今年 66 岁，从教师岗位上退休已经 6 年。现在徐阿姨最大的爱好是去各个城市品尝美食，专心于吃货达人的生活。身高 160 cm 左右的徐阿姨，足足有 95 kg，而且保持这个体重已经很多年了。这几年，徐阿姨感觉自己腰背酸痛，她一直以为是自己旅游劳累过度、缺乏休息造成的，所以没有太在意。

一个月前的一个傍晚，下着大雨，徐阿姨在外出的路上摔了一跤，除了左腿摔破点皮外，当时没觉得有什么不对劲，因此没有去医院，直接回家了。近一个月来，徐阿姨感觉自己腰背酸痛比之前更加严重，两条腿越来越没力气，难以像往常一样步行。更糟糕的是，一天午睡之后，她发现自己根本站不起来，家人立即把她送进医院。

【情境 2】

骨科刘医生为徐阿姨进行问诊，徐阿姨说她腰背痛已经六七年了，曾经做过一段时间的理疗，疼痛有所好转，但后来又复发。最近 1 年来她感觉很容易疲劳，正常速度步行 15 分钟就会觉得两条腿没力气。自从 1 个月前跌倒后，她每走 5 分钟路就要停下来休息，而且左腿无力的症状更严重。徐阿姨患高血压 2 年多，小时候得过哮喘，但有 10 多年没有发作。半年前体检查出有脂肪肝、多发动脉粥样硬化。

体格检查：体温（T）37℃，脉搏（P）89 次 / 分，呼吸（R）19 次 / 分，血压（BP）162/81 mmHg。脊柱无明显畸形，腰椎局部有压痛。股四头肌肌力 L2、R2，胫骨前肌肌力 L2、R5，跶长伸肌肌力 L2、R5，腓肠肌肌力 L5、R5。双下肢肌张力、腱反射无明显异常，浅感觉对称，病理征未引出。

刘医生安排徐阿姨住院，并让她做一些检查：血常规：白细胞 8.4×10^9/L，红细胞 4.99×10^{12}/L，血红蛋白 155 g/L；肝功能 + 血生化：谷丙转氨酶（速率法）93 U/L，谷草转氨酶 57 U/L，谷氨酰转肽酶 61 U/L，总胆固醇 5.57 mmol/L，高密度脂蛋白胆固醇（HDL-C）0.78 mmol/L，低密度脂蛋白胆固醇（LDL-C）3.58 mmol/L，尿酸 479 μmol/L；肺功能：轻度阻塞性通气功能障碍，支气管舒张试验阳性。并做了胸部 X 线、胸腰部 CT 及胸腰椎 MRI 检查（ⓔ 图 11-2-1 胸部 X 线片，图 11-2-2 胸腰部 CT，图 11-2-3 胸腰椎 MRI 1，图 11-2-4 胸腰椎 MRI 2）。

【情境 3】

结合病史、体格检查及辅助检查，刘医生做出诊断：①椎管狭窄、胸椎黄韧带骨化；②高血压。刘医生告诉徐阿姨，长期肥胖使她的脊柱韧带发生钙化，压迫脊髓及神经，导致椎管狭窄，需要尽快手术。徐阿姨感到很疑惑，为什么肥胖会导致如此严重的脊柱问题？但最终她还是同意做手术。

【情境 4】

刘医生制订手术方案：椎板切除术（T10～T12）+ 后路内固定（T10～L1），手术过程顺利（ⓔ 图 11-2-5　术中内固定，图 11-2-6　椎板切除）。术后 4 天，徐阿姨进行胸椎 X 线、CT、MRI 复查（ⓔ 图 11-2-7　术后胸椎 X 线片，图 11-2-8　术后胸椎 CT，图 11-2-9　术后胸椎 CT 三维重建）。肌力检查：左下肢肌力 3+ 级、右下肢肌力 4+ 级。她感觉自己腰背酸痛比以前好了许多，对刘医生非常感激，刘医生给她进行了健康宣教后，安排出院。

案例三　脚踏实地

【情境 1】

一个星期二的上午，林师傅在哥哥的陪同下，拄着拐杖进入足踝外科周医生的诊室。林师傅右脚穿着运动鞋，左脚穿着拖鞋。在双腋拐的帮助下，他右足底和左足尖交替着地，缓慢走到周医生面前的板凳上坐下。把双拐放好后，林师傅开始讲述自己的烦恼。

8 个月前，林师傅在哥哥工厂里干活时不小心从 3 m 多高的梯子上摔下来，当时就感到左大腿、左小腿肿胀难受，疼痛剧烈且无法站立。哥哥立马拨打"120"将他送往当地最近的医院就诊。当时林师傅受伤时伴有左大腿局部的成角畸形、反常活动、骨擦音及骨擦感。左小腿也有明显的肿痛，而且被动背伸踇趾时疼痛加重，伴左足背的痛触觉减退、麻木感，左足背苍白及动脉搏动减弱。当时林师傅大腿和小腿均进行了手术治疗，具体的手术内容他不记得了。术后 8 个多月来，林师傅一直在家休养，其间发现左小腿逐渐变细，而且脚后跟翘得越来越高，挨不到地，只有左脚尖的外侧部分能够着地。现在他没办法像正常人一样"脚踏实地"地走路，更没办法干活（**e** 图 11-3-1　患者下肢）。

基于近 20 年来的骨科临床工作经验，周医生在看到林师傅的步态时，就已经基本可以判断林师傅的病因了。

【情境 2】

周医生仔细询问后，得知术后林师傅左脚后跟逐渐翘起来，踩不了地而且左足背也翘不起来了。

体格检查：体温 36.8 ℃，脉搏 82 次 / 分，呼吸 22 次 / 分，血压 130/82 mmHg。双肺呼吸音清，未闻及干、湿啰音。心律齐。腹平软，无压痛，肝脾肋下未触及。

专科检查：左踝关节内翻畸形，左下肢皮肤完整，左小腿肌萎缩。左足背外侧痛触觉减退伴麻木感。左足背伸、外翻不能。

X 线：双下肢 X 线提示左股骨干骨折术后骨不愈合，左踝关节内翻畸形（**e** 图 11-3-2　双下肢 X 线片）。

左下肢肌电图提示：左腓总神经、左胫神经损伤（**e** 图 11-3-3　下肢肌电图结果）。

周医生建议林师傅手术治疗。

【情境 3】

术前仔细评估林师傅的一般情况后，周医生团队提供了几种治疗方案。林师傅和哥哥商量了一整天后最终作出决定。林师傅选择了踝关节融合术来校正踝关节的马蹄内翻畸形；对于左股骨干骨折术后骨不愈合，选择了切开、植骨重新固定治疗。查房时，周医生反复强调手术风险，让林师傅做最坏的打算和最好的准备，同时告诉林师傅，他会尽量花最少的钱来解决问题。林师傅十分感谢周医生的耐心和仁心仁术。

实施踝关节融合术后第7天，林师傅左踝关节切口周围的皮肤出现发黑（**e** 图 11-3-4 左踝关节切口周围皮肤）。考虑局部皮肤坏死，予以局部创面清洁换药治疗。

术后复查 X 线提示：踝关节内固定在位，矫形位置可（**e** 图 11-3-5 复查 X 线片）。

【情境 4】

手术后，在医护人员及哥哥的细心照料下，林师傅的状态一天天好起来。根据周医生的意见，切口给予隔日换药，发黑的皮肤保持清洁干燥。换药时林师傅看到自己脚的形态比刚来医院的时候好了很多，心里十分开心！

出院后7个月，林师傅从老家发来一张照片，周医生看到林师傅又可以重新"脚踏实地"（**e** 图 11-3-6 术后下肢照片），他满意地笑了！

案例四 高枕真的无忧吗

【情境1】

李大伯，60多岁，刚退休，由于年轻时经常干体力活，身体还算硬朗，平素也没什么重大疾病。平时最大的乐趣就是躺在沙发上或床上看电视，为了兼顾收视效果，经常在脑袋后面垫2个枕头，屈着脖子看电视。平时睡觉也喜欢垫高枕头，美其名曰：高枕无忧。虽然有时也会觉得脖子酸痛，但并没有在意。

一天早上，刚起床，李大伯就感觉有点不对劲，头昏脑涨，脚底感到有点发飘，随即四肢发麻沉重，不能站立，情况迅速恶化，很快他便感觉四肢已经难以动弹。李大伯紧张地喘不过气来，连忙呼唤家里人，家人迅速拨打了"120"急救电话，救护车将李大伯送到急诊室。

【情境2】

李医生迅速询问了病史，进行初步快速体格检查，发现李大伯意识清醒，双侧瞳孔等大等圆，对光反射存在，口眼无偏斜，言语对答流利清晰。双上肢肌力2~3级，双下肢肌力0~2级。四肢及胸部以下感觉减退至消失。护士快速进行了生命体征初测，血压135/85 mmHg，心率88次/分，血氧饱和度99%。行急诊血常规、血生化、D-二聚体、凝血功能等检查，均未见明显异常。进行颅脑及颈椎CT扫描，颅脑CT未见明显异常，颈椎CT未显示明显骨折脱位征象，但C4/5及C5/6椎间盘突出伴颈椎椎管狭窄。李医生立即联系脊柱外科会诊。

脊柱外科张医生对李大伯进行详细的体格检查：颈部无明显压痛及叩击痛，双手握力2级，余上肢肌力3级，左侧髂腰肌、股四头肌肌力2级，胫前肌、腓肠肌、足趾背伸跖屈肌力1级，右侧髂腰肌、股四头肌肌力1级，胫前肌、腓肠肌、足趾背伸跖屈肌力0级，肛门括约肌松弛。双上肢深、浅感觉减退，剑突下深、浅感觉减退至消失。肱二头肌反射（++）、肱三头肌反射（++）、髌腱反射（−）、踝反射（−）。Babinski征（+）、Hoffmann征（−）、髌阵挛（−）、踝阵挛（−）。颈椎MRI检查显示：颈椎反曲，C4/5及C5/6椎间盘突出，相应节段脊髓明显受压（ **e** 图11-4-1 颈椎MRI）。

【情境3】

张医生诊断李大伯为"脊髓型颈椎病？"，与李大伯家属沟通后，迅速完善相关术前准备，于当日急诊行"颈椎前路C4/5，C5/6椎间盘切除联合椎体间植骨融合术（ACDF）"，术中摘除突出的椎间盘减压后，即可见硬脊膜膨隆良好。

术后李大伯的肢体感觉较前有所恢复，术后一周查体：双手握力3级，肱二头肌肌力5⁻级，三角肌肌力5级，双侧髂腰肌肌力1级，股四头肌肌力2级，左踇伸肌肌力3级，右踇伸肌肌力2级，肛门括约肌收缩减弱。复查颈椎MRI显示：颈椎脊髓前方已无椎间盘突出压迫，但椎管仍较正常狭窄（ **e** 图11-4-2 术后颈椎X线片，图11-4-3 术后颈椎 MRI 复查)。

【情境4】

再次与李大伯及其家属沟通后，予行二期"颈椎后路单开门椎板成形术"(**e** 图 11-4-4 　颈椎后路单开门椎板成形术)。

术后复查颈椎 MRI，可见椎管明显扩大，颈椎脊髓获得充分减压(**e** 图 11-4-5 　颈椎 MRI 复查)。术后李大伯继续转至康复科进一步行肢体功能康复治疗。

术后半年，李大伯已能谈笑风生地自行行走至门诊复查，主诊医生进行体格检查：双手握力4级，双侧肱二头肌肌力5级，三角肌肌力5级，双侧髂腰肌、股四头肌肌力 4^+ 级，肛门括约肌肌力5级。行 X 线复查，可见内固定位置良好，颈椎生理曲度良好(**e** 图 11-4-6 　颈椎 X 线片复查)。

历经2次手术最终康复的李大伯不禁感叹：真是病来如山倒，病去如抽丝啊！此后，李大伯虽然依旧喜欢看电视，但姿势注意"标准"了，睡觉枕头也不敢那么高了。

案例五　包大爷的腰腿痛

【情境 1】

包大爷是位勤朴的农民，日出而作，日落而息，几十年如一日地在田间地头劳作，长年累月的育苗插秧施肥收割让他用弯下的腰扛起了家。生活是越来越好了，但包大爷却多了个烦心事，这老腰开始时不时地痛上一回，让他吃饭也不香，睡觉也不安稳，连干活都有些力不从心。

2 个月前的一天清晨，包大爷和往常一样打理着自己刚刚种下的菜苗。正准备下地的老伙计老贾瞧见了，站在他背后的田埂上大声地跟他打了个招呼。包大爷蹲在地里一扭头，顿时感到腰部剧痛，一下子坐倒在地上，屁股也开始疼痛，接着大腿、小腿，以及左边整条腿都变得又痛又麻，刚想爬起来又跌了回去。老贾看到此情景，赶紧来帮忙将他搀扶回家。包大爷回到家后，立即被儿子送往当地县级医院。

【情境 2】

在急诊室，李医生进行了病史询问和相关辅助检查。体格检查：双肺呼吸音清，未闻及啰音，心律齐，未闻及心脏杂音。腹平软，肝脾肋下未触及，无压痛及反跳痛，无肠鸣音亢进。腰背部肌肉紧张，无明显压痛、叩痛。左小腿外侧和左足背痛、触觉减退，左足背伸无力，左侧 Lasegue 征（+），双下肢腱反射正常，无压痛、纵向叩击痛，无肿胀、畸形，肢端血供正常。

行急诊血常规、血生化、凝血功能等检查，测量血压（BP）178/90 mmHg，脉搏（P）90 次 / 分，余未见明显异常。

腰椎 X 线片：骨质增生，椎体形态未见明显异常，L4/5 椎间隙高度下降（ⓔ 图 11-5-1　腰椎 X 线片）。腰椎动力位片：L4/5 节段有不稳倾向（ⓔ 图 11-5-2　腰椎动力位片）。

【情境 3】

李医生建议包大爷卧床，腰围固定，完善腰椎 CT 及 MRI 检查，并予止痛、消炎等对症支持治疗。包大爷感到左下肢疼痛麻木有所缓解，此时血压 164/80 mmHg，心率 85 次 / 分。他拒绝住院继续检查及治疗。

回到家后，他听说有一种祖传药膏，专门治疗这种疾病，不需要开刀就能"药到病除"，马上前去求治。经过 2 个月的治疗，包大爷左下肢疼痛没有一点缓解，反而左下肢皮肤被药膏烫伤，会阴部逐渐出现麻木感，小便难解。包大爷的儿子不想自己的老父亲每天被病痛折磨，于是立刻送他来当地某三甲医院脊柱外科就诊。包大爷被收住入院后，查腰椎 CT 和 MRI，发现 L4/5 椎间盘髓核脱出进入椎管，向下游离，压迫硬膜囊及左侧神经根（ⓔ 图 11-5-3　腰椎 CT，图 11-5-4　腰椎 MRI）。

【情境 4】

根据病史、查体和影像学检查，手术指征明确。排除相关禁忌后，脊柱外科马医生给包大爷实施了手术治疗（**e** 图 11-5-5 手术治疗）。术中发现神经根被脱出的髓核压迫严重，神经根红肿，炎症反应明显。术后，包大爷左下肢疼痛完全缓解，肌力 5 级，会阴部感觉恢复正常。复查见突出的髓核已完全摘除，内固定及融合器位置良好（**e** 图 11-5-6 腰椎术后复查）。5 天后，包大爷在腰围保护下能够步行出院。

案例六 "拉门"惹的祸

【情境1】

65岁的赵大娘开了一家糖果店,3天前的晚上,她用力拉店门的时候,突然一扭,即感到左侧髋部疼痛,当时也没太在意,就一跛一跛地回家休息了。第2天早晨起床时,感觉疼痛加重。她强忍着痛,跛行到隔壁一家伤科诊所就诊,诊断为"扭伤",予以膏药外敷。

赵大娘回家后立即卧床休息,但疼痛明显加剧。次日早晨起床时,不能站立,活动时疼痛剧烈,于是家属急忙将她送到医院。

【情境2】

急诊科张医生热情地接诊了她,详细询问起病情况及病史。赵大娘高血压已15年,一直自己服用抗高血压药物,控制较好。21岁结婚,生育2个女儿,45岁绝经,平时吃素。近3年来,有腰背痛,起卧时明显。

体格检查:血压(BP)166/82 mmHg,心率(HR)89次/分,呼吸(R)14次/分,体温(T)37.1℃。神志清,头颈部无异常,锁骨上淋巴结未触及肿大。肺未见明显异常。肝脾于肋下未触及,移动性浊音阴性,双下肢无水肿。

专科检查:左髋部主动活动受限,被动活动疼痛剧烈,左下肢呈外旋畸形,较右下侧短缩2 cm(**e** 图11-6-1 患肢短缩外旋畸形),局部未见皮下瘀血、瘀斑,压痛(+),纵向叩击痛(+),Bryant三角底边较健侧缩短(**e** 图11-6-2 右侧Bryant三角底边,图11-6-3 左侧Bryant三角底边),大转子高过Nelaton线(**e** 视频11-6-1 大转子高过Nelaton线,图11-6-4 大转子高过Nelaton线)。略呈驼背,胸腰脊椎棘突压痛(−),叩击痛(+)。

【情境3】

张医生立即给赵大娘查了左髋X线平片及胸腰椎正侧位片,结果示:左股骨颈骨折(**e** 图11-6-5 左髋X线片),胸10腰1椎体成"楔形"变。经骨科会诊,拟诊为"左股骨颈骨折、骨质疏松"入院。

住院后,给予低分子肝素抗凝治疗,同时查血、尿、大便常规,肝肾功能和凝血四项,以及胸部X线检查,均未见明显异常。心电图结果示:心电轴轻度左偏,左心室肥大伴ST段改变。心脏彩超结果示:呈高血压心脏病改变。

经麻醉科会诊,建议维持目前血压,增加血气分析检查,因存在手术适应证,且心肺功能尚可耐受,综合考虑进行手术治疗。

【情境4】

住院第3天,医生在连续硬膜外麻醉下给赵大娘行"左全髋置换术",术中患者情况稳定，手术顺利，术中失血 100 ml，术后患者安全返回病房。术后赵大娘恢复情况好，复查骨盆 X 线检查，结果示：左髋人工关节置换术后改变（**e** 图 11-6-6 术后骨盆 X 线片），术后 3 天扶拐下地行走，14 天后拆线出院。嘱其避免患肢内收，近期避免坐矮凳，术后 45 天、90 天来院复诊，坚持抗骨质疏松治疗。

案例七　麻烦的肩膀痛

【情境 1】

杨阿姨 50 多岁，平时身体挺好。2 年前的一个清晨，杨阿姨骑着电动车去菜场买菜，一辆停在路边的轿车的车门突然由内向外被打开，撞向杨阿姨。杨阿姨从电动车上摔倒，致右肩着地。轿车司机赶紧将杨阿姨扶起来，发现她无明显伤口流血，无头晕头痛，无恶心呕吐，无胸闷气促，无大小便失禁等不适。但是杨阿姨自觉右肩关节疼痛，肩关节活动受限，外展 90° 时出现肩部疼痛。去当地医院做了 X 线检查，未见骨折。杨阿姨心想过几天应该自己会好的，于是回家后自行予云南白药喷雾剂治疗，并绑上一条三角巾，挂在脖子上制动休息。过了 1 周，疼痛症状稍缓解，但夜间疼痛仍明显，肩关节活动受限未见改善。

2 年来，杨阿姨经常到小诊所，予口服非甾体药物、针灸理疗、关节腔注射玻璃酸钠等治疗，疼痛时轻时重，关节活动度明显受限。

【情境 2】

1 个月前，杨阿姨提重物后，上述症状加重。在家人催促下，她去了医院。骨科张医生为杨阿姨进行诊疗。

体格检查：体温 36.7℃，脉搏 78 次 / 分，呼吸 21 次 / 分，血压 121/78 mmHg。体格检查合作，神志清，精神可，全身浅表淋巴结未触及肿大。颈软，无抵抗，气管居中，甲状腺未触及。两肺呼吸音清，两肺未闻及明显干、湿啰音，心脏听诊未闻及病理性杂音。腹平软，肝脾肋下未触及，未触及包块。

专科检查：脊柱生理弯曲存在，压痛、叩痛阴性，骨盆挤压、分离试验（－），右肩肱骨大结节处局部压痛（＋），叩击痛（－），右肩关节抬举活动受限，Neer 撞击征（＋），Jobe 试验（＋），Hawkins 撞击征（＋），落臂试验（＋），Lift-off 试验（－），压腹试验（－），有疼痛弧（70°~110°），四肢末梢感觉、血运可，活动正常。

MRI 提示：右肩袖冈上肌腱全层撕裂；右肱骨头局部囊性变、水肿；右肩粘连性关节囊炎可能（ⓔ 图 11-7-1，图 11-7-2　右肩 MRI）。

【情境 3】

张医生诊断为：右肩袖损伤，并简单地为杨阿姨讲解了肩袖肌群的组成（ⓔ 视频 11-7-1　肩袖肌群）。建议杨阿姨择期行右肩袖修补术。

经过充分的手术前准备，肩关节镜下行"右肩袖修补、右肩滑膜切除、右肩关节外展功能重建术"。右上肢外展前屈牵引固定，取右肩后侧口和前侧口为进关节镜及器械入口。关节镜进入盂肱关节，探查见关节内滑膜增生、充血，切除增生滑膜，松解肩胛下肌肌腱周围粘连组织；关节镜插入到肩峰下间隙，取肩关节外侧入路，进刨刀到肩峰下，清除肩峰下明显增生的滑囊组织，清除三角肌下滑囊组织。见肩袖破裂，呈 U 形，长度约

2 cm×4 cm。显露肩峰下方骨质，用磨钻磨除大结节部分骨质。清理肩袖破裂边缘，锚钉固定，行外展功能重建（**e** 图 11-7-3 手术治疗，视频 11-7-2 手术治疗）。

术后，即予杨阿姨肩关节支具固定，冰敷，肩关节休息位指导，右手握力训练，右肘、右腕及指关节主动关节活动度训练，在特定限制范围内被动右肩关节活动训练。术后4 天出院。

【情境 4】

杨阿姨回家后自行锻炼。4 周后感觉仍有肩部疼痛，家人劝她去门诊继续康复治疗。

门诊李医生给予无热量超短波、半导体激光、磁疗和冷疗以缓解肩关节疼痛。超声波疗法治疗肩关节周围软组织粘连。指导杨阿姨在无痛范围内进行钟摆练习。

术后 5 周，手术主刀张医生解除杨阿姨的肩部支具制动，进行肩关节被动牵伸关节训练以增加肩关节活动范围。利用弹力带开始进行肩周肌群闭链训练。

术后 7~8 周，使用体操棒、肩梯、治疗球等辅助器械进行肩关节主动助力训练。逐渐开始进行肩袖肌群、三角肌、肱二头肌抗阻训练。

康复治疗 4 周后，杨阿姨右肩关节疼痛较前明显改善，主动关节活动度为前屈 120°外展 75° 内旋 40° 外旋 40°，被动关节活动度为前屈 150° 外展 90° 内旋 50° 外旋 60°。

张医生还指导杨阿姨在日常生活中正确使用肩关节，暂时不做过肩运动，不要提重物。

案例八　护工的困惑

【情境1】

高校教师小刘，男，37岁，已婚。于2020年11月2日出现左侧腰腿部间歇性酸胀样疼痛，翻身、弯腰等活动时疼痛加重，自觉乏力。骨盆X线检查：骨盆诸骨及髋关节未见明显X线病征（ⓔ **图11-8-1　骨盆X线片**）。2周后，症状加剧，到门诊就诊，MRI检查提示：L5/S1椎间盘突出伴变性（ⓔ **图11-8-2　腰椎MRI**），给予药物保守治疗，疼痛缓解。1个月后，因上述症状再次加重，腰痛呈持续性酸胀痛，平卧休息后可稍缓解，伴活动受限，拟"左腰椎间盘突出症"收住疼痛科。

【情境2】

入院时体格检查：血压（BP）126/77 mmHg，心率（HR）88次/分，呼吸（R）20次/分，体温（T）37.3℃。神志清，头颈部无异常，锁骨上淋巴结未触及肿大。肺未见明显异常。肝脾于肋下未触及，移动性浊音阴性，双下肢无水肿。腰椎活动受限，腰椎叩痛（+），棘旁压痛（+）；直腿抬高试验：左30°，右70°；"4"字征：左（+），右（-）；左股骨大粗隆处叩痛（+）；四肢感觉存在，肌力5级。既往7年前有左胫腓骨骨折手术史，4年前有双侧甲状腺结节（病理检查：腺瘤）手术史。

入院后给予各项辅助检查，完善住院病历，主治林医生认为诊断明确，予甲钴胺片营养神经，奥美拉唑胶囊护胃，氟比洛芬针止痛，地塞米松针加甘露醇注射液缓解神经水肿，绝对平卧休息，适度腰椎牵引。治疗1周后，症状有所缓解，但左髋疼痛仍存在，负重时加剧。林医生建议小刘出院休息，巩固疗效。

【情境3】

出院2周后，小刘又出现左髋部疼痛加剧，以腹股沟处为著，同时左肩也出现疼痛，到医院就诊。MRI检查提示：左侧肱骨头及肱骨上段病变，恶性可能（ⓔ **图11-8-3　左肩MRI**），为求进一步诊治，拟诊"骨肿瘤"入住骨科。

骨科周医生查房认为，左肩病变可能为继发性转移，予PET-CT检查。由护工推床送其至检查室检查，检查完毕后，仍由护工推床送回病房。从推床搬回病床时，小刘突然感觉左髋部剧烈疼痛，紧急通知病房值班李医生。李医生到病床旁询问情况，体检发现，左下肢短缩、外旋畸形，考虑髋部骨折。急诊X线拍片检查：左股骨颈骨折，左侧髋臼、左耻骨支及左股骨上端多发骨质破坏（ⓔ **图11-8-4　骨盆X线片**）。

这时，家属认为是护工搬运不当所致，投诉至医患处理办公室。而护工认为自己按常规搬运，觉得很"冤枉"、很"困惑"。次日，PET-CT报告：颅骨及全身诸多溶骨性骨质破坏伴代谢增高、两侧甲状软骨破坏伴代谢增高，提示恶性病变，考虑转移或淋巴瘤可能（ⓔ **图11-8-5　PET-CT**）。鉴于病情复杂，经科室讨论，决定予以穿刺活检。

经肱骨上段病变处穿刺活检，病理报告："左肱骨头"送检组织考虑为恶性淋巴瘤（ⓔ **图11-8-6　病理报告**），待免疫组织化学检测后进一步确定及分型。血液内科张医生会诊，建议转血液科进一步治疗。

经血液科抗淋巴瘤化疗后 6 个月，X 线检查提示股骨颈骨折基本愈合（**e** 图 11- 8-7　左髋 X 线片 ），病灶消失，小刘能自行行走至骨科门诊随访（**e** 视频 11-8-1　行 走视频 ）。

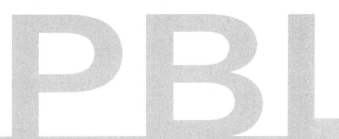

第十二章

急诊与重症医学

案例一 电击之殇

【情境 1】

张先生，29 岁，电焊工，平时身体健康。一天，他在工作时突然大叫一声，随后倒地昏迷。工友急忙赶过来，发现张先生面色发紫，呼之不醒，其所戴绝缘手套有破损，旁边是裸露的电线。考虑触电，工友立即关闭电闸，拨打"120"，并对他进行现场急救。

【情境 2】

在救护车上，急救医生持续对张先生进行胸外按压。到达当地县医院后，心电图提示心室颤动（**e** 图 12-1-1　心电图），予以双相交流电 200 J 电除颤 3 次，肾上腺素针 1 mg 静脉推注，随后恢复自主心跳和自主呼吸，心率 65 次 / 分，呼吸 10 次 / 分，血压 95/55 mmHg，神志仍昏迷，双侧瞳孔直径 5 mm，对光反射消失。10 分钟后张先生再次出现心室颤动，继续心肺复苏及电除颤，再予胸外按压及电除颤共 3 次，直到 33 分钟后恢复自主心跳，心率 75 次 / 分，测血压 98/65 mmHg。但张先生无自主呼吸，神志仍昏迷，予紧急气管插管后转至当地某三甲医院治疗。

【情境 3】

抢救室接诊的吕医生对张先生进行体格检查，提示：体温 37.0℃，脉搏 80 次 / 分，血压 110/70 mmHg，呼吸 18 次 / 分，经口气管插管状态，SaO$_2$ 90%。神志昏迷，格拉斯哥昏迷评分（GCS）7 分（2 + 1 + 4），双侧瞳孔等大等圆，直径 3 mm，对光反射迟钝。两肺呼吸音粗，未闻及干、湿啰音，心律齐，心音中等，未闻及病理性杂音，腹软，肠鸣音减弱。四肢可见间歇性抽搐，双侧病理征阳性。可见电击伤入口位于左拇指，大小约 10 mm，出口位于右侧胸壁，大小约 50 mm，形态不规则。

【情境 4】

吕医生安排张先生进行化验检查（结果见表 12-1-1 ~ 表 12-1-3）、头颅及胸部 CT （**e** 图 12-1-2　头颅 CT，图 12-1-3　胸部 CT）和心电图检查（**e** 图 12-1-4　心电图）。

表 12-1-1 血常规结果

项目	结果	参考范围
白细胞	$15.85 \times 10^9/L$	$(3.5 \sim 9.5) \times 10^9/L$
中性粒细胞	$14.8 \times 10^9/L$	$(1.8 \sim 6.3) \times 10^9/L$
血小板	$155 \times 10^9/L$	$(125 \sim 350) \times 10^9/L$
血红蛋白	142 g/L	130 ~ 175 g/L

表 12-1-2 血生化检查结果

项目	结果	参考范围
血肌酐	75 μmol/L	58 ~ 110 μmol/L
尿素氮	5.8 mmol/L	3.2 ~ 7.1 mmol/L
血糖	5.6 mmol/L	4.1 ~ 5.9 mmol/L
血钾	3.21 mmol/L	3.5 ~ 5.3 mmol/L
血钠	140 mmol/L	137 ~ 147 mmol/L
血氯	109 mmol/L	99 ~ 110 mmol/L
血钙	2.03 mmol/L	2.10 ~ 2.55 mmol/L
乳酸	3.3 mmol/L	0.7 ~ 2.1 mmol/L
肌钙蛋白 I	5.630 μg/L	0.00 ~ 0.15 μg/L
肌钙蛋白 T	> 1 200 ng/ml	0.00 ~ 154.9 ng/ml
肌酸激酶同工酶	55 U/L	0 ~ 16 U/L
肌酸激酶	1 100 U/L	38 ~ 174 U/L

表 12-1-3 血气分析结果

项目	结果	参考范围
pH	7.398	7.350 ~ 7.450
PaO_2	103.3 mmHg	80 ~ 100 mmHg
$PaCO_2$	33.6 mmHg	35 ~ 45 mmHg
BE	2.3 mmol/L	± 3.0 mmol/L

根据张先生的病史和检查结果，吕医生考虑是电击引起的心搏骤停，脑 CT 提示有脑水肿，结合张先生间歇性抽搐表现，建议将他转到急诊重症监护室（EICU）治疗。

【情境 5】

进入 EICU 后，毛医生快速对张先生采取目标温度管理，同时给予药物控制抽搐、甘露醇降颅内压、监护生命体征等治疗措施。第 2 天，张先生神志较前好转，GCS 评分为 4 + T + 5。逐渐上调温控毯温度，下调镇痛镇静药物，下调呼吸机参数（改自主呼吸 SPONT 模式，f = 16 次 / 分，SaO_2 98% ~ 100%）。第 3 天，张先生神志完全转清醒，拔除气管插管，转普通病房。

案例二 烦人的海鲜

【情境 1】

沿海城市居民老李，55 岁，每日饮白酒 2 两，已持续 15 年。3 年前，B 超检查提示老李有肝硬化。2 天前，有朋自远方来，老李很高兴，赶忙去菜场买了肉和花蛤、海虾等海鲜。当晚，老李的妻子做了满满一桌子的好菜。海鲜讲究一个鲜字，花蛤基本上只在热水里过一下，海虾也只稍稍烫一下，以保持食材的原汁原味。朋友对这桌菜赞不绝口。推杯换盏之间，老李自然没少吃美味的花蛤和海虾。晚饭后，安顿好朋友，老李就睡觉去了。

次日凌晨一大早，老李醒后感觉右腿有点痒，仔细一看，皮肤一片红色斑疹，中间还起了几个水疱。平时自己吃的海鱼都是红烧，烧熟的，这次怎么了？难道是海鲜过敏了？老李心里想。他觉得这不碍事，自认为过不了多久，过敏就会好的。

到了晚上，老李感觉头发烫，量体温 39℃。他心想：难道昨晚着凉感冒了？可是没有鼻塞，流鼻涕，也没有咳嗽、咳痰。更糟糕的是，腿上的红斑扩大了，水疱越来越大，颜色也变黑了。老李被家人送到医院。

【情境 2】

老李对急诊护士说自己海鲜过敏了，让医生开点抗过敏的药。护士简单询问病史后，测量老李的基本生命体征：体温（T）39.2℃，脉搏（P）110 次 / 分，呼吸（R）23 次 / 分，血压（BP）95/60 mmHg。护士查看了老李腿上的水疱和红斑后，带他到内科诊疗。内科吴医生仔细询问了病史，查体发现，除了红色斑疹及局部水疱，整条右腿都肿起来了，皮肤张力很高，压痛明显，左腿也有蔓延。医生立即开了生理盐水等晶体液，并嘱咐护士，快速补液。吴医生告诉家属，老李的病情不像过敏，情况危重，需要转上级医院治疗。救护车转送老李到了市医院。

体格检查：T 39.4℃，R 28 次 / 分，P 124 次 / 分，BP 90/68 mmHg，神志清，稍烦躁，颈部可见 3 颗蜘蛛痣，双肺未闻及干、湿啰音，心率（HR）124 次 / 分，心律齐，各瓣膜听诊区未闻及杂音，腹平软，肝脾肋下未触及，右侧小腿红肿，皮肤部分破溃，左侧小腿皮肤红肿，可见数个暗红色血疱，连成片，皮温升高（ⓔ 图 12-2-1 患者下肢切开前 1，图 12-2-2 患者下肢切开前 2），足背动脉搏动可。

老李马上被推进了抢救室。

辅助检查：血常规、血生化、降钙素原（PCT）、血气分析、肝功能、腹部 B 超（ⓔ 表 12-2-1 血常规，表 12-2-2 血生化，表 12-2-3 降钙素原，表 12-2-4 血气分析，表 12-2-5 肝功能，表 12-2-6 腹部 B 超）。

【情境 3】

接诊的刘医生意识到老李病情很严重，立即给老李行深静脉穿刺，加快补液，去甲肾上腺素针微泵升压，并经验性使用抗感染药物；行血培养、心脏超声、下肢血管 B 超等检查。经上述处理后，老李血压较前稳定，立即被安排住进急诊重症监护室（EICU），值班医生向卢主任汇报病情及治疗经过。

卢主任查房：T 38.3℃，R 30 次 / 分，P 104 次 / 分，BP 124/58 mmHg，神志清，四肢肢端冷，双肺可闻及少许湿啰音，HR 104 次 / 分，心律齐，无杂音，腹平软，肝脾肋下未触及，双侧小腿皮肤张力高，局部体征同前。卢主任给家属交代病情，并请外科急会诊。外科医生会诊后，再次告病危，取得家属同意后，立即在床旁行下肢切开减张（🄴 图 12-2-3 患者下肢切开时 1，图 12-2-4 患者下肢切开时 2，图 12-2-5 患者下肢切开时 3）。在 EICU 给予优化容量状态、升压、抗感染、局部创口每日换药等治疗，血培养及创面培养均提示创伤弧菌。经过 2 周治疗，老李的生命体征逐渐稳定，停用去甲肾上腺素针，转出 EICU，住进外科病房进一步治疗。

【情境 4】

老李在外科住院 8 周后，继续抗感染、营养支持治疗，并经历 2 次植皮手术后，创面逐渐愈合（🄴 图 12-2-6 患者下肢植皮时，图 12-2-7 患者下肢植皮后）。这次住院的医疗费让原本经济不宽裕的老李一家捉襟见肘。其间老李想放弃治疗，卢主任得知实情后，对老李耐心开导，并积极协助老李一家申请公益性社会救助。最终在医护人员的精心治疗和家属的悉心照顾下，老李的血常规、肝肾功能等各项指标好转，出院。

这次生病经历让老李颇有感触：长期大量饮酒对肝不好，会有很多并发症，如肝功能不全，消化道出血，甚至继发严重感染；海鲜好吃，但要煮熟后进食，否则轻则腹泻，重则危及生命，健康的生活方式太重要了！

案例三　祸起黄蜂

【情境 1】

护林员冯某，男，47 岁，平时血压 150/85 mmHg 左右，未服药治疗。2 天前，在野外作业返程的路上，因踩到掉落地上的蜂巢后被几只黄蜂蜇了，即刻出现头晕、恶心、呕吐，视物逐渐模糊，随后眼前发黑并出现晕厥。10 分钟后清醒过来，他发现身上长出了很多红色的皮疹，有些皮疹上有水泡，疼痛明显，于是自行用汽油涂抹在蜂蜇处，并拨打了"120"电话求救，救护车把他送到急诊室救治。

【情境 2】

根据冯某的病情，医生急忙给予体格检查，以及血常规、血液生化、血气分析（表 12-3-1、表 12-3-2、表 12-3-3）、凝血功能检查（ℯ **图 12-3-1　凝血功能检查**）。

体格检查：体温 36.3℃，脉搏 122 次 / 分，呼吸 21 次 / 分，血压 92/54 mmHg，神志清，巩膜无黄染，头面部可见多处蜇伤，伤口长度 5～10 mm，可见蜂刺及水疱，颈部及双上肢远端可见散在风团样皮疹。皮肤湿冷，口唇无发绀，两肺呼吸音清，未闻及明显干、湿啰音，心率 122 次 / 分，律齐，心音中等，各瓣膜区未闻及杂音及心包摩擦音，腹平软，无压痛及反跳痛，肝脾肋下未触及，双下肢无水肿。

表 12-3-1　血常规检查

项目	结果	参考范围
白细胞	$22.01 \times 10^9/L$	$(3.5～9.5) \times 10^9/L$
中性粒细胞	$16.76 \times 10^9/L$	$(1.8～6.3) \times 10^9/L$
血小板	$265 \times 10^9/L$	$(125～350) \times 10^9/L$
血红蛋白	166 g/L	130～175 g/L

表 12-3-2　血生化检查

项目	结果	参考范围
血肌酐	107 μmol/L	58～110 μmol/L
尿素氮	6.7 mmol/L	3.2～7.1 mmol/L
血糖	10.5 mmol/L	4.1～5.9 mmol/L
血钾	2.78 mmol/L	3.5～5.3 mmol/L
血钠	141 mmol/L	137～147 mmol/L
血氯	105 mmol/L	99～110 mmol/L
血钙	2.15 mmol/L	2.10～2.55 mmol/L

表 12-3-3　血气分析

项目	结果	参考范围
pH	7.322	7.350 ~ 7.450
PaO_2	95.7 mmHg	80 ~ 100 mmHg
$PaCO_2$	47.2 mmHg	35 ~ 45 mmHg
BE	−2.3 mmol/L	± 3.0 mmol/L

【情境 3】

结合冯某的蜂蜇伤史和临床表现，医生判断冯某是过敏性休克，立即予肾上腺素 0.5 mg 皮下注射，并给予甲泼尼龙针 80 mg 静脉滴注及补液扩容、护胃等支持治疗后，血压上升到 135/80 mmHg，全身风团样皮疹逐渐消退，予收住普通病房继续治疗。

案例四　一朝被蛇咬

【情境1】

60岁的李大爷身体硬朗，夏季的一天，他和往常一样在自家农田里干活。在田间拔草时，突然感到左下肢剧烈疼痛，本以为是被树枝荆棘刺伤，仔细一看是一条蛇匍匐在眼前，李大爷慌乱中将蛇打死并装入黑色塑料袋中。等李大爷缓过神来，感到左下肢胀痛、发麻，发现被蛇咬伤处不断渗血。因为早有耳闻蛇毒的厉害，根据既往经验教训，李大爷立即脱下衣服在伤口上游打了个结，家人得知情况后立即开车将李大爷送至本市医院急诊科。

【情境2】

李大爷到达急诊科后，医护人员立即将其安置到病床上，体格检查：体温37.8℃，呼吸18次/分，脉搏95次/分，心率95次/分，血压150/90 mmHg。神志清，双侧瞳孔等大等圆，直径3 mm，对光反射灵敏，双肺听诊呼吸音清，未闻及干、湿啰音，心律齐，未闻及病理性杂音，腹软，无压痛及反跳痛。左大腿轻度肿胀，左小腿肿胀明显，局部皮肤可见大量水疱，左小腿下段后方可见咬伤齿印伴局部出血（**ℯ** 图 12-4-1　左小腿水疱及咬伤齿印），左侧足趾及左小腿活动受限，左侧足背动脉不能触及，右下肢无特殊。

【情境3】

急诊科赵医生仔细看了李大爷带来的已被打死的蛇，结合李大爷的症状和体征，考虑为五步蛇咬伤（**ℯ** 图 12-4-2　五步蛇）。赵医生给李大爷进行了紧急处理：心电监护、吸氧，建立静脉通道，抗五步蛇血清 8 000 U 静脉滴注解毒，季德胜蛇药内服外敷，破伤风免疫球蛋白肌内注射，地塞米松抗炎消肿，甘露醇、呋塞米脱水减轻软组织压力，镇痛镇静、脏器功能保护、纠正电解质紊乱等对症支持治疗。同时立即留取血标本，完善血常规、急诊生化、凝血功能（**ℯ** 图 12-4-3　血常规，图 12-4-4　血生化，图 12-4-5 凝血功能）、术前四项、心电图、下肢彩超等相关检查。

【情境4】

李大爷被五步蛇咬伤的诊断明确，目前左下肢肿胀明显，伴大量水疱，足背动脉不能触及，考虑合并筋膜室综合征。经多学科会诊，完善术前检查后急诊行左小腿筋膜室综合征切开减压术及负压封闭引流术（VSD）（**ℯ** 图 12-4-6　左小腿切开减压，图 12-4-7　左小腿切开后包扎），术后收住 EICU，继续监护治疗。

经过医护人员的规范诊治及精心照料，3天后，李大爷病情稳定，转入急诊普通病房，1周后好转出院。

案例五 来自化工厂的工人

【情境1】

徐某，45岁，化工厂工人。一天上夜班，他负责配料，把各种成分按比例倒入硝酸池里搅拌，以充分反应。尽管戴着口罩，但搅拌后，硝酸池里冒出白色雾气，气味仍然呛鼻。3小时后，徐某感觉口干舌燥，干咳，胸口闷。他稍微休息，喝了一口水，又继续工作，慢慢感觉气喘不过来。工友发现后，立即叫了"120"救护车，送往医院。

【情境2】

到医院后，测徐某手指氧饱和度为90%，邱医生马上予储氧面罩给氧（10 L/min），氧饱和度逐渐上升到95%左右。然后，邱医生根据病情做了相应的体格检查：体温（T）38.0℃，脉搏（P）100次/分，呼吸（R）35次/分，血压（BP）135/80 mmHg。消瘦体型，神志清楚，半卧位，颈静脉无怒张，口唇发绀，呼吸急促，双肺呼吸音粗，两肺满布干、湿啰音。心率（HR）100次/分，律齐，未闻及杂音及心包摩擦音。腹平软，肝脾肋下均未触及，下肢无水肿。邱医生发现徐某虽然戴着储氧面罩，但呼吸仍旧比较急促，呼吸频率30次/分左右，于是让他戴上双水平气道正压通气（BiPAP）无创呼吸机辅助通气，他立即觉得呼吸轻松了许多，手指氧饱和度稳定在95%～100%（BiPAP参数：IPAP 18 cmH$_2$O，EPAP 8 cmH$_2$O，f 20次/分，FiO$_2$ 80%）。邱医生给徐某进行了血液化验（表12-5-1）及心电图检查，心电图提示窦性心动过速，心率100次/分（**e** 图12-5-1 心电图），并开通静脉通道。

表 12-5-1 血液化验结果

检查类型	检查项目	数值	正常值
血常规	白细胞	15.6×10^9/L	（$3.5 \sim 9.5$）$\times 10^9$/L
	中性粒细胞	7.2×10^9/L	（$1.8 \sim 6.3$）$\times 10^9$/L
	血小板	135×10^9/L	（$125 \sim 350$）$\times 10^9$/L
	血红蛋白	145 g/L	$130 \sim 175$ g/L
血生化	肌酐	83 μmol/L	$58 \sim 110$ μmol/L
	乳酸	2.4 mmol/L	$0.7 \sim 2.1$ mmol/L
	血糖	6.5 mmol/L	$4.1 \sim 5.9$ mmol/L
	钾	3.97 mmol/L	$3.5 \sim 5.3$ mmol/L
	钠	141 mmol/L	$137 \sim 147$ mmol/L
	氯	110 mmol/L	$99 \sim 110$ mmol/L
	肌钙蛋白 I	0.004 mmol/L	$0.000 \sim 0.150$ μg/L

续表

检查类型	检查项目	数值	正常值
血气分析	pH	7.387	7.350 ~ 7.450
	PaO_2	125.0 mmHg	80 ~ 100 mmHg
	$PaCO_2$	41.3 mmHg	35 ~ 45 mmHg
	BE	−0.5 mmol/L	± 3.0 mmol/L

【情境3】

由于已明确徐某因吸入硝酸气雾后出现呼吸困难，且存在急性呼吸衰竭，因此邱医生初步诊断为"急性刺激性气体中毒（硝酸），急性呼吸衰竭"。徐某病情危重，邱医生向徐某家属告知病情，签署危重患者知情同意书、风险告知书及激素使用同意书。予甲泼尼龙针0.5 g静脉滴注，同时加用注射用埃索美拉唑钠（耐信针）40 mg静脉滴注。得知徐某既往没有抗生素过敏史后，邱医生加用头孢呋辛针预防感染。徐某在BiPAP辅助及药物应用后，呼吸困难明显好转。邱医生再次查看病情，评估后给徐某安排急诊胸部CT检查，报告提示两肺多发斑片状渗出表现（**e** 图12-5-2 肺部CT1）。

【情境4】

邱医生对病情和检查结果进行了评估，安排徐某入住重症监护室继续治疗。在监护室，徐某继续BiPAP辅助通气、预防感染、激素、护胃、输液等治疗。3天后，徐某感觉呼吸费力已不明显，肺内啰音基本消失，于是改用鼻导管给氧（2 L/min）。复查肺部CT（**e** 图12-5-3 肺部CT2）。激素减量，并于使用1周时停用激素。住院8天，徐某痊愈出院。出院前，医生对工厂老板及徐某进行了安全生产教育（**e** 视频12-5-1 有毒化学品的危害与预防）。

案例六　夏日的"隐形杀手"

【情境1】

酷热夏天的一个中午，几名工人急匆匆地推着一名中年男子进入抢救室。该男子神志欠清，烦躁不安，四肢不自主抽搐。他的妻子向医生陈述道："我老公今年50岁，平时身体很健康，在一家皮鞋厂上班才半个月，每天工作10小时，经常加班。今天他和往常一样上班，刚工作3小时，厂里就打电话跟我说他病倒了……"说罢就掩面而泣。旁边的工友补充道："我们工作车间空间很小，通风不好，这几天车间就像一个大蒸笼，人进去一会儿就汗流浃背。今天他刚上班没多久就说有点头晕、恶心，我们劝他休息一会儿。但休息没多久他又继续工作，1小时前他突然倒地，四肢开始抽搐，我们就赶紧把他送到医院来了。"

【情境2】

抢救室王医生立即给患者老张进行体格检查：体温（T）42.1℃，脉搏（P）142次/分，呼吸（R）28次/分，血压（BP）118/55 mmHg，血氧饱和度（SpO$_2$）98%。两侧瞳孔等大等圆，直径3 mm，对光反射灵敏，全身大汗，脉搏细促，全身未触及肿大淋巴结。气管居中，呼吸急促，两肺呼吸音清，未闻及干、湿啰音。心界不大，心律齐，各瓣膜听诊区未闻及病理性杂音。全腹平软，左上腹压痛，无反跳痛，肝脾肋下未触及。神经系统检查不能配合。

【情境3】

根据老张病史和体格检查情况，王医生初步判断为"热射病"，立即给予4℃冰生理盐水快速滴注，采用物理降温，地西泮针缓解痉挛抽搐。同时抽血化验（结果见表12-6-1），做心电图、头颅CT检查。心电图提示：窦性心动过速。头颅CT未见明显异常。

表 12-6-1　血液检查结果汇总表

检查类型	检查项目	数值	正常值
血常规	白细胞	15.1×10^9/L	3.5×10^9/L ~ 9.5×10^9/L
	中性粒细胞	0.83	0.40 ~ 0.75
血生化	C反应蛋白（CRP）	< 5 mg/L	0.00 ~ 10.00 mg/L
	降钙素原（PCT）	0.069 ng/ml	0.00 ~ 0.05 ng/ml
	乳酸	4.9 mmol/L	0.7 ~ 2.1 mmol/L
	Na$^+$	114 mmol/L	137 ~ 147 mmol/L
	Cl$^-$	86 mmol/L	99 ~ 110 mmol/L

续表

检查类型	检查项目	数值	正常值
血气分析	K^+	5.10 mmol/L	3.5 ~ 5.3 mmol/L
	肌酐	151 μmol/L	46 ~ 92 μmol/L
	pH	7.33	7.35 ~ 7.45
	PO_2	110 mmHg	80 ~ 100 mmHg
	PCO_2	26 mmHg	35 mmHg ~ 45 mmHg
	BE	−9.5 mmol/L	−3 ~ +3 mmol/L
	HCO_3^-	16.2 mmol/L	21.3 ~ 24.8 mmol/L
心肌酶学	肌酸激酶	7 433 U/L	38 ~ 174 U/L
	肌钙蛋白	正常范围	
肝功能	总胆红素	40 μmol/L	0 ~ 20 μmol/L
	谷丙转氨酶	58 U/L	9 ~ 50 U/L
	谷草转氨酶	183 U/L	15 ~ 40 U/L

【情境 4】

根据老张的症状、体征及辅助检查结果，王医生确诊他为"热射病"，紧急联系急诊重症监护室（EICU）收住入院。入院后予补液、物理降温（ⓔ 图 12-6-1　降温处理后体温）、地西泮针控制抽搐发作、床旁持续肾替代治疗（CRRT）。次日，老张神志转清，2 天后转入普通病房，治疗 1 周后出院。

案例七　刻不容缓

【情境 1】

40 岁的刚子，是公司职员，平时血糖偏高，未引起重视，未服药治疗。他在工作下班后，应酬不断，也经常熬夜加班。某个周末下午 3 时左右，刚子在家突然出现剧烈胸痛，难以忍受，像有东西压在胸口一样，伴冒冷汗，透不过气，家属见他胸痛持续不能缓解，于是拨打"120"送医院急诊。

【情境 2】

汪医生很快给刚子做了体格检查：体温（T）36.0℃，脉搏（P）56 次 / 分，呼吸（R）28 次 / 分，血压（BP）85/44 mmHg，神志清，面色苍白，全身湿冷，两肺呼吸音粗，未闻及明显干、湿啰音，心率 56 次 / 分，律齐，心音低钝，各瓣膜听诊区未闻及杂音及心包摩擦音，腹平软，无压痛及反跳痛，肝脾肋下未触及，双下肢无水肿。

心电图检查提示 V1 ~ V6 导联 ST 段广泛抬高，考虑急性心肌梗死（**e** 图 12-7-1　心电图），汪医生立刻给刚子口服阿司匹林 300 mg、氯吡格雷 300 mg、阿托伐他汀 40 mg。情况刻不容缓，紧急转上级医院诊治。

【情境 3】

救护车将刚子送到市级医院后，苏医生接诊，他立即留取血标本，完善实验室检查（**e** 图 12-7-2　血常规，图 12-7-3　血气分析，图 12-7-4　血生化）。此时距胸痛发作已过去 2 个小时。在换床时刚子突发神志不清，心电图监护提示心室颤动，情况十分危急。苏医生立即予胸外按压，肾上腺素针 1 mg 3 min 静脉推注强心，球囊面罩加压给氧后予经口气管插管，电除颤 2 次。但心律未恢复，于是继续胸外按压，并联系心脏重症监护室（CCU）后立即启动体外膜肺氧合（ECMO）。苏医生与患者家属交代病情并签署知情同意书。

【情境 4】

在急诊抢救室顺利启动 ECMO 后（**e** 视频 12-7-1　心肌梗死患者上 ECMO），转运患者至心脏外周导管室，予行急诊冠状动脉造影评估冠状动脉有无狭窄及血栓形成。手术台上患者持续心室颤动，予利多卡因针 50 mg 静脉推注、电除颤等治疗后恢复自主心律。冠状动脉造影术中发现患者左前降支近端闭塞，其余冠状动脉分支有不同程度狭窄，术中置入 1 枚冠状动脉支架后转入 CCU 监护治疗。

【情境 5】

转入 CCU 后继续 ECMO、床旁持续性肾替代治疗（CRRT）。第 2 天，刚子神志转清，有遵嘱动作，终于化险为夷。逐渐拔除气管插管，停 ECMO，停床旁 CRRT。经 CCU 医疗护理团队的精心治疗后转心血管内科普通病房。

案例八 爱生闷气的张大爷

【情境1】

张大爷今年72岁，平时身体比较硬朗，很少发热感冒。他与老伴结婚40余年，年轻时两人就因为性格原因时有争执，不过也都是些家庭琐事，生儿育女，柴米油盐，日子也就这么磕磕绊绊地过下来了。只是张大爷性格内向，有事情总憋在心里，经常生闷气。某天上午10时左右，张大爷的儿子张先生接到警察打来的电话，说他父亲正在医院抢救，让他马上去医院。

到医院时，张先生看到父亲昏迷不醒，呼之不应，嘴里接着呼吸机，全身衣服都湿了，手臂、腿也时有抽搐。警察告诉张先生，张大爷于上午8时左右被人在海边发现，当时他口吐白沫，不省人事。是热心群众拨打了"120"，把张大爷送到医院。

【情境2】

李医生询问病情后，得知张大爷被发现时身旁有个空的半斤装敌敌畏瓶子。检测张大爷血氧饱和度为80%，神志浅昏迷，口唇发绀，两肺布满干、湿啰音，大小便失禁。李医生马上进行了相应的抢救措施：球囊面罩加压给氧，血氧饱和度缓慢上升到95%左右，随后进行经口气管插管，并接呼吸机辅助通气，此时血氧饱和度上升至100%。快速测血糖为12 mmol/L。

接着，进行采血化验及其他药物浓度测定。开通静脉通道快速输液，静脉注射阿托品2 mg每小时1次，静脉滴注碘解磷定2.5 mg每6 h 1次。

体格检查：体温（T）36.5℃，心率（HR）120次/分，呼吸（R）30次/分，血压（BP）110/50 mmHg。瘦高体型，神志昏迷，双侧瞳孔直径变小，针尖样，对光反射难以观察。口吐白沫，大汗淋漓，全身有很重的大蒜臭味。呼吸急促，两肺呼吸音粗，布满干、湿啰音。各心脏瓣膜听诊区未闻及杂音及心包摩擦音。腹平软，肝脾肋下均未触及，四肢肌束震颤。

【情境3】

李医生向张先生了解相关情况，得知张大爷家没有敌敌畏。早上7时左右，张大爷和老伴不知道为啥事情吵架，随后张大爷独自外出。因老两口时有吵吵闹闹，所以子女也没当回事，就各自上班去了。李医生初步判断为"急性重度有机磷农药中毒（敌敌畏），急性呼吸衰竭"。要求家属脱去张大爷全身的衣物，并用温水擦洗全身。同时下病危通知。签署洗胃同意书后，进行洗胃（**e** 视频12-8-1 洗胃）。

血化验结果：血清胆碱酯酶366 U/L（**e** 图12-8-1 急诊生化），血气分析提示氧分压73.3 mmHg，二氧化碳分压37.4 mmHg，氧饱和度93.4%（**e** 图12-8-2 血气分析）。李医生告诉家属：张大爷喝敌敌畏的量较多，出现了呼吸衰竭，属于急性重度有机磷农药中毒，洗胃后需要立即转入重症监护室进行血液净化治疗。

【情境 4】

张大爷转入重症监护室前，进行 CT 检查，提示双下肺吸入性肺炎，并在监护室进行血液灌流治疗。治疗过程中，阿托品共静脉注射 12 mg。张大爷的血压上升至 135/70 mmHg，双侧瞳孔直径 0.5 cm，对光反射迟钝，胸前区皮肤干燥，HR 124 次 / 分，两肺湿啰音消失，四肢肌束震颤明显减少。次日 5 时，张大爷神志恢复清醒。百草枯、地西泮、奥氮平等药物均未检出。3 天后拔除气管插管，停用呼吸机。治疗期间，监测胆碱酯酶浓度逐步回升，予碘解磷定减量，4 天后胆碱酯酶升至 3 580 U/L，停用碘解磷定。

转入普通病房后，请心身医学科医生对张大爷进行心理康复治疗。

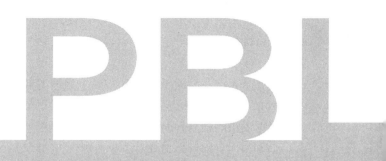

第一章　循 环 系 统

案例一　突如其来的腹痛

【学习目标】

一、主要学习目标

1. 主动脉夹层的病因、病理生理。

2. 主动脉夹层的临床表现、分类、诊断依据。

3. 主动脉夹层的治疗原则。

二、一般学习目标

1. 主动脉解剖结构及生理功能。

2. 主动脉夹层的基本概念。

3. D– 二聚体对诊断主动脉夹层的参考价值。

4. 主动脉夹层的心脏超声及 CT 表现。

5. 主动脉夹层的高危病史、症状及体征。

6. 主动脉夹层手术前的内科治疗。

7. 主动脉夹层的孙氏分型，引入自主创新的人文思政。

8. 主动脉夹层的心脏并发症表现。

9. 酸碱平衡紊乱的判断。

10. 对学生进行职业素养及人文教育，培养学生的医学职业素养与医学职业操守。

【问题提示】

情境 1

1. 患者入院诊断考虑什么？其检查是否支持心肌梗死？

2. 如果是心肌梗死，如何解释腹痛、黑矇？

情境 2

1. 按照你的诊断，目前应如何进行治疗，治疗原则是什么？

2. 此时能否行急诊冠状动脉造影以明确诊断？

3. 患者是否存在酸碱平衡紊乱？属于哪种类型？原因是什么？

情境 3

1. 根据提供的信息，是否支持原先的诊断？

2. 患者为何会出现低血压？

3. 根据心脏超声结果，主动脉中重度反流诊断明确，还要考虑哪些疾病？还需要进一步完善哪些检查？

情境 4

1. 结合 CT 及经食管心脏彩超所示，主动脉瓣重度反流的原因是什么？

2. 主动脉夹层的常见病因、分型是什么？

3. 主动脉夹层诊断要点是什么？如何鉴别诊断？

4. 主动脉夹层患者如何处理？其治疗原则是什么？

案例二　变化无常的高血压

【学习目标】

一、主要学习目标

1. 高血压的分类和定义。

2. 高血压的发病机制。

3. 高血压的临床表现和并发症。

4. 高血压的诊断和鉴别诊断。

二、一般学习目标

1. 动脉血压的形成及其影响因素。

2. 高血压的流行病学。

3. 高血压的病因。

4. 高血压的病理生理和病理。

5. 动态血压监测在高血压诊疗中的应用价值。

6. 继发性高血压的筛查。

7. 高血压心血管危险分层标准。

8. 高血压的靶器官损害。

9. 高血压的治疗原则。

10. 抗高血压药的种类、作用机制及一线用药。

11. 女患者的心理疏导和人文关怀。

【问题提示】

情境 1

1. 影响动脉血压的因素有哪些？

2. 如何诊断高血压？

3. 该患者有哪些高血压心血管危险因素？

情境 2

1. 为什么说该患者是难治性高血压？

2. 需要检查哪些相关项目来筛查继发性高血压，以及评估患者心血管危险分层？

情境 3

1. 常见继发性高血压有哪些？如何筛查？

2. 原发性醛固酮增多症的诊断标准是什么？

3. 阻塞性睡眠呼吸暂停低通气综合征与高血压之间有何关系？

情境 4

如何进行高血压的综合管理？

案例三　李大爷的胸痛

【学习目标】

一、主要学习目标

1. 胸痛的诊断思路及鉴别诊断。

2. 心绞痛的临床表现及病理生理机制。

3. 急性心肌梗死的临床表现。

4. 急性心肌梗死急诊介入治疗指征。

二、一般学习目标

1. 急性心肌梗死的心电图表现、定位及动态改变。

2. 心肌酶学及肌钙蛋白在急性心肌梗死诊断中的地位及意义。

3. 急性心肌梗死低血压的原因及鉴别诊断。

4. 与急性心肌梗死患者家属的沟通策略。

5. 急性心肌梗死的药物治疗及适应证与禁忌证。

6. 急性心肌梗死的二级预防。

7. 急性心肌梗死并发症及处理。

8. 案例中的医护人员采取急诊手术挽救患者生命，融入救死扶伤的思政内容。

【问题提示】

情境 1

1. 你的第一印象诊断是什么疾病？还应该考虑什么疾病？

2. 李大爷近 2 个月的胸痛是心绞痛吗？典型的心绞痛是什么？病理生理机制是什么？

3. 李大爷的胸痛还有其他哪些可能？

4. 李大爷患冠心病的危险因素有哪些？

5. 卫生院医生的处理是否得当？为什么？

情境 2

1. 如果你是急诊科医生，对于李大爷的胸痛，还需要做哪些进一步的检查？还需要获得哪些信息？

2. 李大爷低血压的原因及鉴别诊断是什么？

3. 心电图提示什么？

4. 血液检测结果能够说明什么问题？

情境 3

1. 急性心肌梗死急诊介入治疗指征及处理流程是什么？

2. 作为心血管介入科医生，如何与患者及其家属进行沟通谈话？

3. 急性心肌梗死的药物治疗及适应证与禁忌证是什么？

4. 什么是急性心肌梗死的二级预防？

情境 4

1. 患者出现发热，还应该观察哪些症状、体征？做哪些检查？

2. 该患者出现发热的原因有哪些？首先考虑什么原因？

3. 如何做好心绞痛的科普工作，体现出医者的社会服务性？

案例四　心跳突然加快

【学习目标】

一、主要学习目标

1. 心房颤动的病因和发病机制。

2. 心房颤动的临床表现。

3. 心房颤动的卒中风险评估。

4. 心房颤动的介入治疗指征。

二、一般学习目标

1. 心悸的鉴别诊断。

2. 心动过速急性发作的紧急处理流程。

3. 心房颤动的分类。

4. 心房颤动引起的病理生理变化。

5. 心房颤动抗凝治疗时出血风险的评估。

6. 左心耳封堵术的适应证。

7. 心房颤动的药物治疗方案。

8. 心房颤动的医患沟通。

【问题提示】

情境 1

1. 心跳加快的原因有哪些？如何鉴别？

2. 如果你是接诊医生，除了问诊之外，查体还需要注意哪些体征？

情境 2

1. 心房颤动的分类及心电图表现是什么？

2. 结合国际指南，简述对于窄 QRS 波心动过速紧急处理的流程。

3. 心房颤动电复律的流程是什么？

4. 患者出现休克表现，需要电复律，紧急情况下，如何进行医患沟通？

5. 本例患者心房颤动的原因可能是什么？

情境 3

1. 心房颤动需要做哪些辅助检查以进一步评估？

2. 根据心房颤动的卒中风险评分，本例患者评分多少？

3. 根据心房颤动抗凝治疗的出血风险评分，本例患者评分多少？

4. 心房颤动的药物治疗包括哪些？

情境 4

1. 结合国内外指南，心房颤动如何选择介入治疗？

2. 本例患者左心耳封堵的适应证是什么？

案例五　一过性黑矇

【学习目标】

一、主要学习目标

1. 房室传导阻滞的定义、临床表现。

2. 房室传导阻滞的分类和心电图表现。

3. 晕厥的定义和鉴别诊断。

4. 对学生进行职业素养及人文教育，培养学生的医学职业素养与医学职业操守。

二、一般学习目标

1. 心脏的电生理学。

2. 房室结解剖结构及其生理功能。

3. 房室传导阻滞的病因。

4. 房室传导阻滞的听诊特点。

5. 二度Ⅰ型房室传导阻滞和二度Ⅱ型房室传导阻滞的区别。

6. 动态心电图在诊断房室传导阻滞中的应用价值。

7. 房室传导阻滞的治疗原则。

8. 起搏器治疗在房室传导阻滞中的应用。

9. 患者的心理疏导和人文关怀。

【问题提示】

情境 1

1. 该患者的晕厥是什么原因造成的？

2. 晕厥的鉴别诊断有哪些？

情境 2

1. 根据辅助检查，患者一过性黑矇是什么原因引起的？

2. 接下来应该对该患者怎么处理？

情境 3

1. 根据所提供的信息，该患者目前的诊断是什么？病因是什么？

2. 该患者应该怎么治疗？

情境 4

1. 起搏器植入的适应证是什么？

2. 该患者植入起搏器的指征是什么？

3. 起搏器植入术后如何随访？

案例六　爬楼梯感觉吃力了

【学习目标】

一、主要学习目标

1. 慢性心力衰竭的病因、发病机制及临床表现。

2. 慢性心力衰竭的诊断流程。

3. 慢性心力衰竭的临床评估。

4. 慢性心力衰竭的治疗方案。

二、一般学习目标

1. 心肌的生理特性。

2. 慢性心力衰竭的病理生理。

3. 纽约心脏病协会心功能分级。

4. N 端 B 型钠尿肽前体（NT-proBNP）对心力衰竭的诊断意义。

5. 心脏超声对心力衰竭的评估作用。

6. 心力衰竭的标准化药物治疗。

7. 心脏再同步化治疗（cardiac resynchronization therapy，CRT）的适应证。

8. 医患沟通，切入课程思政，体现人文关怀。

9. 心力衰竭患者的全程管理。

【问题提示】

情境 1

1. 老罗上楼吃力、双腿水肿，这些线索提示什么？

2. 老罗的症状与高血压有哪些关系？

情境 2

1. 老罗症状加重的原因是什么？

2. 张医生从查体中得到哪些重要的体征，这些体征对于诊断有什么帮助？

3. 根据目前的病史资料和体格检查结果，需要考虑哪些病因？需要做哪些辅助检查？

情境 3

1. 如何解读 N 端 B 型钠尿肽前体（NT-proBNP）的临床意义？

2. 心电图结果提示了什么？

3. 心脏超声和胸部 CT 为诊断提供了什么线索？根据上述结果，目前诊断考虑什么疾病？

情境 4

1. 如何鉴别心脏扩大的病因？

2. 按照纽约心脏病心功能分级，老罗属于哪级？

3. 慢性心力衰竭的标准化药物治疗包括哪些？老罗接受了标准化的药物治疗吗？

4. 当患者对病情出现顾虑的时候，如何有效进行医患沟通？

5. 什么是心脏再同步化治疗（CRT）？

6. CRT 的适应证是什么?

7. 老罗的后续随访结果说明了什么? 根据最新心力衰竭治疗指南, 他还需要哪些药物优化治疗?

8. 作为主管医生, 你如何给予老罗长期管理方案?

案例七　南老师的"心路历程"

【学习目标】

一、主要学习目标

1. 心功能不全的概念、病因与诱因。

2. 心功能不全时机体的代偿反应。

3. 心功能不全的发生机制。

4. 心功能不全的临床表现。

二、一般学习目标

1. 动脉血压的形成、测量及影响因素。

2. 高血压的病因、分类及临床表现。

3. 心功能不全的分类。

4. 高血压的治疗。

5. 心功能不全的防治。

【问题提示】

情境 1

1. 高血压如何诊断?

2. 南老师属于哪一类型高血压?

3. 高血压会导致哪些并发症?

情境 2

1. 心脏泵血功能评价指标有哪些? 何谓左室射血分数 (LVEF)? 分析该患者 LVEF 降低的原因及其意义。

2. 分析高血压患者发生心功能不全的机制。

3. 南老师发生了哪些类型的缺氧?

4. 南老师需进一步做哪些检查?

5. 医生需要交代南老师哪些注意事项?

情境 3

1. 患者病情为什么突然加重?

2. 分析患者出现心力衰竭症状、体征的病理生理基础。

3. 南老师有没有可能发生呼吸衰竭? 需要做哪些检查以助于诊断?

4. 你能为患者提出合理的治疗方案吗?

第二章 呼吸系统

案例一 畅快呼吸

【学习目标】

一、主要学习目标

1. 肺癌的常见症状。

2. 肺癌的诊断依据。

3. 肺癌的基本治疗。

二、一般学习目标

1. 呼吸系统解剖和生理。

2. 呼吸系统肿瘤的良、恶性分类。

3. 肺癌的基本病因。

4. 肺癌的分类。

5. 肺癌与肺部其他恶性肿瘤的区别。

6. 肺癌与其他呼吸系统疾病的鉴别诊断。

7. 常见的肺癌肿瘤标志物。

8. 肺癌胸外转移的表现。

9. 肺癌化疗的适应证。

10. 肺癌化疗的禁忌证。

11. WHO 关于实体瘤疗效的评价标准。

【问题提示】

情境 1

1. 中老年人出现胸闷要考虑什么问题？

2. 空巢老人的社会问题及处理措施有哪些？

情境 2

1. 针对患者病情，问诊时要注意哪些情况？

2. 肺部听诊呼吸音偏低要考虑什么问题？

3. 肺结节有哪些类型？

4. 肺癌可以去哪些科室就诊？

情境 3

1. 为什么行支气管镜检查和行肺穿刺诊断结果不同？

2. 该患者可以手术治疗吗？

3. 为什么医生要求患者子女到场签字？

情境 4

1. 患者化疗后出现恶心、腹胀、大便秘结，需要考虑什么原因？

2. 按照病因，肠梗阻有哪些分类？

3. 患者化疗后，为什么要查血白细胞？

4. 正常人每天尿量是多少？患者尿量为什么明显减少？

5. 患者化疗后，为什么出现肝肾功能异常？

情境 5

1. 在医患关系中，面对患者家属的质疑，医生该怎么做？

2. 肠梗阻好转的指征是什么？

3. 中医治疗肺癌有哪些特色及优势？

4. 肺癌的预防及预后是怎样的？

案例二　春游中的意外

【学习目标】

一、主要学习目标

1. 儿童喘息性疾病的诊断和鉴别诊断。

2. 儿童支气管哮喘的临床特点和诊断标准。

3. 儿童支气管哮喘的治疗目标和原则。

二、一般学习目标

1. 儿童呼吸系统解剖和呼吸生理特点。

2. 儿童支气管哮喘的病因和病理生理机制。

3. 儿童支气管哮喘的分期和分级。

4. 儿童支气管哮喘急性发作的治疗流程。

5. 儿童支气管哮喘的长期治疗方案和治疗药物选择。

6. 肺功能和过敏原检测在儿童支气管哮喘诊断中的作用。

7. 儿童支气管哮喘吸入装置的种类和使用方法。

8. 儿童哮喘行动计划及健康宣教。

【问题提示】

情境 1

1. 小明为什么一跑步就会气喘吁吁？

2. 野餐时小明突然出现呼吸费力的原因是什么？

3. 对小明的病史询问和体格检查应注意什么？

情境 2

1. 小明父母介绍的情况和体格检查有什么临床价值？

2. 结合辅助检查，初步诊断是什么疾病？如何判断病情轻重？

3. 此患者需要与哪些疾病相鉴别？应继续完善哪些辅助检查？

情境 3

1. 小明接受过敏原检测和肺功能检查的临床意义是什么？检查中有哪些注意事项？

2. 小明急性发作和出院时的用药为什么不一样？支气管哮喘不同分期的治疗原则有什么区别？

3. 为什么张医生要给予吸入方法的详细指导？吸入疗法的原理和注意事项是什么？

情境 4

1. 如何回应小明妈妈对于药物副作用和预后的担心？
2. 如何帮助小明制订个体化的治疗和随访计划？
3. 如何给予小明合适的运动建议？

案例三　养鸡惹的祸

【学习目标】

一、主要学习目标

1. 社区获得性肺炎的诊断依据及实验室检查特点。
2. 重症肺炎的诊断标准及治疗原则。
3. 呼吸衰竭的定义及治疗原则。

二、一般学习目标

1. 呼吸系统解剖学及生理学。
2. 呼吸衰竭的病理生理机制。
3. 社区获得性肺炎的问诊及查体要点。
4. 社区获得性肺炎的鉴别诊断。
5. 社区获得性肺炎的严重程度评估。
6. 社区获得性肺炎的预后及预防。
7. 无创机械通气的指征。
8. 有创机械通气的指征。

【问题提示】

情境 1

1. 杨先生咳嗽、发热和呼吸困难的原因可能是什么？
2. 问诊和体格检查需要注意什么？
3. 对杨先生需要完善哪些辅助检查？

情境 2

1. 分析杨先生的症状、体征和辅助检查结果。
2. 杨先生的诊断是什么？需要与哪些疾病相鉴别？
3. 杨先生初步的治疗方案是什么？
4. 转入病房后，需要补充哪些辅助检查？

情境 3

1. 如何解读杨先生入院后的辅助检查结果？
2. 杨先生可能的病原学病因是什么？
3. 杨先生入院后病情加重的原因是什么？
4. 杨先生病情进展后，医生如何与患者家属沟通？

情境 4

1. 如何解读杨先生的辅助检查结果？
2. 出院后，杨先生要注意什么？

案例四　突发呼吸困难

【学习目标】

一、主要学习目标

1. 肺栓塞的临床表现、诊断标准及诊断程序。

2. 肺栓塞的危险因素、临床分型和治疗方案（抗凝治疗）。

3. 有效的医患沟通。

二、一般学习目标

1. 呼吸系统生理学。

2. 呼吸衰竭的病理生理机制。

3. 肺栓塞的定义。

4. 呼吸困难、晕厥、心悸的鉴别诊断和处理。

5. 胸部规范体格检查的程序及要点。

6. 神志不清的鉴别诊断及处理要点。

7. 脑出血的临床特点与治疗。

8. 肺栓塞的流行病学、病理生理、鉴别诊断、治疗方案（溶栓治疗）和预防。

9. 肺栓塞患者的健康宣教。

10. 医生告知患者病情的步骤及人文关怀。

【问题提示】

情境 1

1. 小刘患病的诱因有哪些？

2. 制动对人体的影响有哪些？

3. 根据案例描述，小刘胸闷、呼吸困难、晕厥可能的原因是什么？晕厥的机制是什么？

4. 小刘的体格检查有哪些异常？各有什么意义？

5. 各辅助检查有什么意义？进一步还需要做哪些检查？

情境 2

1. 如何解读心电图？

2. 肌钙蛋白和 D- 二聚体升高，考虑什么？

3. 如何分析动脉血气结果？

4. 小刘目前诊断考虑什么？临床分型及诊断流程是怎样的？

5. 患者及其家属出现焦虑，如何与患者及其家属沟通？

6. 肺部小结节如何处理？预后如何？

7. 肺栓塞引起呼吸衰竭的病理生理机制是什么？

8. 肺栓塞的肺动脉 CT 血管造影（CTPA）影像学表现是什么？

情境 3

1. 为什么需要给予患者病重通知，需要密切观察什么病情？

2. 为什么要完善全身检查？

3. 如果你是主管医生，如何给患者及其家属交代病情？

4. 为何要反复交代患者需要卧床休息、大便不要用力等注意事项？为何给予Ⅰ级护理？

5. 肺栓塞的危险因素有哪些？

6. 该患者的治疗方案是什么？抗凝血药的分类有哪些？

7. 目前肺栓塞抗凝血药的医保政策是什么？如何做好医患沟通？

情境 4

1. 患者回家后的注意事项有哪些？

2. 患者神志不清的原因是什么？有哪些鉴别诊断？

3. 体格检查阳性体征的意义有哪些？

4. 如何分析脑出血影像学及实验室检查结果？

5. 脑出血颅内高压治疗原则是什么？手术指征有哪些？

6. 肺栓塞治疗的并发症有哪些？

7. 肺栓塞治疗疗程怎样？该患者后续如何治疗？

案例五　爷爷奶奶的爱与痛

【学习目标】

一、主要学习目标
1. 儿童肺炎的病理生理和临床表现。
2. 儿童肺炎的诊断和鉴别诊断。
3. 儿童肺结核的临床表现和诊断要点。
4. 儿童肺结核的治疗原则和预防。

二、一般学习目标
1. 儿童咳嗽、喘息的诊断思路。
2. 儿童肺炎的病原学特点和实验室检查方法。
3. 结核病的发病机制、病原学特点和流行病学特点。
4. 结核菌素试验原理、方法、结果判断标准及临床意义。
5. 结核病辅助检查的选择和临床价值。
6. 儿童支气管镜检查的适应证和禁忌证。
7. 抗结核药物的特点和儿童应用特点。
8. 儿童潜伏结核感染的诊断和治疗。
9. 儿童患者及其家人的心理疏导与人文关怀。

【问题提示】

情境 1

1. 心心咳嗽、喘息，可能是什么原因引起的？

2. 对心心的问诊及体检，需要注意什么？

3. 需要完善哪些辅助检查？

情境 2

1. 分析心心的症状、体征、实验室检查及 X 线胸片表现，初步诊断是什么疾病？

2. 需要与哪些疾病相鉴别？如何判断病原？

3. 转入病房后，需要补充哪些辅助检查？

情境 3

1. 心心入院后的检查结果如何解读，有何异常？

2. 目前的诊断是什么？

3. 结合辅助检查，还需要补充什么检查？

4. 面对焦虑的家属，医生该如何沟通？

情境 4

1. 支气管镜检查的目的是什么？

2. 肺结核的分型和临床特点如何？诊断标准是什么？

3. 家属对支气管镜检查有疑虑，该如何沟通？

4. 为何医生要求密切接触的家属都进行检查？

情境 5

1. 如何给予抗结核治疗？疗程多久？

2. 抗结核药物有什么副作用？随访期间要注意什么？

3. 心心好转出院，需告知哪些注意事项？

案例六　转危为安的艾先生

【学习目标】

一、主要学习目标

1. 胸部规范检查程序及要点。

2. 呼吸困难、急性胸痛的鉴别诊断和处理。

3. 肺癌的病理和分类、临床表现、影像学检查、诊断程序、治疗原则。

4. 肺栓塞的临床表现、临床分型和治疗方案。

二、一般学习目标

1. 胸腔积液的鉴别诊断。

2. 胸腔积液的处理要点。

3. 肺癌的分子病理（常见基因检测）、预防与预后。

4. 肺癌的流行病学、病因和发病机制。

5. 肺栓塞的预防。

6. 肺癌患者生活宣教。

7. 医生告知患者病情的步骤及人文关怀。

8. 医疗保险制度的实施。

【问题提示】

情境 1

1. 艾先生为什么会出现胸痛、胸痛消失、胸闷及呼吸困难等症状？

2. 抽烟可能造成怎样的肺部伤害与全身性疾病？

3. 根据案例描述，艾先生呼吸困难的原因是什么？需要与哪些疾病相鉴别？

4. 艾先生体格检查有哪些异常？代表什么意义？

5. 艾先生所做辅助检查有什么意义？

6. 还需要补充哪些病史、体格检查和辅助检查？

情境 2

1. 如何解读胸腔积液化验结果？渗出性与漏出性胸腔积液如何鉴别？

2. 胸腔积液的原因有什么？结合病史、辅助检查，首先考虑什么原因？

3. 如何解读血液化验结果？有何异常？

4. 胸部影像学检查提示什么？心电图如何解读？

5. 胸腔穿刺的适应证、禁忌证及注意事项是什么？

6. 患者及其家属出现焦虑，如何与患者及其家属沟通？

情境 3

1. 为什么医生要开胸腔镜、头颅 MRI、骨 ECT 等检查？

2. 如何与肺癌晚期患者及家属沟通？

3. 为什么要进行基因检测？

4. 吉非替尼是哪一类药物？还有什么药适合患者？

5. 除了吉非替尼这类药物，还有什么治疗肺癌的手段和方法？

6. 什么是特殊病种，目前有什么政策？

情境 4

1. 艾先生为什么晕倒？

2. 如何解释胸痛和呼吸困难？

3. 咳嗽出来的分泌物有血是怎么了？

4. 颈静脉怒张是什么表现？见于什么疾病？

5. 肌钙蛋白、D- 二聚体升高说明什么？

6. 氧分压正常范围是多少？艾先生的氧分压为什么降低？

7. 肺动脉高压可见于什么疾病？

8. 从肺动脉 CTPA 影像中看到了什么？

案例七　爱的承诺

【学习目标】

一、主要学习目标

1. 呼吸功能不全的病因和发病机制。

2. ARDS 的发病机制、临床表现、治疗方案。

3. 新型冠状病毒感染的病原学特点和流行病学特点。

二、一般学习目标

1. 正常呼吸系统的解剖结构及组织学结构特征，呼吸系统生理学。

2. 新型冠状病毒感染的免疫机制及其介导的炎症反应。

3. 酸碱平衡紊乱的分析。

4. 休克时微循环变化特点和临床表现。

5. 心、肝、肾功能障碍的病因和发生机制。

6. 呼吸系统疾病的影像学表现。

7. 脓毒性休克的病因、发生机制。

8. 多器官功能障碍综合征（MODS）的概念及发生机制。

9. 患者的心理疏导与人文关怀。

【问题提示】

情境 1

1. 传染性极强的呼吸道疾病有哪些？

2. 在疫情的一线工作，应如何做好防护？

3. 小赵咳嗽的原因可能是什么？

情境 2

1. 该患者首次就诊时，有哪些情况应予以注意？

2. 围绕呼吸系统疾病，需进一步向患者了解哪些情况？

3. 分析患者的症状、体征、实验室检查及 CT 表现，初步诊断是什么疾病？

情境 3

1. 根据患者入院后的各种检查，可以诊断他得了什么疾病？

2. 小赵为什么突然出现呼吸困难？

3. 小赵的血压为什么下降？

4. 正常人每天的尿量是多少？小赵的尿量为什么明显减少？

5. 左室射血分数正常值是多少？小赵的左室射血分数为什么降低？

6. 小赵肺部发生了哪些病理改变？

7. 小赵发生病情恶化的可能机制是什么？

情境 4

1. 小赵各项治疗的依据是什么？

2. 为何给小赵吸入高浓度氧？

3. 正压机械通气的目的是什么？

4. 如何做好新冠疫情期间医护人员、患者及其家人的心理疏导和人文关怀？

案例八　费心劳力的阿强

【学习目标】

一、主要学习目标

1. 慢性阻塞性肺疾病（COPD）的进展过程、病理学改变及病理生理机制。

2. 呼吸功能不全的发生机制及血气特点。

3. 右心衰竭的并发症及病理生理机制。

4. 气管扩张剂的作用机制。

二、一般学习目标

1. COPD 的发病因素、影像学改变及预后。

2. 心力衰竭急性发作的诱因。

3. 肺源性心脏病的治疗原则及病理生理基础。

4. 发热的病因和病理生理学机制，以及解热药的应用原则。

5. 水肿的发生机制及心性水肿的特征。

6. 心功能的分级。

7. 酸碱平衡紊乱的判断和分析方法。

8. 医患沟通的技巧和重要性。

9. 对长辈的关爱。

【问题提示】

情境 1

1. 阿强发生高热的原因、机制是什么？病因未明的情况下自用退热药是否合理？

2. 阿强的急性支气管炎好转后为何仍反复出现咳嗽、咳痰？

3. 阿强的职业和生活习惯对他的病情有影响吗？作为医生应该怎样叮嘱阿强，以引起他的重视呢？

情境 2

1. 慢性支气管炎为何会发展到肺气肿？

2. 2018 年春节时导致阿强病重入院的诱因是什么？它是如何影响阿强的呼吸和心功能的？

3. 阿强为什么出现下肢水肿、少尿？

4. 你认为阿强还需要做哪些检查？

情境 3

1. 阿强为什么会出现肝功能异常？

2. 阿强有发生酸碱平衡紊乱吗？如何分析？

3. 阿强有发生呼吸衰竭吗？如果有，属于哪种类型？有哪些依据？发生机制是什么？

4. 阿强有发生心力衰竭吗？如果有，按照 NYHA 分级，属于哪级？有哪些依据？发生机制是什么？

情境 4

1. 对阿强采取的治疗措施的病理生理基础是什么？

2. 分析各药物的药理机制。

3. 阿强出院后要注意什么？医生应该怎样交代阿强？

4. 如何看待阿强操劳的一生？作为子女平时应如何关心他？

案例九　好好的，怎么胸痛胸闷了

【学习目标】

一、主要学习目标

1. 胸腔积液的临床表现。

2. 胸腔积液的鉴别诊断。

3. 胸痛的鉴别诊断。

4. 胸腔积液漏出液与渗出液的鉴别。

二、一般学习目标

1. 胸痛的原因。

2. 胸腔积液的体格检查。

3. 胸腔引流的并发症。

4. 结核病患者的人文关怀。

【问题提示】

情境 1

1. 小明胸痛的主要特点是什么？根据胸痛特点，考虑哪些原因？

2. 除了胸痛，还有哪些伴随症状？从这些伴随症状，我们可考虑哪些疾病？

情境 2

1. 体格检查中触诊、叩诊、听诊的标准手法如何操作？

2. 哪些疾病可出现呼吸音降低？气胸和胸腔积液时呼吸音都会下降，如何通过其他的体检手法进行鉴别？

情境 3

1. 胸腔积液有何胸片特点？

2. 单侧胸腔积液考虑哪些疾病？双侧胸腔积液考虑哪些疾病？

3. 根据以上症状、体格检查、血液检查、胸片、胸腔积液常规检测的结果，初步考虑小明胸腔积液的原因是感染性还是非感染性？良性还是恶性？

情境 4

1. 胸腔积液引流后，小明出现这些症状是什么原因？应该怎么处理？如何预防？

2. 胸腔积液引流后，小明为什么又出现咳嗽、胸闷的症状，该如何处理，如何预防？

3. 除上述症状外，胸腔穿刺引流术还有哪些并发症？

情境 5

1. 如何鉴别渗出性胸腔积液和漏出性胸腔积液？

2. 结核性胸腔积液的实验室检查有何特点？

3. 如何对该患者进行病原学诊断？

第三章　消 化 系 统

案例一　肠黏膜细胞的"隐匿叛变"

【学习目标】

一、主要学习目标

1. 结直肠恶性肿瘤的临床表现。

2. 结直肠恶性肿瘤相关的解剖、生理、药理、遗传等基础知识。

3. 根据临床结合基础，做到理解、运用知识点之间的互相联系。

4. 结直肠恶性肿瘤的临床研究进展。

二、一般学习目标

1. 肠道相关的解剖结构层次和生理功能。

2. 结直肠恶性肿瘤的发生及发展（家庭遗传背景、生活方式、饮食习惯、基因突变、结直肠恶性肿瘤形成后对排便的影响）。

3. 结直肠恶性肿瘤的 TNM 分期。

4. 结直肠恶性肿瘤外科治疗方案（适应证及结果描述）。

5. 以脾曲为界，右半结肠和左半结肠恶性肿瘤的区别（发病机制、分子分型、临床表现、预后的不同特点）。

6. 术后辅助化疗药物抗肿瘤的分类及不同机制，化疗的适应证。

7. 围手术期客观的常用营养评估手段。

8. 靶向治疗、免疫治疗的共同点和区别。

【问题提示】

情境 1

1. 什么是无痛胃肠镜？具备什么优点？

2. 结直肠的解剖结构和生理功能及特点是什么？

情境 2

1. 钱哥和老大爷对结直肠癌手术前检查项目的不同想法，各有什么意义？

2. 钱哥的初步临床诊断是什么？

3. 以脾曲为界，右半结肠和左半结肠恶性肿瘤的区别是什么？

4. 结直肠恶性肿瘤发生及发展的影响因素有哪些（家庭遗传背景、生活方式、饮食习惯、基因突变等）？

情境 3

1. 正值中年的钱哥，不缺吃、不缺喝，为什么会营养不良？

2. 如何客观评估营养状态？什么是营养风险筛查 2002（NRS 2002）？

情境 4

1. 对于结直肠恶性肿瘤，符合什么指标可以行直肠癌根治手术？如何评价手术的根治程度？

2. 术前谈话中涉及的直肠吻合术是如何操作的？吻合口漏（anastomotic leakage，AL）和吻合口瘘（fistula）有什么区别？

3. 直肠恶性肿瘤同时合并结肠多发息肉，如何制订治疗策略？能否在腹腔镜直肠癌根治手术时，同时处理结肠息肉？

4. 围手术期深静脉血栓是怎么回事？有什么危害？如何预防？

情境 5

1. 手术后 TNM 病理分期的具体内容是什么？

2. 肠癌术后，应该卧床静养，还是进行适度体能康复训练？

3. 肠癌术后，需要注意什么？

4. 既然是根治性手术，为什么还需要接受术后辅助化疗？

5. 术后辅助化疗药物的分类及其抗肿瘤的机制是什么？结直肠恶性肿瘤患者术后在

什么情况下需要化疗？

6. 请介绍靶向治疗、免疫治疗的共同点和区别。

案例二　餐后腹痛

【学习目标】

一、主要学习目标

1. 胆囊结石的病因、发病机制和病理生理。

2. 胆囊结石的临床表现、诊断和鉴别诊断。

3. 胆囊结石的治疗方案和进展。

二、一般学习目标

1. 胆囊的解剖结构和生理功能。

2. 胆囊三角区的解剖及其临床意义。

3. 胆囊结石的高发人群及其形成原因。

4. 胆囊结石的成分及其与诊断和治疗的联系。

5. 胆囊结石对身体的危害。

6. 胆囊结石治疗方案的选择。

7. 患者心理疏导、人文关怀和术后健康教育。

【问题提示】

情境 1

1. 能够引起上腹部及右上腹部疼痛的疾病有哪些？

2. 有哪些腹部疾病出现腹痛与饮食有关，都有哪些关联？

3. 很多腹部疾病出现腹痛后会伴有恶心、呕吐，是什么原因？

情境 2

1. 该患者首次就诊时，有哪些情况应予以注意？

2. 围绕腹部疼痛，需进一步向患者了解哪些情况？

3. 分析患者的症状、体征、实验室检查及 CT 表现，初步诊断是什么疾病？

4. 为什么患者腹部 B 超能够看到胆囊结石，而腹部 CT 却看不到？

情境 3

1. 根据患者入院后的各种检查，可以诊断他得了什么疾病？

2. 为什么会出现夜间腹痛？

3. 为什么会有右侧肩背部疼痛？

4. 小白出现高热、腹痛加重考虑什么情况？

5. 胆囊结石会出现哪些并发症？

6. PTGD 置管治疗适合什么样的胆囊结石患者？

7. 患者胆红素升高，考虑有哪些可能性？需要完善哪些检查？

情境 4

1. 胆囊结石的手术治疗指征有哪些？

2. 什么样的胆囊结石适合采取保胆取石手术？

3. 药物溶石治疗适合哪种患者？

4. 已经采取 PTGD 治疗的胆囊结石，手术时机如何把握？

5. 对胆囊切除的患者需要进行哪些健康教育？

案例三　烦人的腹痛

【学习目标】

一、主要学习目标

1. 肠易激综合征的定义、临床表现。

2. 肠易激综合征的诊断、鉴别诊断。

二、一般学习目标

1. 肠易激综合征的分型、病因及发病机制。

2. 肠易激综合征的治疗。

3. 功能性胃肠病的定义。

4. 腹痛的鉴别诊断。

5. 腹泻的类型和鉴别。

6. 临床问诊中的注意事项。

7. 问诊中对患者的心理疏导和人文关怀。

【问题提示】

情境 1

1. 小雪属于哪种类型的腹泻？

2. 不规律饮食、工作压力大和腹痛、腹泻有关系吗？为什么？

3. 小雪的腹痛可能是什么原因造成的？

情境 2

1. 小雪首次就诊时，她应该如何向张医生描述病情，有哪些情况应予以注意？

2. 根据小雪的情况，张医生还需要进一步向小雪了解哪些情况？

3. 分析小雪的病情，张医生开这些化验项目的目的是什么？

情境 3

1. 张医生看了小雪的化验结果后，为什么考虑是功能性胃肠病？

2. 张医生给小雪开了肠道解痉药和益生菌，服用这两种药物的依据是什么？

3. 张医生让小雪服药 2 周，为什么小雪只吃了 3 天就不吃了，而且她不是继续找张医生看，却去找李主任看？

4. 李主任为什么让小雪去做胃肠镜和腹部 CT 检查？

案例四　艰难的选择

【学习目标】

一、主要学习目标

1. 消化性溃疡的病因及发病机制。

2. 溃疡的临床表现、治疗方案。

3. 胃溃疡和胃癌的鉴别。

二、一般学习目标

1. 正常消化系统的解剖结构、组织学特征及生理学。

2. 幽门螺杆菌感染机制。

3. 消化性溃疡并发症及其治疗方法。

4. 胃溃疡内镜下的分期分类及其特点。

5. 胃癌的病因及发病机制。

6. 胃癌的高危患者特征。

7. 胃癌的治疗方法。

8. 癌症患者的心理疏导及人文关怀。

【问题提示】

情境 1

1. 引起腹痛的常见原因有哪些？

2. 有哪些原因会引起粪便颜色的改变？

3. 黄奶奶的脚趾痛，可能的原因有哪些？

情境 2

1. 围绕消化系统疾病，对于腹痛的患者应具体了解哪些情况？

2. 分析患者的症状、体征、化验检查，初步诊断是什么疾病？

3. 如何评估消化道出血的程度？哪些情况下要考虑有活动性消化道出血？

4. 如何区分上消化道出血与下消化道出血？

5. 消化道出血的治疗方式包括哪些？

情境 3

1. 质子泵抑制剂的作用机制是什么？

2. 如何区分胃溃疡和胃癌？

3. 患者还需要做什么检查？

4. 根据患者入院后的各种检查，初步诊断可能患有什么疾病？

5. 消化性溃疡的病因和发病机制是什么？消化性溃疡的治疗方式包括哪些？

6. 胃黏膜的正常生理结构包括哪些？

情境 4

1. 胃癌的常见病因有哪些？

2. 胃癌的病理学分型有哪些？胃癌的扩散方式有哪些？

3. 胃癌的并发症有哪些？

4. 如果黄奶奶是胃癌，那么胃癌的治疗方式有哪些？

5. 如果你是胡医生，你将如何与患者及其家属沟通？如果你是黄奶奶的家人，你会如何选择呢？

案例五 突发晕厥

【学习目标】

一、主要学习目标

1. 结肠息肉的临床表现及分型。

2. 结肠息肉的病理类型。

3. 结肠息肉的治疗方案。

二、一般学习目标

1. 正常消化系统的解剖结构、组织学特征及生理学。

2. 结肠息肉的诊断要点。

3. 消化道出血的部位与病因。

4. 消化道出血的临床表现及治疗。

5. 失血性休克的临床表现及其机制。

6. 结肠息肉的病理学特点。

7. 结肠息肉的治疗要点。

8. 消化系统的内镜诊疗技术。

9. 患者的心理疏导与人文关怀。

【问题提示】

情境 1

1. 老薛下消化道出血的病因及临床表现是什么？

2. 对于工作和病情，老薛应该如何权衡利弊？

3. 老薛越来越乏力，可能会是什么原因？

情境 2

1. 该患者首次就诊时，有哪些情况应予以注意？

2. 围绕消化道出血，需进一步向患者了解哪些情况？

3. 分析患者的症状、体征、实验室检查及 CT 表现，初步诊断是什么疾病？

情境 3

1. 根据患者入院后的各种检查，可以诊断他得了什么疾病？

2. 老薛为什么突然出现便血？

3. 老薛的血压为什么下降？

4. 肠镜检查的目的是什么？

5. 临床的输血指征是什么？

6. 结肠息肉有哪些形态与种类？

7. 结肠息肉的治疗方法有哪些？如何选择？

情境 4

1. 各项治疗的依据是什么？

2. 如何做好失血性休克患者及其家属的心理疏导和人文关怀？

案例六　海鲜惹的祸

【学习目标】

一、主要学习目标

1. 水、电解质代谢紊乱的判断分析及其对机体的影响。

2. 酸碱平衡紊乱的判断分析及其对机体的影响。

3. 细菌性痢疾的临床表现和诊断。

二、一般学习目标

1. 发热的病因和发病机制。

2. 水、电解质代谢紊乱的防治。

3. 酸碱平衡紊乱的防治。

【问题提示】

情境 1

1. 患者可能发生了什么？

2. 医生还需进一步向患者了解哪些情况？

情境 2

1. 患者可能出现了哪些基本病理过程？其症状与基本病理过程之间有何联系？

2. 体格检查、实验室检查时，有哪些注意事项？

情境 3

1. 血常规检查结果有何意义？异常情况是如何发生的？

2. 患者发生了哪些酸碱平衡紊乱？机体是如何进行代偿的？对机体有何影响及其机制是什么？

3. 分析酸碱平衡紊乱检测指标的意义。

4. 呕吐、腹泻常见的病因是细菌性痢疾，但也可能是霍乱、阿米巴痢疾或流行性乙型脑炎，如何鉴别？

5. 该患者应如何治疗？

案例七　失常的张经理

【学习目标】

一、主要学习目标

1. 肝功能不全时机体的功能、代谢变化。

2. 肝性脑病的概念、分期及发病机制。

3. 肝性脑病的诱因。

二、一般学习目标

1. 肝功能不全的病因与分类。

2. 肝肾综合征的概念、病因及发病机制。

3. 肝性脑病的防治。

【问题提示】

情境 1

1. 根据临床表现，考虑小张可能患有哪些系统的疾病？

2. 建议患者进一步做哪些检查？

情境 2

1. 小张的体检和实验室检查结果说明什么问题？

2. 小张肝功能异常的病因是什么？该病因是如何造成肝损害的？

情境 3

1. 小张第二次发病和第一次发病是否有关系？第二次发病的主要诱因是什么？

2. 以小张为例，作为医务工作者，如何将人文关怀应用到医学中？

情境 4

1. 小张体内存在哪些功能代谢障碍？其机制是什么？

2. 小张的腹水是怎样产生的？

3. 小张为何出现肾功能异常？

4. 小张的病情是如何进展的？

情境 5

1. 小张的血氨为什么会升高？血氨升高与其神经精神症状是否有关？其机制是什么？

2. 小张的 BCAA/AAA 比值为什么会下降？与其神经精神症状是否有关？其机制是什么？

3. 小张的体温和白细胞数为什么会升高？

4. 医生应对小张采取哪些治疗措施？其治疗依据是什么？

案例八 "辣嘴"吃货的后顾之忧

【学习目标】

一、主要学习目标

1. 肛门、直肠的解剖、生理。

2. 痔的诊断和鉴别诊断。

3. 痔的分类、分期。

4. 各种痔的治疗方法及适应证。

二、一般学习目标

1. 痔的发病原因、机制。

2. 痔的手术方式及新进展。

3. 混合痔外剥内扎术、PPH 吻合器痔上黏膜切除术、内痔注射术的适应证。

4. 痔患者的生活宣教。

【问题提示】

情境 1

1. 根据案例描述，高先生最有可能是什么疾病？诊断依据是什么？

2. 便血常见于哪些肛肠疾病？需要与哪些疾病相鉴别？

情境 2

1. 痔的症状有哪些?

2. 痔的发病原因和发病机制是什么?

情境 3

1. 外痔、内痔、混合痔在症状和体征上有何异同?

2. 如何根据症状明确痔的分期、分类?

3. 痔的手术治疗适应证、禁忌证及常用的手术方法有哪些?

情境 4

1. 痔患者术后的护理需要注意什么?

2. 如何预防痔的发生?

案例九　痛苦的肛周脓肿

【学习目标】

一、主要学习目标

1. 肛瘘及肛周脓肿的诊断、分类。

2. 各种肛周脓肿和肛瘘的治疗方法及适应证。

二、一般学习目标

1. 肛门、直肠的解剖、生理。

2. 肛瘘的流行病学。

3. 各种肛瘘、肛周脓肿的病因及病理生理机制。

4. 肛瘘切开术、挂线术、切开挂线术的适应证。

5. 复杂性肛瘘的临床治疗方案。

6. 肛瘘患者生活宣教。

7. 医患沟通及人文关怀。

【问题提示】

情境 1

根据案例描述,徐先生最有可能患什么疾病? 诊断依据是什么?

情境 2

1. 徐先生的肛瘘是怎么形成的? 有哪些特征性表现?

2. 肛瘘的手术指征有哪些?

3. 术前如何准确定位瘘管的位置?

4. 治疗肛瘘的最佳方法是什么?

情境 3

1. 如何对肛瘘实证、虚证进行局部辨证?

2. 应用挂线疗法治疗高位肛瘘为什么不会引起肛门失禁?

3. 肛瘘手术成败的关键是什么?

4. 根据瘘管与肛门括约肌的关系,如何对肛瘘进行分类?

情境 4

为什么肛周脓肿自溃或切开排脓后常会形成肛瘘?

第四章 泌尿系统

案例一 唐老板的"泡泡尿"

【学习目标】

一、主要学习目标

1. 糖尿病肾病的诊断。

2. 糖尿病肾病的治疗。

3. 糖尿病常见的并发症。

二、一般学习目标

1. 正常泌尿系统的解剖结构、组织学特征及生理学。

2. 糖尿病的病因、诊断标准及发病机制。

3. 水肿的病因、发病机制。

4. 糖尿病肾病的发病机制。

5. 慢性肾功能不全的分期和临床表现。

6. 糖尿病周围神经病变和脑神经病变。

7. 糖尿病肾病降血糖治疗方法。

8. 肾素 – 血管紧张素系统抑制药(RASI)的护肾机制。

9. 延缓糖尿病肾病患者肾功能下降的治疗新进展。

10. 患者的心理疏导与家庭的关怀。

11. 糖尿病患者饮食及运动宣教的重要性。

12. 慢性病的医保政策。

【问题提示】

情境 1

1. 何为超重? 超重是哪些疾病的高危因素?

2. 如何进行多尿的诊断及鉴别诊断?

3. 什么是泡沫尿? 产生泡沫尿的常见疾病有哪些?

4. 分析患者眼睛水肿的原因。

情境 2

1. 患者水肿的病因是什么?

2. 患者水肿的发病机制是什么?

3. 肢体浅感觉为什么减弱?

4. 患者的高血压是原发性还是继发性?

情境 3

1. 糖尿病神经病变肌电图检查有何意义?

2. 糖尿病肾病肾组织病理特征是什么？

3. 肾穿刺的适应证及禁忌证有哪些？

4. 血肌酐升高有何意义？

5. 分析慢性肾衰竭的病因、分期及发病机制。

情境 4

1. 如何制订糖尿病患者的饮食方案？

2. 糖尿病可以根治吗？

3. 降血糖药物的药理作用是什么？分析糖尿病降血糖药物选择方案。

案例二　脚怎么肿了

【学习目标】

一、主要学习目标

1. 慢性肾衰竭的病因。

2. 慢性肾衰竭急性加重的因素。

3. 慢性肾衰竭的临床表现及机制。

4. 慢性肾衰竭的治疗方案。

二、一般学习目标

1. 泌尿系统的解剖结构及生理功能。

2. 慢性肾衰竭的发病机制。

3. 慢性肾衰竭患者的代谢性酸中毒分析。

4. 慢性肾衰竭患者的矿物质和骨异常分析。

5. 慢性肾病的饮食治疗。

6. 血管紧张素转化酶抑制剂（ACEI）/ 血管紧张素受体阻滞药（ARB）对慢性肾病患者的治疗优势。

7. 肾脏替代治疗方式的选择。

【问题提示】

情境 1

1. 患者先后出现乏力、面色发黄、胃口下降，考虑是什么原因？

2. 患者出现双足踝部水肿、夜间解小便次数增加的机制是什么？

3. 患者可能患了什么病？

情境 2

1. 结合李先生的病史特点，你认为需要做哪些检查？

2. 根据检查结果，患者哪些方面存在异常？

3. 分析患者的症状、体征、实验室检查及 B 超表现，初步诊断是什么疾病？

情境 3

1. 慢性肾衰竭的病因有哪些？李先生的病因是什么？

2. 李先生为什么出现贫血？他的贫血应如何治疗？

3. 李先生为什么出现血压升高？血压升高的治疗措施有哪些？

4. 结合各项检查，李先生还存在哪些并发症？

5. 肾脏替代治疗有哪些方式可以选择？李先生更适合哪种方式？

6. 李先生接受腹膜透析治疗后，饮食方面有哪些建议？

7. 李先生错过体格检查机会，出现身体不适未及时就诊，如何引以为戒？

情境 4

1. 腹膜透析期间可能出现哪些并发症？

2. 与透析治疗相比，肾移植有哪些优缺点？

案例三　阻塞的下水道

【学习目标】

一、主要学习目标

1. 上尿路结石的临床表现、并发症表现、诊断及常见治疗方法。

2. 泌尿系统感染的诱发因素、常见致病菌、感染途径及治疗原则。

3. 尿源性脓毒血症的病因、发展进程、发病机制、临床特点、诊断及治疗原则。

二、一般学习目标

1. 正常泌尿系统的解剖结构、组织学结构特征及生理学功能。

2. 尿路结石形成的危险因素、结石的常见成分及泌尿系统结石的预防。

3. 发热与过热的区别，发热的原因与机制；疫情期间，发热患者的门诊处理流程。

4. 上尿路结石的手术方式及其选择原则。

5. 上尿路感染的类型、诊断及治疗原则。

6. 水、电解质及酸碱平衡紊乱情况的分析及纠正。

7. DIC 的病因及发病机制。

8. DIC 与休克互为因果，如何形成恶性循环？

9. 结石手术的医保政策。

10. 患者的全面需求与人文关怀。

【问题提示】

情境 1

1. 急腹症的鉴别诊断有哪些？

2. 肾绞痛的典型症状是什么？

3. 体温升高是发热还是过热？发热的原因和机制是什么？

情境 2

1. 根据患者的临床特点及辅助检查结果，初步诊断是什么？

2. 感染性休克的病因和发病机制是什么？

3. 根据小雪的情况，治疗的原则是什么？

4. 小雪发生哪些水、电解质代谢紊乱？发生哪些酸碱平衡紊乱？如何判断？

5. 小雪是否有凝血功能异常？是否发生 DIC？

6. 休克与 DIC 的关系如何？

7. B 超引导下肾穿刺造瘘术的适应证与禁忌证有哪些？

情境 3

1. 患者入院以后需要检测哪些指标?

2. 上尿路感染常见的病原体有哪些?

3. 上尿路感染常见的疾病类型有哪些?

4. 上尿路感染患者抗生素的使用原则是什么?

情境 4

1. 尿路结石会不会引起肾衰竭? 为什么?

2. 尿路结石手术的时机应如何选择?

3. 上尿路结石的手术方式有哪些? 各有什么特点?

4. 肾脓肿的治疗需要注意什么?

5. 如何做好患者及其家属的心理疏导和人文关怀?

案例四　小珍珍历险记

【学习目标】

一、主要学习目标

1. 急性尿路感染的诊断依据及实验室检查特点。

2. 上、下尿路感染的不同诊断依据及处理方法。

3. 急性尿路感染的抗生素使用及更换原则。

二、一般学习目标

1. 儿童尿路感染的问诊及查体要点。

2. 儿童尿路感染的定义及发病机制。

3. 儿童尿路感染的诊断思路。

4. 儿童尿路感染的鉴别诊断。

5. 儿童尿路感染的疗效评估。

6. 膀胱逆行造影检查的指征及手术指征。

7. 儿童尿路感染的预后及预防。

【问题提示】

情境 1

1. 你认为导致小珍珍发热的原因可能有哪些?

2. 问诊中还需补充询问哪些病史? 体检应该重点注意哪些内容?

3. 如果你是门诊的接诊医生, 你会为小珍珍开具哪些初步辅助检查?

情境 2

1. 珍珍 2 周前因"脓毒症、急性尿路感染"于当地医院治疗, 抗生素使用 1 周停药, 与本次尿路感染有无关系, 为什么?

2. 结合实验室检查, 是否可以明确诊断? 需要与什么疾病相鉴别?

3. 儿童容易发生急性尿路感染的原因有哪些?

情境 3

1. 如何区分上、下尿路感染, 两者的临床表现、查体及实验室检查有何不同?

2. 急性尿路感染的抗生素选择原则是什么？上、下尿路感染疗程有何不同？

3. 结合小珍珍的体温趋势及相关辅助检查，是否需要更换抗生素？依据是什么？

4. 珍珍小小年纪已经有两次尿路感染了，需要做进一步检查吗？如果你是她的主管医生，你的建议是什么？

情境 4

1. 珍珍目前诊断是什么？膀胱输尿管反流如何分级？珍珍是否需要手术干预？

2. 有哪些抗生素可以用于珍珍尿路感染的预防治疗？有何药物副作用？应采取哪些预防措施？

3. 出院后要告知珍珍妈妈哪些注意事项？哪些是重点要注意的检查项目？

案例五　血尿的秘密

【学习目标】

一、主要学习目标

1. IgA 肾病的病因和发病机制。

2. IgA 肾病的临床表现和病理特点。

3. IgA 肾病的实验室检查、诊断、鉴别诊断、治疗和预后。

二、一般学习目标

1. 肾的功能、解剖特点，肾血流量及其调节特点。

2. 肾小球的功能及其影响因素。

3. 肾小管的功能及其影响因素。

4. 肾小球滤过率的概念及其意义。

5. 肾活检的适应证、禁忌证。

6. IgA 肾病的常用病理分型及其意义。

7. IgA 肾病与急性链球菌感染后肾炎的鉴别。

8. 医生对患者的心理疏导与人文关怀。

【问题提示】

情境 1

1. 血尿的分类有哪些？

2. 引起血尿的病因有哪些？该患者的病因可能是什么？

3. 腹泻与血尿之间是否有关系？

情境 2

1. 该患者首次就诊时，医生询问病史，应注意了解哪些情况？

2. 分析患者的症状、体征、实验室检查及影像学检查，初步判断是哪个脏器有损伤？

3. 该患者是否有必要做肾活检？肾活检的适应证、禁忌证及不良反应是什么？

情境 3

1. 分析患者入院后的各种检查，可以诊断他患了什么病？

2. 应与哪些疾病相鉴别，还需要完善哪些检查？

3. 该病常见的病因、发病机制及诱发因素是什么？

情境 4

1. 根据肾病理诊断结果，请讨论该患者的治疗方案。

2. 评估该患者预后，对患者在生活、饮食方面有哪些要特别叮嘱的？

3. 结合患者与我国该疾病的现状，医护人员应如何对患者做好心理疏导和人文关怀？

案例六　拨云见日终有时

【学习目标】

一、主要学习目标

1. 肾病综合征的概念。

2. 肾病综合征的并发症。

3. 肾病综合征常见病理类型的临床病理特点。

4. 肾病综合征的诊断步骤。

二、一般学习目标

1. 肾病常见临床综合征的表现。

2. 肾病常见实验室检查结果意义的分析。

3. 肾病综合征的病理生理机制。

4. 肾病综合征的常见病因及其鉴别诊断。

5. 肾病综合征及其并发症的治疗原则。

6. 肾病综合征进行肾穿刺的适应证及禁忌证。

7. 肾病综合征糖皮质激素的使用原则及其副作用。

8. 糖尿病与非糖尿病肾病肾损害的鉴别。

9. 患者的心理疏导与人文关怀。

【问题提示】

情境 1

1. 患者自认为没有大碍，拒绝到医院就诊，如何与其沟通？

2. 围绕水肿，还需进一步向患者询问哪些情况？

3. 引起水肿的病因有哪些？该患者水肿的发生与糖尿病有何联系？

情境 2

1. 蛋白尿的产生机制及分类有哪些？

2. 肾病的严重程度和评估预后的主要检查项目有哪些？

3. 分析患者的症状、体征、实验室检查，初步诊断是什么疾病？其诊断标准如何？

4. 患者出现尿量减少和血肌酐升高的原因是什么？该病的并发症还有哪些？

情境 3

1. 作为一个老年肾病患者，需要重点排除哪些继发性病因？如何排除糖尿病肾病？

2. 患者的病理类型可能是什么？是否需要做肾穿刺？分析其依据。

3. 肾穿刺的禁忌证有哪些？

4. 患者对肾穿刺有顾虑，如何安慰及沟通，让患者接受肾穿刺？

情境 4

1. 微小病变性肾小球病临床表现和肾病理改变有什么特点？治疗的原则是什么？

2. 患者对使用糖皮质激素有顾忌，如何与其有效沟通？

3. 糖皮质激素的使用原则是什么？需注意防止哪些药物副作用？

4. 患者治疗 8 周后，病情仍未缓解，出现明显悲观情绪，如何安慰和体现人文关怀？

5. 总结肾病综合征患者完整的诊断步骤。

6. 肾损害合并糖尿病的患者，在什么情况下需要进行肾活检？

案例七　迟来的烦恼

【学习目标】

一、主要学习目标

1. 尿路梗阻的原因、分类和临床表现。

2. 下尿路梗阻的鉴别诊断、并发症表现及诊断。

3. 前列腺癌的临床特点、诊断及治疗原则。

二、一般学习目标

1. 正常下尿路的解剖结构及组织学结构特征。

2. 下尿路梗阻症状的临床表现。

3. 引起老年男性下尿路梗阻症状的常见疾病。

4. 急性尿潴留的处理。

5. 良性前列腺增生的病因和常见临床表现。

6. 前列腺穿刺活检的指征。

7. 前列腺癌的临床表现。

8. 前列腺癌的常见转移部位。

9. 前列腺癌的治疗方式。

10. 患者的全面需求与人文关怀。

【问题提示】

情境 1

1. 老年男性尿频的鉴别诊断有哪些？

2. 尿潴留的典型症状是什么？

3. 引起下尿路梗阻症状的常见原因有哪些？

情境 2

1. 该患者首次就诊时，有哪些情况应予以注意？

2. 围绕泌尿系统疾病，需进一步向患者了解哪些情况？

3. 根据患者的临床特点及辅助检查结果，初步诊断是什么？

4. 患者 PSA 升高有何诊断意义？

5. 尿潴留的常见处理方法有哪些？

情境 3

1. 患者前列腺穿刺前需要检测哪些指标？

2. 前列腺穿刺活检的常见方式是什么？

3. 前列腺活检常见的并发症是什么？

4. 前列腺癌有哪些常见的转移部位？

情境 4

1. 前列腺癌根治术适合于哪些患者？

2. 治疗前列腺癌的常见药物有哪些？

3. 前列腺癌内分泌治疗需要复查哪些指标？

4. 如何做好患者及其家属的心理疏导和人文关怀？

案例八　哭肿的双眼

【学习目标】

一、主要学习目标

1. 肾性水肿的病因、发病机制及临床特点。

2. 急性肾衰竭的病因、发病机制和临床表现。

3. 急性肾炎典型病例和严重病例的临床表现及产生机制。

4. 急性肾炎典型实验室检查及其变化规律。

二、一般学习目标

1. 正常泌尿系统的解剖结构、组织学特征及生理学功能。

2. 水肿和水中毒的区别。

3. 急性期反应蛋白的分类和功能。

4. 功能性急性肾衰竭和器质性急性肾衰竭患者尿的变化。

5. 非少尿型急性肾衰竭与少尿型急性肾衰竭的区别。

6. 电解质代谢及酸碱平衡紊乱的分析。

7. 肾性水肿的问诊及体格检查要点。

8. 急性肾炎的病因、病理变化和发病机制（免疫机制）。

9. 急性肾炎的诊断、鉴别诊断和急性肾损伤的诊断思路。

10. 儿童尿量的评估。

11. 急性肾炎的病程、预后、预防和治疗措施。

12. 患儿的心理疏导及家庭和医生的人文关怀。

13. 儿童疾病的医保政策。

【问题提示】

情境 1

1. 水肿的原因有哪些？你认为是什么原因导致小仔水肿？

2. 肾性水肿的临床表现和发生机制是什么？

3. 作为门诊接诊的医生，还需补充询问李仔哪些病史？体格检查应该重点注意哪些内容？

4. 在门诊，小仔需进行哪些初步辅助检查？

情境2

1. 根据现有症状、体征及实验室检查，初步诊断是什么？诊断依据有哪些？

2. 小仔的初步诊断需要与什么疾病相鉴别？

3. 为明确诊断，收住入院，需要进一步检查哪些项目？

情境3

1. 结合实验室检查，是否可以明确诊断？

2. 小仔患病的病因是什么？与半个月前的感染有关系吗？

3. 患儿是否发生急性肾衰竭？

4. 急性肾衰竭的病因及发病机制是什么？

5. 分析少尿性急性肾衰竭与非少尿性急性肾衰竭的区别。

6. 分析急性功能性肾衰竭和器质性肾衰竭患者尿的变化。

7. 小仔为什么出现咳嗽、呼吸不顺畅？是不是又"感冒"了？

8. 小仔是否还有炎症反应？炎症活动程度如何判断？

9. 小仔是否有电解质代谢及酸碱平衡紊乱？

10. 如何评估患儿尿量？小仔的尿量为什么减少？

11. 小仔是否为急性肾炎的严重病例？为什么？

情境4

1. 急性肾炎的治疗原则是什么？急性肾衰竭有哪些防治原则？

2. 为什么给小仔使用抗生素治疗？

3. 需要给小仔做肾穿刺吗？该疾病肾病理主要有哪些特征性改变？

4. 小仔的疾病会有后遗症吗？出院后要告知妈妈的注意事项、重点要注意的检查项目有哪些？

5. 如何宣教以减少该病的发生？

6. 如何做好患儿及其家属的人文关怀？

案例九　迷雾重重

【学习目标】

一、主要学习目标

1. 急性肾损伤的定义、病因和分类。

2. 急性肾损伤的临床表现。

3. 急性肾损伤的诊断与鉴别诊断。

4. 急性肾损伤的治疗。

二、一般学习目标

1. 急性肾损伤的发病机制。

2. 急性肾损伤的病理表现。

3. 鉴别慢性肾衰竭和急性肾损伤。

4. 少尿性急性肾损伤和非少尿性急性肾损伤临床表现的区别。

5. 疼痛的问诊要点，肾绞痛的特点。

6. 急腹症的诊断和鉴别诊断。

【问题提示】

情境 1

1. 叶女士出现多处疼痛，疼痛的问诊要点是什么？

2. 叶女士到急诊后又诉有右下腹痛，体格检查有右下腹压痛，CT 提示有回盲部小憩室，医生需要怀疑什么疾病？

3. 叶女士血肌酐明显升高，如果你是急诊科医生，你的初步诊断和处理意见是什么？

4. 医生不考虑输尿管结石，诊断依据有哪些？

5. 肾功能异常与腰背痛及腹痛有无直接联系？急诊医生的意见要她去胃肠外科和肾内科就诊，应先到哪一个科室就诊呢？病情如何演变呢？

情境 2

1. 急诊生化检查发现血肌酐明显升高，提示肾功能受损，胃肠外科医生给予氟比洛芬酯针止痛，是否合理？

2. 胃肠外科怀疑输尿管结石，泌尿外科排除输尿管结石，其依据分别是什么？与肾功能损伤有无联系？

3. 叶女士去了胃肠外科和泌尿外科，但没有想到去肾内科，为什么？

情境 3

1. 叶女士来到肾内科，发现血肌酐更高了，可能的原因是什么？

2. 叶女士听到肾功能恶化后惊慌失措，作为肾内科医生应怎样告知病情和知情谈话？

3. 该患者急性肾损伤但无少尿、无尿和水肿表现，为什么？

4. 肾内科就诊复查肾功能，发现血肌酐仍在进行性升高，明确是急性肾损伤，如何进一步诊断、评估病情严重程度？

情境 4

1. 请根据提供的信息完成现病史记录。

2. 该病例急性肾损伤的原因是什么？

3. 根据入院病史和 24 h 尿液检查等化验结果，如何鉴别急性肾损伤是肾前性原因还是肾小管坏死引起？

4. 如何评估急性肾损伤后引起全身多系统并发症？

5. 叶女士入院后该如何治疗？

案例十　死里逃生以后

【学习目标】

一、主要学习目标

1. 急性肾衰竭的病因、发生机制及功能代谢变化。

2. 休克的原因、发生机制。

3. 休克时机体代谢与功能变化。

二、一般学习目标

1. 酸碱平衡紊乱的分析。

2. 水、电解质代谢紊乱的分析。

3. 急性肾衰竭的治疗。

4. 挤压综合征的概念、症状及治疗。

【问题提示】

情境 1

1. 献某获救后，可能会发生什么？

2. 献某获救后，还会有生命危险吗？

情境 2

1. 献某被送到县人民医院后，出现哪些主要的病理过程？诊断依据及其治疗原则是什么？

2. 从县人民医院的化验结果判断，该患者发生了什么类型的水、电解质代谢和酸碱平衡紊乱？

情境 3

1. 该患者发生急性肾衰竭的机制是什么？

2. 在该患者的疾病进展过程中，危害其生命的主要因素是什么？是怎样发生的？对机体有何影响？其治疗原则是什么？

3. 该患者为什么要进行血液透析？

第五章　神经系统

案例一　不对称的脸

【学习目标】

一、主要学习目标

1. 面神经炎的病因和发病机制。

2. 面神经炎的临床表现。

3. 面神经炎的治疗。

二、一般学习目标

1. 面神经的解剖。

2. 中枢性面瘫与周围性面瘫的区别。

3. 周围性面瘫需要鉴别的疾病。

4. 面神经炎的预后。

5. 面神经炎恢复不完全的并发症。

6. 贝尔征的表现。

7. Hunt 综合征的表现。

【问题提示】

情境 1

1. 发生面神经炎有什么诱因？

2. 面神经炎有哪些临床表现？

情境 2

1. 如何鉴别中枢性面瘫与周围性面瘫？

2. 哪些疾病可导致周围性面瘫？

3. 为什么小美会出现耳周疼痛、外耳道疱疹？

情境 3

1. 面神经炎为什么使用激素治疗，激素治疗需注意什么？

2. 面神经炎导致的脸歪能不能完全恢复？

情境 4

1. 什么时候开始面神经炎患者的康复治疗（如针灸、理疗等）比较合适？

2. 面神经炎患者在生活上需要注意什么？

案例二　时间窗内的幸运

【学习目标】

一、主要学习目标

1. 脑梗死的病因和发病机制（Toast 分型）。

2. 脑梗死的临床表现、治疗方案。

3. 脑梗死的预防（一级预防、二级预防、三级预防）。

二、一般学习目标

1. 正常脑组织的解剖结构、各个区域的功能及大脑 Willis 环。

2. 脑卒中（脑梗死、脑出血、蛛网膜下腔出血）的鉴别。

3. 特殊类型脑梗死的特点（包括大面积脑梗死、基底动脉尖综合征、出血性脑梗死、分水岭脑梗死、多发性脑梗死）。

4. 脑梗死发病的危险因素。

5. 脑梗死 NIHSS 评分、改良 Rankin 量表。

6. 脑梗死常见并发症及其预防。

7. 阿替普酶静脉溶栓的适应证及禁忌证。

8. 患者的心理疏导与人文关怀。

【问题提示】

情境 1

1. 老张可能有哪些脑梗死的危险因素？

2. 作为非医务人员，如何简单快速识别可能的脑卒中（FAST 标准）？

情境 2

1. 陆医生为什么反复追问最初的发病时间？如果老张不曾夜间起床，则后续治疗有何不同？

2. 根据患者的症状、体征，诊断定位在哪里？

3. 在定位的基础上，根据患者体征及辅助检查结果，定性诊断是什么？

情境 3

1. 如果患者有使用"阿替普酶"适应证，但患者意识不清又无家属在场，怎么办？

2. 如果次日查房，患者肢体活动不利加重了，需要考虑哪些原因？

3. 结合患者检查结果，根据 Toast 分型，考虑患者脑梗死的病因是什么？

4. 各项检查均是在甄别此次脑梗死的病因，那么各项检查要甄别的是哪一类病因？

情境 4

1. 为什么要 24 h 复查头部 CT 或 MRI 后再使用阿司匹林肠溶片？

2. 如果复查颅脑 CT，结果和入院时的 CT 结果会一样吗？

3. 患者血糖高，联系内分泌科会诊。但患者血压也偏高，为什么不立即给予干预？

4. 如果治疗后病情加重了，怎么办？如何做好患者及其家人的心理疏导和人文关怀？

案例三　反复出现的右侧肢体不适

【学习目标】

一、主要学习目标

1. 颅内血管的解剖。

2. 不同部位脑卒中的临床表现及体征。

3. 缺血性脑卒中的治疗（急性期与二级预防）。

二、一般学习目标

1. 缺血性脑卒中的病因。

2. 缺血性脑卒中的危险因素。

3. 缺血性脑卒中的 TOAST 分型。

4. 短暂性脑缺血发作（TIA）早期卒中风险预测工具。

5. 静脉溶栓的适应证与禁忌证。

6. 颅内血管支架的植入指征。

7. 知情同意的必要性和重要性。

8. 医患沟通技巧。

9. 脑卒中终身康复的必要性。

【问题提示】

情境 1

1. 根据所述状况，你认为患者可能存在哪些问题？

2. 陈女士右侧肢体麻木的可能原因有哪些？

3. 陈女士存在焦虑障碍吗？

4. 陈女士血压正常吗？

情境 2

1. 此处的病情支持或推翻了你的哪种假设？

2. 陈女士肢体麻木无力最可能的诊断是什么？

3. 陈女士的血液报告有什么异常？

4. 为什么医生建议陈女士立即住院？

5. 为什么医生要询问其配偶的吸烟情况？

情境 3

1. 患者发生了什么？

2. 患者为什么会出现左侧大脑中动脉 M1 段重度狭窄？

3. 抗血小板药物有出血风险，双联抗血小板药物出血风险更多，患者症状已缓解，可停药或减量吗？

情境 4

1. 为什么陈女士在坚持服药的情况下再次复发右侧肢体麻木无力？

2. 为什么在一开始医生没有对陈女士进行介入治疗？

3. 介入手术是否存在风险，是否需征得患者及其家属同意？

4. 该患者何时能停药？

案例四 头痛的警铃

【学习目标】

一、主要学习目标

1. 胶质瘤的病因和发病机制。

2. 胶质瘤的分类、临床表现、影像学特点。

3. 胶质瘤的综合治疗方案。

二、一般学习目标

1. 正常神经系统的解剖结构。

2. 颅内压增高的发生机制及其处理。

3. 脑水肿的分类及病理生理学机制。

4. 癫痫的病因和发病机制。

5. 颅内感染的病因和发病机制。

6. 胶质瘤与转移瘤、脑脓肿的鉴别诊断。

7. 胶质瘤的后续综合治疗措施。

8. 患者的心理疏导与人文关怀。

【问题提示】

情境 1

1. 引起头痛的常见疾病有哪些？

2. 在互联网时代，对个人的健康监测方面，有哪些措施值得尝试与推广？

情境 2

1. 该患者首次就诊时，有哪些情况应予以重点问询？

2. 围绕神经系统疾病，需要进一步向患者了解哪些情况？

3. 分析患者的症状、体征、实验室检查及 MRI 表现，初步诊断是什么疾病？

4. 根据 MRI 的影像资料分析，有哪些疾病需要考虑？如何鉴别？

5. 从 MRI 资料看，患者是否发生了脑水肿？

6. 颅内压增高的病理生理学机制是什么？

情境 3

1. 根据患者入院后的各种检查，手术前临床诊断什么疾病？手术后的临床诊断是什么？

2. 本次陈先生发生的病情变化，从脑电图上可获得哪些有用的信息？

3. 陈先生为什么突然出现四肢抽搐？抽搐是原发性的还是继发性的？

4. 发生四肢抽搐时主要的治疗措施有哪些？

5. 常用的脱水药物有哪些？此病例中使用的脱水药物的作用机制是什么？

情境 4

1. 患者突然的体温变化有哪些可能的原因？

2. 判断体温升高的原因，需要做哪些检查以进一步排除或支持？

3. 目前各项治疗的依据是什么？

4. 颅内感染常用的治疗措施有哪些？

情境 5

1. 根据患者入院后的各种检查及治疗，最后临床诊断是什么？

2. 根据患者的病理报告结果，其分子病理学诊断结果是什么？

3. 患脑部恶性肿瘤时，口服替莫唑胺的机制是什么？

4. 胶质瘤的综合治疗有哪些？目前有什么新进展？

5. 如何做好恶性肿瘤患者及其家属的心理疏导和人文关怀？

案例五　突如其来的偏瘫

【学习目标】

一、主要学习目标

1. 脑出血的病因、发病机制。

2. 脑出血的诊断、鉴别诊断。

3. 脑出血的治疗原则。

二、一般学习目标

1. 正常神经系统的解剖结构及特点。

2. 脑血管的解剖学、组织学结构特征。

3. 脑血管疾病的定义、分类。

4. 脑血管疾病的急诊诊治流程。

5. 脑出血的并发症及其处理。

6. 脑出血的外科手术指征。

7. 脑出血急性期的血压管理。

8. 脑出血后抑郁的识别、诊断、治疗。

9. 脑出血的预后。

10. 脑出血的康复治疗。

11. 患者的心理疏导与人文关怀。

【问题提示】

情境 1

1. 突发的头痛要考虑哪些原因?

2. 徐女士的生活方式、健康理念有哪些问题?

情境 2

1. 该患者就诊时,医院应如何接诊?

2. 患者右侧肢体活动障碍,如何进行定位诊断?

3. 根据患者的症状、体征、辅助检查结果,考虑什么诊断?

4. 脑出血的外科手术指征有哪些?

情境 3

1. 脑出血的病因有哪些?

2. 脑出血的血压控制有何要求?

3. 脑出血引起颅内压升高的机制是什么?

4. 降颅内压药物有哪几种? 分别有什么药代动力学特点及不良反应?

5. 徐女士出现情绪低落的原因有哪些? 诊断是什么疾病?

6. 在徐女士出现情绪变化时,作为医务人员应如何应对? 如何与家属沟通?

7. 简述抗抑郁药的分类及代表药物。

情境 4

1. 如何向脑出血患者进行健康宣教?

2. 脑出血的并发症有哪些?

案例六　从嘴巴歪了开始

【学习目标】

一、主要学习目标

1. 吉兰 – 巴雷综合征(GBS)的病因、病理和发病机制。

2. GBS 的临床表现、诊断标准和治疗方案及其预后。

二、一般学习目标

1. 正常周围神经的解剖结构。

2. GBS 的亚型。

3. GBS 的神经电生理改变。

4. GBS 的鉴别诊断。

5. GBS 患者的异常周围神经抗体谱。

6. 米勒 – 费希尔综合征(MFS)的疾病特点。

7. GBS 患者自主神经系统的改变。

8. GBS 的免疫治疗。

【问题提示】

情境 1

1. 考虑到李大爷的年纪，引起他口角歪斜可能的疾病有哪些？
2. 当地医院只给李大爷做了针灸，这样的处理对不对？
3. 发现口角歪斜应该怎么办？
4. 李大爷为什么后来慢慢出现双下肢无力、眼睑闭合不全的表现？

情境 2

1. 该患者首次就诊时，有哪些情况应予以注意？
2. 围绕神经系统疾病，需进一步向患者了解哪些情况？
3. 你是否同意王医生的诊断？为什么？

情境 3

1. 根据患者入院后的各种检查，可以诊断他患了什么疾病？
2. 李大爷的定位诊断及其依据是什么？
3. 李大爷的定性诊断及其依据是什么？
4. 李大爷为什么会出现双眼睑下垂？
5. 李大爷为什么会出现腰背部疼痛、双手掌及双脚掌的刺痛感？
6. 为什么李大爷肢体无力以肢体远端为主？
7. 李大爷有必要查抗核抗体等免疫系列吗？
8. 为何要检查是否有眼干燥症？为何要行腮腺 ECT、唇腺活检等相关检查？

情境 4

1. 针对李大爷，各项治疗的依据是什么？
2. GBS 有哪些可供选择的治疗方案？
3. 平常生活中如何避免李大爷所患的疾病？
4. 如何做好患者的心理疏导工作？

案例七　四肢对称的麻木与无力

【学习目标】

一、主要学习目标

1. 吉兰 – 巴雷综合征（GBS）的病因和发病机制。
2. GBS 的临床表现、诊断标准和治疗方案。

二、一般学习目标

1. 正常周围神经的解剖结构。
2. GBS 的亚型分型。
3. GBS 的病理特点。
4. GBS 的辅助检查，包括血清、神经电生理和腰椎穿刺检查。
5. GBS 的鉴别诊断。
6. 腰椎穿刺的适应证、禁忌证及操作步骤。
7. GBS 的一般治疗和免疫治疗。

8. 医患沟通的基本原则和医学生应具有的人文精神。

【问题提示】

情境 1

1. 在倩倩的年纪，有哪些常见的疾病引起肢体无力？

2. 发现肢体无力应该怎么办？

情境 2

1. 该患者首次就诊时，有哪些情况应予以注意？

2. 围绕神经系统疾病，需要进一步向患者了解哪些情况？

3. 分析患者的症状、体征、实验室检查及 CT 表现，初步诊断是什么疾病？

情境 3

1. 根据患者入院后的各项检查，可以诊断她患了什么疾病？

2. 倩倩为什么会出现双眼睑下垂？

3. 倩倩为什么会出现腰背部疼痛、双手掌及双脚掌的刺痛感？

4. 倩倩的抗核抗体阳性与她所患的疾病有关系吗？

5. 倩倩肢体无力为什么以肢体远端为主？

6. 为什么倩倩第 1 天使用了丙种球蛋白，而第 2 天病情仍在加重？

情境 4

1. 倩倩的各项治疗的依据是什么？

2. 为何要检查是否有眼干燥症？为何要行腮腺 ECT、唇腺活检等相关检查？

3. 如何做好患者的心理疏导工作？

4. 平常如何避免倩倩所患的疾病？

案例八　消失的记忆

【学习目标】

一、主要学习目标

1. 阿尔茨海默病（AD）的病因和发病机制。

2. 阿尔茨海默病的临床表现、诊断标准及治疗方案。

二、一般学习目标

1. 正常神经系统的解剖结构及组织学结构特征。

2. 阿尔茨海默病的症状分期。

3. 阿尔茨海默病常用的认知评估。

4. 简易精神状态检查（MMSE）和蒙特利尔认知评估量表（MoCA）评估检出痴呆的性能和灵敏度。

5. 针对阿尔茨海默病认知症状的相关治疗。

6. 阿尔茨海默病与后部皮质萎缩、血管性痴呆、路易体痴呆的鉴别。

7. 早发型、家族性 AD 的识别。

8. 常见的神经退行性疾病的区别。

9. 阿尔茨海默病的人文关怀。

【问题提示】

情境 1

1. 引起记忆力下降的疾病有哪些？

2. 在日常生活中，如何发觉身边的人记忆力下降了？

3. 患者记忆力下降，可能是什么原因？

情境 2

1. 该患者首次就诊时，有哪些情况应予以注意？

2. 围绕神经系统疾病，需进一步向患者了解哪些情况？

3. 分析患者的症状、体征、头颅 MRI 及认知评估，初步诊断是什么疾病？

情境 3

1. 根据老李入院后的各种检查，可以诊断她患了什么疾病？

2. 为什么老李的双侧海马萎缩了？

3. 为什么老李的 ^{18}F–FDG PET/CT 显示：后扣带回皮质、双侧顶叶皮质、双侧颞叶皮质（内侧略明显）FDG 代谢轻度降低？

4. 为什么老李的 ^{18}F–AV45 PET/CT 显示：双侧顶叶、颞叶、后扣带回皮质淀粉样蛋白异常沉积？

5. 老李所得疾病的发生机制是什么？

6. AD 和帕金森病（PD）的区别是什么？

情境 4

1. 各项治疗的依据是什么？

2. 如何关爱身边的人，及时尽早发现 AD？

3. 如何做好患者及其家属的心理疏导和人文关怀？

案例九　慢下来的脚步

【学习目标】

一、主要学习目标

1. 帕金森病（PD）的病因和发病机制。

2. 帕金森病的临床表现、诊断标准及治疗方案。

二、一般学习目标

1. 正常神经系统的解剖结构及组织学特征。

2. 帕金森病早期可能出现的症状。

3. 帕金森病的"四大运动症状"。

4. 帕金森病的步态、自主神经功能紊乱。

5. 帕金森病的非运动症状。

6. 帕金森病的鉴别诊断。

7. 帕金森病的治疗策略、主要治疗药物。

8. 治疗帕金森病，口服药物时的注意事项。

9. 帕金森病患者应如何改善生活方式。

【问题提示】

情境 1

1. 中老年人出现动作迟缓，可能的原因是什么？

2. 当患者记忆力下降时，还应该考虑哪些疾病？

3. 老杨为什么没有及时察觉到老梁刚开始出现的不正常的症状？

情境 2

1. 该患者首次就诊时，应注意哪些情况？

2. 围绕神经系统变性疾病及类似的症状，需要进一步向患者了解哪些情况？

3. 根据患者的症状、体征及检查结果，初步诊断是什么？

4. 老梁为什么会出现便秘，以及睡觉时讲梦话？

5. 在明显的症状出现之前，早期还会出现哪些隐匿的病征？

情境 3

1. 老梁入院后完善各种检查，可以诊断她患了什么疾病？确诊的主要依据是什么？

2. 老梁所患疾病的发病机制是什么？

3. 老梁的左下肢肢体肌力差，考虑是由什么原因引起的？

4. 老梁的神经超声检查为什么提示右侧黑质超声未见明显异常，神经超声在诊断中的应用价值及其敏感性和特异性如何？

情境 4

1. 各项治疗的依据是什么？

2. 除了药物治疗之外，还有其他哪些治疗方法？

3. 林医生为什么告诉患者不能自行停药？口服药物时应该注意什么？

4. 治疗过程中可能会遇到哪些问题？

5. 帕金森病患者该如何改善生活方式，提高生活质量？

6. 如何关爱身边的帕金森病患者？

案例十　脑外科大夫的一场生死接力

【学习目标】

一、主要学习目标

1. 脑挫裂伤的发病机制、临床表现、治疗原则。

2. 硬膜外血肿、硬膜下血肿的发病机制、临床表现、治疗原则。

3. 颅脑损伤的评分标准。

二、一般学习目标

1. 正常神经系统的解剖结构、组织学特征及脑脊液循环的生理学。

2. 颅内压增高的病理生理学机制及其处理。

3. 脑水肿的分类及病理生理改变。

4. 脑疝的病因、发病机制及处理原则。

5. 颅脑外伤的手术指征。

6. 迟发性外伤性颅内血肿的概念与病因。

7. 院前急救的基本知识。

8. 患者及其家属的心理疏导与人文关怀。

【问题提示】

情境 1

1. 突发情况下，应如何做好院前急救？

2. 每个人应该如何掌握心肺复苏知识？

情境 2

1. 该患者首次就诊时，需重点关注哪些情况？

2. 根据患者的症状、体征、实验室检查及 CT 表现，入院的初步诊断是什么？

3. 颅脑外伤的手术指征有哪些？

4. 脑挫裂伤的病因与病理变化是什么？

情境 3

1. 根据患者入院后的病情进展，可进一步做出哪些诊断？

2. 患者为什么表现为突然安静下来？

3. 患者是否出现脑疝？属于哪一种类型？其病因与病理生理改变有哪些？

4. 紧急降低颅内压的措施有哪些？

5. 脑组织膨隆、张力增高的原因是什么？

6. 硬膜外血肿与硬膜下血肿的发病机制及影像学特征是什么？

7. 迟发性外伤性颅内血肿的概念与病因是什么？

8. 该患者颅脑外伤格拉斯哥昏迷量表（GCS）评分的动态变化如何？

情境 4

1. 颅内血肿清除手术注意事项有哪些？

2. 关颅的注意事项有哪些？

3. 长期卧床患者康复治疗有哪些注意事项？如何加强营养支持？

4. 突发事件中如何对患者及其家属进行心理疏导和人文关怀？

案例十一　装在套子里的人

【学习目标】

一、主要学习目标

1. 锥体外系病变的临床表现。

2. 帕金森病的临床表现（运动症状与非运动症状）。

3. 帕金森病的药物治疗。

二、一般学习目标

1. 基底节的解剖结构。

2. 帕金森病的病因。

3. 帕金森病的病理改变。

4. 帕金森病的生化递质改变。

5. 帕金森病的诊断标准。

6. 帕金森病的鉴别诊断。

7. 帕金森病的预后。

8. 帕金森病的运动康复。

9. 帕金森病的常见并发症。

10. 缺血性脑血管病的危险因素。

11. 缺血性脑血管病的一级和二级预防。

【问题提示】

情境 1

1. 你认为患者可能存在哪些问题？

2. 运动不灵活的原因有哪些？

3. 不良的生活方式包括哪些？

情境 2

1. 此处患者的病情，支持或推翻了你的何种假设？

2. 李老伯目前存在哪些问题？

3. 李老伯血液报告有什么异常？

4. 李老伯的血压正常吗？探讨高血压的诊断标准及分级。如何鉴别诊断原发性高血压与继发性高血压？

5. 李老伯血管硬化的危险因素有哪些？

情境 3

1. 为什么医生只看了李老伯走进来的情形就知道他有问题？

2. 医生为什么要询问李老伯的既往长期服药史？

3. 李老伯的大便秘结、夜间说梦话现象是什么问题？

4. 李老伯的病变部位在哪里？

5. 医生为什么给李老伯开抗血小板聚集药物、保肝药物及他汀类药物治疗？

6. 医生给李老伯开的美多巴及普拉克索片的药理作用机制是什么？

情境 4

1. 为什么李老伯服药后出现腹痛、腹泻？他还可能出现哪些不适？

2. 帕金森病能治好吗？该病患者是否需要长期服药？

3. 如果患者药物治疗效果不好，我们应怎么办？

4. 为什么医生要给李老伯介绍几项适合的运动？

5. 患者第一次就诊后自行停药，直到半年后再次就诊，这提示该医生在与患者沟通方面有哪些需要改进的地方？

案例十二　突发的抽搐

【学习目标】

一、主要学习目标

1. 癫痫、癫痫发作、癫痫综合征和癫痫持续状态的定义。

2. 癫痫的发作类型。

3. 癫痫发作期间的药物治疗原则。

二、一般学习目标

1. 正常神经系统的解剖结构及组织学特征。

2. 神经系统生理学及神经细胞膜电位的生理学基础。

3. 继发性癫痫的病因。

4. 抗癫痫药物的不良反应。

5. 抗癫痫药物的停药方法。

6. 癫痫持续状态的治疗。

7. 癫痫脑电图的表现。

8. 育龄期女性癫痫患者治疗的注意事项。

9. 患者的心理疏导与人文关怀。

【问题提示】

情境 1

1. 认知功能下降需要考虑哪些原因？

2. 突发意识不清需要考虑哪些原因？

情境 2

1. 癫痫持续状态的定义是什么？

2. 姜大妈的癫痫发作属于哪种类型？

3. 对癫痫患者如何进行急诊处理？

4. 继发性癫痫的病因有哪些？

5. 癫痫的主要发生机制是什么？

情境 3

1. 姜大妈的癫痫病因是什么？

2. 遇到梅毒这类性传播疾病，应该如何进行知情告知？如何做到保护患者的隐私？患者或家属对疾病的诊断有异议时，应该如何解释？

3. 抗癫痫药物的用药原则有哪些？

4. 抗癫痫药物有哪些不良反应？

5. 简述癫痫持续状态的治疗。

6. 简述癫痫的脑电图表现。

7. 梅毒治疗首选什么药物？什么叫赫氏反应？如何预防赫氏反应？

情境 4

1. 如何向癫痫患者进行健康宣教？

2. 神经梅毒治疗后如何随访复查？

第六章　内分泌系统与代谢性疾病

案例一　可治愈的高血压

【学习目标】

一、主要学习目标

1. 继发性高血压的筛查对象。

2. 原发性醛固酮增多症的诊断和鉴别诊断。

3. 高血压伴低钾血症的鉴别诊断。

4. 醛固酮的生理作用，以及调节醛固酮浓度的各种生理病理因素。

5. 低钾血症的原因、发生机制及其临床表现。

二、一般学习目标

1. 引起原发性和继发性醛固酮增多症的病因及鉴别要点。

2. 肾素–血管紧张素–醛固酮系统的生理功能及调节机制。

3. 内分泌功能试验如生理盐水试验、卡托普利试验的基本步骤和注意事项及结果判定。

4. 引起原发性醛固酮增多症的常见病因。

5. 低钾血症的诊断思路。

6. 继发性高血压的诊断和治疗。

7. 患者的心理疏导与人文关怀。

【问题提示】

情境 1

1. 引起小周双下肢乏力的原因有哪些？还需要补充哪些信息？

2. 为了明确诊断，小周需要进一步做哪些检查？

3. 小周为什么有时候挂"糖水"会有缓解，但这次挂"糖水"出现病情加重甚至双下肢无法动弹？

情境 2

1. 小周的血压偏高对病情判断有何意义？

2. 为了明确诊断，还需要补充什么信息？进一步做什么检查？

3. 如何处理严重低钾血症？

情境 3

1. 测定 24 h 尿钾量有何意义？如何判断尿钾排出是增多的？

2. 诊断原发性醛固酮增多症需要进行哪些内分泌功能试验？肾素–醛固酮系列试验的操作流程如何？结果如何判定？

3. 原发性醛固酮增多症有哪些常见的临床类型？

4. 小周是否需要行双侧肾上腺静脉取血（AVS）检查？

5. 如何进一步选择合适的治疗方案？

情境 4

1. 醛固酮瘤进行手术治疗前，应进行哪些准备？

2. 什么情况下，原发性醛固酮增多症术前需要做 AVS 检查？什么情况下不需要做 AVS 检查？

3. 若小周术后的血压并没有恢复到正常水平，需要考虑什么原因？如何处理？

4. 有哪些高血压是可以被治愈的？

案例二　警惕糖尿病足

【学习目标】

一、主要学习目标

1. 糖尿病常见的慢性并发症。

2. 糖尿病治疗原则和综合控制目标。

3. 糖尿病患者可出现的水电解质代谢紊乱、酸碱平衡紊乱的类型及其发生机制。

二、一般学习目标

1. 糖尿病的最新分型及分型标准。

2. 2 型糖尿病慢性并发症的分类和分期。

3. 血浆胰岛 C 肽释放试验的正常标准、影响因素及临床意义。

4. 糖化血红蛋白（HbA1c）的测定及其意义。

5. 口服降血糖药物的分类及其作用机制。

6. 胰岛素应用的适应证及不良反应。

7. 糖尿病长期良好控制的重要意义。

8. 糖尿病的治疗原则和综合控制目标。

9. 患者的心理疏导与人文关怀。

【问题提示】

情境 1

1. 糖尿病患者平时没有不舒服，是否就不需要去医院就诊？如果需要，应什么时候去医院就诊？去医院检查什么项目？

2. 陈大爷走路出现小腿痛，是因为年纪大了吗？还是需要考虑其他原因？

3. 陈大爷因为走路看不清楚，右脚磕到了桌角，他为什么会出现视物不清，与糖尿病是否有关系？

情境 2

1. 根据目前的病史、体格检查和辅助检查，陈大爷初步诊断什么病？属于糖尿病哪种分型？糖尿病并发症、合并症有哪些？

2. HbA1c 的正常值是多少？其意义是什么？

3. 陈大爷血糖高，目前用什么降血糖方案进行治疗？

4. 患者体温高，炎症指标（血白细胞、CRP）高，考虑是什么原因导致的？

5. 糖尿病视网膜病变怎么分期？

情境 3

1. 2 型糖尿病的慢性并发症有哪些？

2. 糖尿病肾病怎么分期？

3. 2 型糖尿病足合并严重下肢血管病变，有哪些治疗措施？

4. 如果你是内分泌科主管医生，当患者拒绝胰岛素治疗，以及患者对治疗表示焦虑时，应如何与患者沟通？

5. 糖尿病患者胰岛素治疗的适应证是什么？胰岛素治疗有哪些注意事项？

情境 4

1. 如何进行馒头餐试验？C 肽释放试验的正常标准、影响因素及临床意义是什么？

2. 糖尿病患者如何进行饮食控制？如何进行运动锻炼？

3. 陈大爷血糖、血压的控制目标是多少？综合控制目标还包括哪些？

案例三　胰岛素会"上瘾"吗

【学习目标】

一、主要学习目标

1. 高渗高血糖综合征的诱因和病理生理机制。

2. 高渗高血糖综合征的临床表现、诊断和治疗方案。

二、一般学习目标

1. 胰岛 B 细胞生理性胰岛素分泌模式。

2. 胰岛素及胰高血糖素的生理作用，两者如何协调维持血糖的稳定。

3. 2 型糖尿病的发病机制。

4. 2 型糖尿病胰岛功能变化及评价。

5. 2 型糖尿病的急性及慢性并发症。

6. 胰岛素和胰岛素类似物的分类及各自的作用。

7. 高渗高血糖综合征与酮症酸中毒病理生理机制、临床表现和治疗方案的异同点。

8. 脱水程度的判断。

9. 1 型糖尿病与 2 型糖尿病的鉴别。

10. 患者的心理疏导与人文关怀。

【问题提示】

情境 1

1. 口干、多饮、多尿需考虑哪些疾病？

2. 腰痛需考虑哪些疾病？

3. 腿脚不听使唤需考虑哪些疾病？

情境 2

1. 神志不清的老年患者就诊，需考虑哪些疾病？

2. 患者血液白细胞升高，需考虑哪些疾病？

3. 血肌酐及血尿素氮升高，需考虑哪些疾病？

4. 低钾血症如何鉴别诊断，如何补钾？高钠血症如何鉴别诊断，如何处理？有效渗透压如何计算?

5. 分析患者的症状、体征、实验室检查及头颅 CT 表现,初步诊断是什么?

情境 3

1. 该患者发生高渗高血糖综合征的诱因是什么?

2. 为什么高渗高血糖综合征首要的治疗方法是补液? 应如何补液? 理论依据是什么? 在补液过程中应注意哪些事项?

3. 高渗高血糖综合征如何进行胰岛素治疗? 理论依据是什么?

4. 如果你是陈主任,你应如何开导王阿姨?

情境 4

1. 王阿姨发生脑梗死的可能机制是什么?

2. 高渗高血糖综合征的并发症有哪些?

3. 如何判断 C 肽释放试验的结果?

4. 胰岛素的种类有哪些? 各有何作用?

5. 如果你是刘医生,你应如何向王阿姨做解释?

6. 糖尿病属于慢性终身性疾病,应如何进行管理? 日常生活要注意什么?

案例四　晚宴后不省人事

【学习目标】

一、主要学习目标

1. 休克的病因、发病机制、临床表现和治疗原则。

2. 代谢性酸中毒的发病机制。

3. 钾平衡及其调节。

4. 评价患者意识障碍的手段。

二、一般学习目标

1. 理解发热的发生机制、发热时的体温调节机制和机体的功能代谢变化。

2. 引起昏迷的主要原因。

3. 酸碱平衡紊乱情况的分析。

4. 糖代谢三羧酸循环和脂肪代谢酮体产生的生化机制。

5. 糖尿病昏迷的病理生理学,着重于与它相关的体液和电解质异常。

6. 高渗状态及相关的渗透性利尿引起的肾、中枢神经系统和其他系统的症状,酸中毒引起的肾、中枢神经系统和其他系统的症状。

7. 糖尿病的分型和暴发性糖尿病。

8. 急性酮症酸中毒的处理原则。

9. 胰岛素剂型的分类及其作用。

10. 患者的心理疏导与人文关怀。

【问题提示】

情境 1

1. 引起朱先生发热的原因是什么?

2. 分析发热的机制、发热时的体温调节机制和机体的功能代谢变化。

情境 2

1. 如何评估意识状态？

2. 引起昏迷的原因是什么？

3. 发热、腹痛、淀粉酶增高三者有什么联系？

4. 昏迷患者体检时应特别注意哪些方面？

5. 何谓"自发性水平共轭转动"？有何临床意义？何谓"洋娃娃眼球运动"？有何临床意义？

6. 结合患者临床表现和体格检查结果，提出其昏迷的可能病因及进一步检查方案。

情境 3

1. 患者的水、电解质平衡状况有何变化？对机体有何影响？

2. 高渗状态对肾、中枢神经系统及其他系统有何影响？

3. 分析糖尿病酮症酸中毒（DKA）的诱因、发病机制、病理生理、临床表现、诊断及鉴别诊断。

4. DKA 治疗时，胰岛素使用原因及注意点有哪些？

5. DKA 治疗时的补液原则是什么？

6. 如何根据血生化指标评定其水、电解质、酸碱及肝肾功能状态？

7. 如何判读血气分析结果？如何应用亨德森－哈塞尔巴尔赫公式？

8. DKA 治疗中补钾的理由及注意点是什么？

9. DKA 治疗中酸中毒处理的理由及注意点是什么？

情境 4

1. 如何预防 DKA 治疗中继发性脑水肿的发生？

2. 糖尿病的治疗目标和控制指标是什么？

3. 糖尿病的综合防治措施是什么？

4. 如何评价血糖控制对预防糖尿病慢性并发症的有效性？

5. 如何做好糖尿病患者及其家属的心理疏导和人文关怀？

案例五　莫名其妙的烦躁

【学习目标】

一、主要学习目标

1. 甲状腺毒症的病因分析。

2. 格雷夫斯病（Graves 病）的诊断及治疗。

二、一般学习目标

1. 甲状腺肿大的分级。

2. 激素的分类，甲状腺激素的分类。

3. 甲状腺功能检查的意义解读。

4. 格雷夫斯病的甲状腺超声表现分析。

5. 甲状腺眼部体征的检查。

6. 抗甲状腺药物的适应证、禁忌证及不良反应。

7. 同位素治疗的适应证、禁忌证及不良反应。

8. 甲状腺眼病的诊断、治疗。

9. 患者的心理疏导与人文关怀。

【问题提示】

情境 1

1. 白先生出现各种不适的可能原因是什么?

2. 甲状腺毒症有哪些表现?

3. 甲状腺激素有哪些生理功能?

情境 2

1. 导致白先生出现甲状腺功能亢进(简称甲亢)的可能原因是什么?

2. 甲状腺功能亢进由哪些疾病引起?它们如何鉴别?

3. 治疗格雷夫斯病有哪些可行的方法?针对白先生,选用哪种治疗方法为宜?

情境 3

1. 为什么建议白先生忌碘饮食?

2. 为什么医生告诉白先生出现咽痛、发热等情况需要立即就诊?

3. 抗甲状腺药物甲巯咪唑的药理作用是什么?有哪些不良反应?若发现这些不良反应,应如何处理?

4. 碘 –131 治疗的机制和适应证是什么?

5. 若白先生选择了碘 –131 治疗,治疗前、治疗中及治疗后需要注意什么?

情境 4

1. 白先生后续应该选择什么方案控制甲亢?

2. 白先生出院后,有什么注意事项?

案例六　为何有一股烂苹果味

【学习目标】

一、主要学习目标

1. 代谢性酸中毒的原因、机制及其对机体的影响。

2. 低钾血症和高钾血症。

3. 糖尿病酮症酸中毒的诊断及治疗。

二、一般学习目标

1. 糖尿病的诊断与分型。

2. 酸碱平衡紊乱的分析思路。

3. 糖尿病的急性并发症和慢性并发症。

4. 肥胖的病因。

5. 皮质醇增多症的诊断。

6. 小剂量地塞米松抑制试验的原理。

7. 胰岛素的种类。

8. 患者的心理疏导与人文关怀。

【问题提示】

情境 1

1. 小金的主要临床表现是什么?

2. 采集详细病史,应该注意询问哪些方面?重点做哪些体格检查?进一步的化验和辅助检查有哪些?

3. 考虑小金的诊断可能有哪些?需做哪些鉴别诊断?

情境 2

1. 小金身上为什么会有一股特殊的气味?

2. 针对小金的病情,酮症酸中毒的诊断依据有哪些?

3. 糖尿病酮症酸中毒的病理生理机制是什么?

4. 小金为什么会发生糖尿病酮症酸中毒?

5. 糖尿病酮症酸中毒的处理原则是什么?

情境 3

1. 治疗过程中小金应该如何监测血糖?

2. 为什么需要给小金补充葡萄糖液体?什么时候补充?怎么补充?

3. 小金为什么会发生低钾血症?应如何处理和预防?

4. 小金的糖尿病是哪种类型?有哪些鉴别诊断?需要进行哪些检查来进一步明确?

5. 如何鉴别单纯性肥胖与库欣综合征引起的肥胖?

6. 你认为下一步应如何调整小金的治疗方案?

情境 4

1. 如果你是主管医生,如何回答小金及小金母亲的问题?

2. 小金完整的出院诊断是什么?

3. 小金出院后需要注意什么?

4. 糖尿病的慢性并发症有哪些?其发生机制是什么?需要如何监测、如何预防?

5. 讨论肥胖的饮食及运动疗法。

案例七　顽固的低血钾

【学习目标】

一、主要学习目标

1. 低钾血症的鉴别诊断。

2. 原发性醛固酮增多症的临床表现、诊断、分型及治疗。

二、一般学习目标

1. 醛固酮的生理作用及调节。

2. 盐皮质激素的"脱逸"现象。

3. 双侧肾上腺静脉取血及其临床意义。

4. 低钾血症的临床表现。

【问题提示】

情境 1

1. 根据周先生的叙述和血钾检查的结果，需要补充什么信息？

2. 引起血钾降低的常见疾病有哪些？

3. 低钾血症有哪些临床表现？请分析其发生机制。

4. 周先生血压升高与血钾降低是否存在关联？

5. 为了明确诊断，需要进一步做哪些检查？

情境 2

1. 测定 24 h 尿钾量有何意义？如何判断尿钾排出增多？

2. 醛固酮有哪些生理作用？其在人体内的浓度受哪些因素调节？

3. 如何确诊原发性醛固酮增多症？

4. 进行内分泌功能试验，如速尿激发试验、卧立位试验过程中需要注意什么？结果如何判定？

5. 为何要对该患者进行皮质醇、ACTH 节律检查及小剂量地塞米松抑制试验？

情境 3

1. 原发性醛固酮增多症有哪些常见临床类型？

2. 醛固酮腺瘤进行手术治疗前，应进行哪些准备？

3. 若患者 CT 检查发现两侧肾上腺增生，应如何进行诊断和治疗？

案例八　铁人血糖也会升高

【学习目标】

一、主要学习目标

1. 糖尿病的临床表现、诊断、分型及治疗。

2. 糖尿病酮症酸中毒的临床表现、诊断及治疗。

二、一般学习目标

1. 2 型糖尿病的发病机制。

2. 1 型糖尿病的发病机制。

3. 糖尿病患者的医学营养治疗。

4. 糖尿病患者的运动治疗。

5. 糖尿病患者的自我血糖监测。

6. 医患沟通的基本原则和医学生应具有的人文精神。

【问题提示】

情境 1

1. 李先生的口干、多饮需考虑什么疾病？

2. 尿频需考虑什么疾病？

3. 消瘦需考虑什么疾病？

4. 李先生有哪些不良的生活及饮食习惯？

情境 2

1. 黑棘皮征需要考虑什么疾病？

2. 李先生口中的烂苹果味是如何形成的？需考虑什么疾病？

3. 高血糖是如何形成的？需考虑什么疾病？

4. 酮体是如何形成的？

5. 血气分析结果如何判读？

6. 血肌酐升高需考虑什么疾病？

情境 3

1. 糖尿病酮症酸中毒如何补液？有哪些注意事项？

2. 小剂量胰岛素持续静脉输注需要注意哪些事项？

3. 临床上如何区别 1 型糖尿病和 2 型糖尿病？

4. 李先生的肺部感染与酮症酸中毒有何关系？

情境 4

1. 2 型糖尿病有哪些危险因素？结合李先生的情况，讨论他有哪些易患糖尿病的危险因素？在以后的生活中，他应该注意哪些问题？

2. 治疗糖尿病的药物有哪些？各类药物的作用机制是什么？各有哪些禁忌证？

3. 胰岛素有哪些种类？各有何特点及作用？

4. 如何做好医患沟通，并体现出医者的人文精神？

第七章　血液系统

案例一　肩颈痛之谜

【学习目标】

一、主要学习目标

1. 多发性骨髓瘤的临床表现。

2. 多发性骨髓瘤的实验室检查特点。

3. 多发性骨髓瘤的诊断和鉴别诊断。

4. 髓外浆细胞的定义和诊断。

二、一般学习目标

1. 多发性骨髓瘤的危险分层。

2. 多发性骨髓瘤的治疗原则。

3. 多发性骨髓瘤的疗效判断。

【问题提示】

情境 1

1. 患者被诊断为颈椎结核依据充分吗？在这种情况下，医生给予患者诊断性抗结核治疗，知情谈话应注意什么？

2. 按照现有的资料，还需要做哪些检查来排除和验证你的拟诊？

3. 如何进行疼痛评分？

情境 2

1. 按照 2020 年中国多发性骨髓瘤指南，多发性骨髓瘤的诊断标准是什么？

2. 该患者多发性骨髓瘤的危险分层和分期是什么？

情境 3

1. 对于刘大爷，理想的治疗方案是什么？

2. 分析化疗药物的作用机制及其不良反应，以及如何处理药物不良反应？

情境 4

1. 刘大爷又出现右颈部剧烈疼痛的原因是什么？

2. 刘大爷疾病的治疗原则是什么？

3. 如何做好医患沟通与人文关怀？

案例二　潘女士的烦恼

【学习目标】

一、主要学习目标

1. 免疫性血小板减少性紫癜的常见临床表现、诊断标准、治疗原则和疗效评价。

2. 引起血小板减少的原因。

3. 糖皮质激素的生理作用和临床应用。

二、一般学习目标

1. 正常人体生理性止血的基本过程。

2. 血小板的生理特性及其参与生理性止血的重要环节。

3. 血常规中各种血细胞的正常数值及可能引起血细胞计数异常的疾病。

4. 糖皮质激素依赖的定义。

5. 弥散性血管内凝血（DIC）的定义。

6. 免疫性血小板减少性紫癜患者切除脾的适应证。

7. 人体的免疫器官组成。

【问题提示】

情境 1

1. 潘女士碰撞后皮肤黏膜出血的可能原因是什么？

2. 分析潘女士可能发生了什么？

情境 2

1. 潘女士可能的诊断是什么？

2. 明确诊断还需要完善哪些检查？

3. 人体的免疫系统包括哪些？

情境 3

1. 对该患者为什么使用糖皮质激素进行治疗？分析糖皮质激素药物的副作用及相对禁忌证。

2. 分析免疫性血小板减少性紫癜可能的发病机制及诊断标准。

3. 如何评估潘女士治疗的效果？

情境 4

1. 潘女士为何再次出现牙龈出血？

2. 免疫性血小板减少性紫癜的治疗目标是什么？

3. 潘女士适合采取脾切除治疗吗？

4. 治疗过程中为什么要与患者家属商量治疗方案？

案例三　奇怪，小便怎么变黑了

【学习目标】

一、主要学习目标

1. 贫血的诊断和鉴别诊断。

2. 溶血性贫血的定义、临床分类及发病机制。

3. 溶血性贫血的实验室检查。

4. 阵发性睡眠性血红蛋白尿（PNH）的临床表现和诊断。

二、一般学习目标

1. 贫血的临床分类。

2. 溶血性贫血的病因及临床表现。

3. 溶血性贫血的诊断思路。

4. 阵发性睡眠性血红蛋白尿（PNH）的治疗原则及治疗进展。

【问题提示】

情境 1

1. 宋医生为何考虑王奶奶是肾性贫血？

2. 诊断王奶奶的贫血需要做哪些鉴别诊断？

情境 2

1. 王奶奶为何出现酱油样尿？

2. 胡医生为何考虑王奶奶是溶血性贫血？

3. 需要给王奶奶进一步做哪些检查，有助于明确诊断？

情境 3

1. 胡医生为何诊断王奶奶是 PNH 引起的溶血性贫血？

2. 下一步应如何治疗？

情境 4

1. 分析王奶奶的治疗方案。

2. PNH 的治疗有哪些新进展？

案例四　小腹痛，大问题

【学习目标】

一、主要学习目标

1. 淋巴瘤的临床表现、分期。

2. 淋巴瘤的病理分型、诊断、鉴别诊断。

3. 淋巴瘤的治疗方法及国际预后指标。

4. 腹痛的诊断与鉴别诊断。

二、一般学习目标

1. 淋巴系统的功能。

2. 淋巴循环与血液循环之间的关系。

3. 淋巴瘤的病因和发病机制。

4. 淋巴瘤与其他临床表现类似疾病的鉴别诊断。

5. 以化疗为主的淋巴瘤综合治疗原则及进展。

6. 化疗的副作用及治疗。

7. 自体造血干细胞移植在恶性淋巴瘤治疗中的应用、禁忌证和适应证。

8. 医患沟通的基本原则和医学生应具有的人文精神。

【问题提示】

情境 1

1. 金老伯有上腹部隐痛的症状，需要考虑哪些疾病？

2. 为明确诊断，我们需要问诊哪些内容？查体时要注意什么？

3. 需要完善哪些检查来进行疾病的诊断与鉴别？

情境 2

1. 恶性淋巴瘤的病因及其发病机制是什么？

2. 根据淋巴组织肿瘤 WHO（2016）分型，常见的淋巴瘤亚型有哪些？异同点是什么？

3. 金老伯入院后，治疗前需要完善哪些检查？如何评估体能状态？

情境 3

1. 恶性淋巴瘤如何分期分组？如何进行预后评估？

2. 不同类型的淋巴瘤化疗方案相同吗？除了化疗之外，淋巴瘤还有其他治疗方案吗？

3. 金老伯化疗中可能出现哪些不良反应？

4. 应该如何与金老伯沟通交流病情，帮助他们正确面对疾病，树立战胜疾病的信心？

情境 4

1. 金老伯复查 PET-CT，化疗效果如何？如何评估金老伯的治疗效果？

2. 什么是自体造血干细胞移植？

3. 自体造血干细胞移植适用于哪些疾病？疗效如何？

4. 自体造血干细胞移植治疗可能出现哪些不良反应？

案例五　血脉相连，生命相托

【学习目标】

一、主要学习目标

1. 急性髓系白血病的常见临床表现。
2. 急性髓系白血病的诊断标准。
3. 急性髓系白血病的经典治疗方案。
4. 骨髓移植的定义及分类。
5. 骨髓移植的常见并发症。

二、一般学习目标

1. 急性髓系白血病的分型。
2. 不同白血病骨髓染色的差异。
3. MICM 的定义及意义。
4. 成分输血的指征。
5. 输血应遵循的原则。
6. 急性髓系白血病的治疗选择。
7. 败血症及粒细胞缺乏的概念。
8. 造血干细胞移植的供者选择。
9. 造血干细胞移植的流程。
10. 造血微环境维持稳态的重要性。

【问题提示】

情境 1

1. 杨女士的血常规与正常人血常规的数值之间的差别说明了什么？
2. 导致杨女士血常规三系下降的原因可能有哪些？
3. 杨女士为什么会发热呢？她的发热和异常的血常规有什么因果关系吗？
4. 常见的退热药有哪些？不明原因的发热可以直接用退热药吗？

情境 2

1. 杨女士的临床表现与哪些实验室检查相对应？
2. 杨女士胸骨压痛的原因是什么？
3. 要对杨女士做出明确诊断，需要完善哪些检查？其中最主要的是哪项？
4. 解释杨女士的骨髓检查结果异常的原因。

情境 3

1. 杨女士是否出现了败血症？败血症和普通感染有什么区别？
2. 不同类型的白血病，化疗方案有何不同？
3. 除了化疗之外，杨女士的急性髓系白血病还有其他治疗方案吗？
4. 杨女士化疗后白细胞减少与刚来医院时的白细胞减少的原因相同吗？

情境 4

1. 为什么医生选择小叶作为杨女士骨髓移植的供者?

2. 造血干细胞移植术有哪些常见的类型?

3. 医生术前对杨女士的药物预处理有什么意义?

4. 如何判断杨女士的骨髓移植是否成功?

5. 杨女士移植后可能出现的并发症有哪些?采取哪些措施可减少并发症的发生?

案例六 车祸之后

【学习目标】

一、主要学习目标

1. 静脉血栓栓塞(VTE)的高危因素及其预防。

2. 常用 VTE 风险评估工具。

3. 肺栓塞(pulmonary embolism,PE)的临床表现。

4. PE 的诊断和鉴别诊断。

二、一般学习目标

1. 生理性止血的过程和意义。

2. 血液保持流动性的生理机制。

3. VTE 的预防原则。

4. PE 的治疗原则。

5. 易栓症的基本概念。

6. 易栓症的筛查。

7. 肝素诱导的血小板减少症的实验室检查特点。

8. 肝素诱导的血小板减少症的治疗原则。

9. 病情突发变化时的医患沟通。

【问题提示】

情境 1

1. 王女士有发生 VTE 的危险因素吗?

2. 如何对王女士做 VTE 风险评估和大出血评估?

3. 肝素抗凝治疗如何监测?如果肝素过量,如何解救?

4. 低分子肝素钠治疗需要常规监测吗?

情境 2

1. 王女士入院治疗过程中,出现脑出血,可能的原因有哪些?

2. 对王女士下一步的治疗方案是什么?

3. 王女士的家属对于王女士目前脑出血的疑问比较大,应如何与其沟通?

情境 3

1. 王女士"右上肺动脉栓塞 + 左右下肢静脉血栓 + 左侧脑横窦闭塞"等多部位形成动静脉血栓,分析导致易栓症的常见病因是什么?

2. 如何预防和处理肺栓塞?

情境 4

1. 吴医生根据哪些依据诊断王女士患有肝素诱导的血小板减少症（HIT）?

2. 如何预防 HIT 的发生？

3. 如何治疗 HIT?

案例七　真是刷牙惹的祸吗

【学习目标】

一、主要学习目标

1. 牙龈出血的鉴别诊断。

2. 全血细胞减少的鉴别诊断。

3. 急性早幼粒细胞白血病的临床及实验室检查特点。

4. 弥散性血管内凝血（DIC）的诊断标准。

5. 急性早幼粒细胞白血病的治疗原则。

二、一般学习目标

1. 生理性止血的过程及其影响因素。

2. 造血微环境的改变对血液成分造成的影响。

3. DIC 的病理生理。

4. 维 A 酸治疗急性早幼粒细胞白血病的作用机制。

5. 三氧化二砷治疗急性早幼粒细胞白血病的作用机制。

6. DIC 的实验室检查特点。

7. DIC 的治疗原则。

8. DIC 时使用肝素的适应证和禁忌证。

9. 我国科学家在急性早幼粒细胞白血病的重要贡献。

【问题提示】

情境 1

1. 牙龈出血的病因有哪些？如何进行鉴别诊断？

2. 你认为林女士牙龈出血的病因可能是什么？

情境 2

1. 林女士的临床表现和检查结果提示什么？

2. 为明确诊断，林女士还需要做哪些检查？

情境 3

1. 诊断急性早幼粒细胞白血病的依据是什么？

2. 对林女士的处理原则是什么？

情境 4

1. 林女士在治疗过程中出现了什么并发症？如何治疗？

2. 维 A 酸和三氧化二砷治疗急性早幼粒细胞白血病的作用机制是什么？

3. 我国科学家对急性早幼粒细胞白血病的重要贡献有哪些？

第八章 免疫系统

案例一 疼痛的脚趾

【学习目标】

一、主要学习目标

1. 痛风性关节炎的主要临床表现。

2. 痛风性关节炎的诊断和鉴别诊断。

3. 痛风性关节炎急性期和非急性期不同的治疗原则。

二、一般学习目标

1. 关节炎的鉴别。

2. 痛风性关节炎的饮食要求。

3. 痛风性关节炎的典型影像学改变。

4. 痛风性肾病的产生机制。

5. 痛风性肾病的临床表现。

6. 肾功能不全的临床分期。

7. 痛风性关节炎应用秋水仙碱的注意事项。

【问题提示】

情境 1

1. 该患者发作关节肿痛需要考虑哪些疾病？

2. 该患者服用的药物和关节炎的发作是否有关系？

3. 夜尿量增多需要考虑哪些原因？

4. 接下来该患者需要做哪些检查？

情境 2

1. 患者的贫血需要考虑哪些原因？

2. 肾 B 超所示考虑为哪种病变？该患者的肾功能不全处于哪个阶段？

3. 如何解读关节平片？需要做何鉴别？

4. 该患者最后诊断为哪些疾病？目前主诊断的治疗原则是什么？饮食上需要注意什么？

情境 3

1. 该患者血液系统损害（白细胞和血小板急剧下降），主要考虑是什么原因引起的？

2. 患者本次出现四肢麻木、肌酸肌酶升高、腹胀/麻痹性肠梗阻的原因是什么？

3. 接下来该患者需要进行哪些检查？

情境 4

1. 导致患者死亡最根本的原因是什么？

2. 6 张 CT 图分别说明什么病变？

3. 该患者秋水仙碱使用的剂量是常规剂量，为什么会中毒？

4. 秋水仙碱在肝是经过哪个酶代谢分解的？ 秋水仙碱有哪些副作用？

5. 肝中细胞色素 P450–3A4 酶（CYP3A4）的抑制剂有哪些？ CYP3A4 酶的诱导剂有哪些？

案例二　关节怎么了

【学习目标】

一、主要学习目标

1. 类风湿关节炎（RA）的病因、发病机制、临床表现、诊断及治疗。

2. 类风湿关节炎相关问诊技巧。

二、一般学习目标

1. 类风湿关节炎的病理表现及其特点。

2. 类风湿关节炎的关节外表现。

3. 类风湿关节炎并发间质性肺病的发病机制、临床表现、分类。

4. 类风湿关节炎的分类、诊断标准和鉴别诊断。

5. 类风湿关节炎常用的治疗药物分类和副作用。

6. 类风湿关节炎生物制剂治疗的适应证和禁忌证。

7. 与免疫相关的间质性肺炎的影像学区别。

8. 类风湿关节炎晚期关节畸形的外科治疗。

9. 类风湿关节炎的预后。

10. 类风湿关节炎患者的心理疏导与人文关怀。

【问题提示】

情境 1

1. 关节肿痛的病史采集应该注意询问哪些方面？

2. 患者进一步需做哪些检查？

情境 2

1. 该患者应诊断为什么疾病？

2. 类风湿关节炎的关节受累特点是什么？

3. 类风湿关节炎目前的治疗药物包括哪些？

4. 用于治疗类风湿关节炎的生物制剂的种类有哪些？

5. 生物制剂使用前需如何进行适应证和禁忌证的筛查？

6. 遇到经济困难的患者，如何进行药物的选择？ 如何跟患者及家属沟通？

情境 3

1. 类风湿关节炎有哪些关节外表现？

2. 类风湿关节炎的影像学表现有哪些特点？

3. 患者胸闷的原因有哪些？

4. 患者肝功能异常的原因有哪些？

情境 4

1. 目前患者肺部表现考虑什么病变？

2. 患者发热的原因有哪些？

3. 与免疫相关的间质性肺炎可分为哪些类型？

4. 感染相关间质性肺炎和免疫相关间质性肺炎在治疗方面有什么不同？

5. 在新冠疫情形势下，如何更好地保护应用免疫抑制剂的患者？

案例三　心力交瘁

【学习目标】

一、主要学习目标

1. 皮肌炎（DM）的诊断标准。

2. 皮肌炎的临床表现和治疗原则。

二、一般学习目标

1. 皮肌炎的病因和发病机制。

2. 皮肌炎间质性肺病的发病机制、分类。

3. 皮肌炎心肌受累的临床表现和发病机制。

4. 皮肌炎肌炎抗体谱的解读。

5. 皮肌炎肌肉活检的病理结果解读。

6. 皮肌炎的鉴别诊断。

7. 皮肌炎间质性肺病的最新治疗药物。

8. 医患沟通，患者的心理疏导与人文关怀。

【问题提示】

情境 1

1. 肌痛、肌无力的原因有哪些？

2. 呼吸费力的原因有哪些？

3. 重症肌无力的临床表现有哪些？

情境 2

1. 免疫学检查异常，有助于哪些疾病的诊断？明确诊断需要完善哪些检查？

2. 首诊疾病的活动度和严重程度属于哪个级别？

3. 肺部间质性病变如何分类？该患者可能是什么类型？

4. 首诊疾病的治疗药物如何选择？

5. 如何做好患者及其家属的心理疏导和人文关怀？

情境 3

1. 患者再次发热的原因考虑什么（原发病活动？感染？肿瘤？）？还需要进一步完善哪些检查？

2. 治疗用药物可能出现的副作用有哪些？如何做好预防措施以减少不良反应？

3. 患者医保报销额度有限，接下来的诊疗费用只增不减，如何与患者及其家属沟通？

情境 4

1. 患者高度房室传导阻滞及心肌酶学进行性升高的原因是什么？

2. 患者需要哪些科室会诊？

3. 进一步确诊还需要完善什么检查？

4. 鉴别诊断包括哪些疾病？

情境 5

1. 重度房室传导阻滞和心肌损伤的原因有哪些？

2. 皮肌炎的肺外表现有哪些？心脏受累的临床表现有哪些？如何处理？

3. 皮肌炎伴心脏受累的病理表现、心电图表现及临床特点有哪些？

4. 患者后续随访需要注意哪些事项？需动态监测哪些指标？

案例四　面具脸

【学习目标】

一、主要学习目标

1. 系统性硬化症（硬皮病）的病因、发病机制。

2: 系统性硬化症的临床表现和诊断依据。

3. 系统性硬化症的治疗和预后。

二、一般学习目标

1. 雷诺现象的定义和发病机制。

2. 系统性硬化症的疾病分型。

3. 特发性间质性肺炎的分类和病理改变。

4. 反流性食管炎的诊断标准。

5. Ⅰ型肺动脉高压的右心漂浮导管诊断标准。

6. 肺动脉高压的病因和发病机制。

7. 急性肾功能不全的病因。

8. 肾素 – 血管紧张素 – 醛固酮系统在肾的调节机制。

9. 血栓性微血管病的定义和发病机制。

10. 硬皮病并发肾危象的诊断和治疗。

【问题提示】

情境 1

1. 继发雷诺现象的疾病有哪些？

2. 手关节炎需要考虑哪些疾病？

3. 患者活动后呼吸费力，可能有哪些系统受累？

情境 2

1. 该患者首次就诊时，有哪些情况应予以注意？

2. 患者呼吸系统表现，需要考虑哪些疾病？

3. 根据纽约心脏协会分类标准，该患者心功能不全属于哪级？心血管系统可能存在什么并发症？需要何种检查明确诊断？

4. 根据消化系统表现，需考虑哪些消化器官受累？

5. 根据患者的临床表现，诊断是什么？

情境 3

1. 根据患者入院情况，需要监测哪些指标，需要什么支持治疗？

2. 患者入院治疗后，病情反而加重的原因可能是什么？

3. 张阿姨现在的心功能不全是哪级？是左心功能不全还是右心功能不全？

4. 张阿姨的尿量为什么减少？

5. 血管紧张素转化酶抑制剂（ACEI）用药禁忌是什么？患者需要完善什么检查？

6. 张阿姨血细胞变化需要考虑哪些病因？需要完善哪些检查以协助诊断？

7. 张阿姨发生病情恶化的可能机制是什么？

情境 4

1. 各项治疗的依据是什么？

2. 为何肾功能不全患者仍使用 ACEI？

3. 血浆置换的依据是什么？

4. 对于费用高的诊疗措施，如何确保医保支付的合理和保障患者的利益？

5. 如何做好病情变危重时与患者及其家属的沟通？

案例五 妙龄少女的难言之隐

【学习目标】

一、主要学习目标

1. 干燥综合征的病因和发病机制。

2. 干燥综合征的临床表现、治疗方案。

二、一般学习目标

1. 人体外分泌腺的构成。

2. 抗核抗体谱的临床意义。

3. 唇腺活检及眼科 KCS 检查在干燥综合征诊断中的作用。

4. 干燥综合征的诊断标准。

5. 干燥综合征与系统性红斑狼疮、类风湿关节炎等其他结缔组织病的区别。

6. 干燥综合征的治疗原则和新进展。

7. 针对口干及眼干燥症的替代治疗。

8. 患者的科普教育和人文关怀。

【问题提示】

情境 1

1. 患者为什么会出现口干？

2. 简述小朱患病的临床特点。

情境 2

1. 该患者的诊断及诊断依据是什么？

2. 眼科 KCS 检查主要包含哪些项目？对干燥综合征诊断意义最大的是什么？

3. 干燥综合征特异性的自身抗体有哪些？

4. 唾液腺有哪些？为什么选择做唇腺活检？

5. 唇腺活检的病理结果如何判读？

6. 皮肤紫癜的鉴别诊断有哪些？小朱皮肤紫癜的发病机制是什么？

7. 抗核抗体阳性一定是风湿病吗？抗核抗体阳性可以见于哪些情况？

情境 3

1. 小朱的治疗方案是根据哪些指标制订的？

2. 小朱平时的生活有哪些注意事项？

情境 4

1. 小朱可以停药吗？药物对生育有影响吗？

2. 干燥综合征是不是遗传病？

案例六　压之不褪的皮疹

【学习目标】

一、主要学习目标

1. 系统性红斑狼疮（SLE）的病因和发病机制。

2. 系统性红斑狼疮的诊断标准。

3. 系统性红斑狼疮的临床表现和治疗原则。

二、一般学习目标

1. SLE 引起多系统受累的主要原因。

2. SLE 致病的免疫机制。

3. 肾、血液、心脏、肺部受累和肺动脉高压的发病机制。

4. 抗磷脂综合征的诊断标准及其与 SLE 的关系。

5. SLE 的特异性自身抗体的种类。

6. SLE 患者妊娠的前提条件。

7. 决定 SLE 预后的因素。

8. 患者的心理疏导与人文关怀。

【问题提示】

情境 1

1. 唐女士出现皮疹、关节痛需要考虑哪些疾病？

2. 唐女士出现发热、水肿需要考虑哪些疾病？

情境 2

1. 唐女士血常规提示贫血和白细胞减少需要考虑哪些疾病？

2. 唐女士能否诊断为肾病综合征？你认为唐女士的病是由什么原因引起的？

3. 唐女士免疫学检查：ANA 1∶1 000 阳性，抗 ds-DNA 1∶320 阳性，抗 rib-P 阳性，抗 U1-RNP 阳性，抗心磷脂抗体（ACL）阳性，分别有助于哪些疾病的诊断？

4. 唐女士最后的诊断是什么疾病？诊断依据有哪些？首诊疾病能否确诊？

5. 唐女士首诊疾病的疾病活动度属于哪个级别？疾病的严重程度属于哪个级别？对该患者应该如何处理？

情境 3

1. 唐女士到私人中医诊所就诊，该医生的观点是否正确？

2. 如何正确服用高丽参之类的滋补药？

情境 4

1. 唐女士病情加重的原因是什么？

2. 如何避免或预防疾病的复发？

3. 唐女士的血气分析结果说明了什么？

4. 外周血三系减少可能是什么原因所致？应该如何处理？

5. 唐女士肺部有什么病变？有无感染？是什么原因导致的？应该如何处理？

6. 唐女士肾、心脏有什么病变？是什么原因导致的？应该如何处理？

情境 5

1. SLE 患者能参加工作吗？能结婚生子吗？

2. SLE 会不会遗传？

案例七　公交司机的腰痛

【学习目标】

一、主要学习目标

1. 强直性脊柱炎的病因和发病机制。

2. 强直性脊柱炎的临床表现、治疗方案。

3. 强直性脊柱炎累及多系统（如眼睛受累）的原因和表现。

二、一般学习目标

1. 正常骶髂关节的解剖结构特征。

2. 强直性脊柱炎发病机制中 HLA–B27 基因的作用。

3. 强直性脊柱炎对骨和关节的影响。

4. 强直性脊柱炎的诊断标准。

5. 强直性脊柱炎与腰肌劳损、椎间盘突出和其他关节炎的区别。

6. 强直性脊柱炎的治疗原则和新进展。

7. 强直性脊柱炎的药物治疗新进展。

8. 患者的科普教育和人文关怀。

9. 强直性脊柱炎的物理锻炼和康复治疗。

【问题提示】

情境 1

1. 吴先生的腰痛特点是什么？

2. 导致慢性腰痛的常见原因有哪些？

3. 葡萄膜炎常见病因是什么？与强直性脊柱炎有何关系？

4. 家族史对吴先生的诊断有帮助吗？吴先生的孩子应该去做检查吗？

情境 2

1. 吴先生的诊断及诊断依据是什么？

2. 体格检查中各项试验的正常范围和意义是什么?

3. 改良的 Schober 试验如何做?

4. 红细胞沉降率和 CRP 升高见于什么情况?

5. HLA–B27 阳性有什么意义? 阳性能诊断强直性脊柱炎吗? 阴性能排除强直性脊柱炎吗?

6. 骶髂关节 MRI 对诊断有什么意义?

7. X 线片所示椎体的骨赘生成导致的竹节样改变与老年人的骨质增生如何鉴别?

情境 3

1. 如何制订吴先生的治疗方案?

2. 吴先生在生活中有哪些注意事项?

情境 4

1. 吴先生的生物制剂治疗可以随意停药吗?

2. 吴先生应当如何进行物理锻炼?

第九章　性－生殖－成长病学

案例一　准妈妈的高血压

【学习目标】

一、主要学习目标

1. 妊娠期高血压疾病的定义、分类、临床表现、诊断和治疗原则。

2. 子痫前期的病理生理学机制和对母婴的影响。

3. 溶血肝功能异常血小板减少(HELLP)综合征的临床表现、诊断和治疗原则。

二、一般学习目标

1. 子痫前期的发病机制。

2. 子痫前期发病的高危因素。

3. 子痫前期的预测和预防。

4. 子痫前期的临床表现和处理。

5. 子痫前期抗高血压药物的分类和选择。

6. HELLP 综合征的病因和发病机制。

7. HELLP 综合征的鉴别诊断。

8. 硫酸镁解痉治疗的机制、用药指征、方案和注意事项。

9. 地塞米松促胎肺成熟的机制、用药指征和方案。

10. 高危孕妇的心理疏导和人文关怀。

【问题提示】

情境 1

1. 造成王女士不孕的原因有哪些? 王女士需要做哪些检查?

2. 什么是试管婴儿? 王女士做试管婴儿需要经历哪些步骤?

3. 王女士每次产前检查的时间和具体内容有哪些？

4. 造成王女士孕期水肿的常见原因有哪些？

情境 2

1. 根据王女士的症状、体征、辅助检查结果，初步诊断是什么？

2. 导致王女士发病的高危因素有哪些？发病的病理生理学机制是什么？

3. 根据王女士的水肿表现，应该分几级？

4. 产前检查时预测王女士发病风险的方法有哪些？预防措施有哪些？

情境 3

1. 医生对王女士治疗的原则是什么？

2. 医生可以选择哪些药物对王女士进行降压治疗，如何选择？

3. 医生为什么采用地塞米松促胎肺成熟？用药指征和方案是什么？

4. 医生选用硫酸镁解痉治疗的机制、用药指征、方案和注意事项是什么？

5. 入院第 5 天上午，王女士出现了什么并发症？为什么小便呈茶色？

6. 如何判读王女士的胎心监护？

情境 4

1. 王女士这时候要终止妊娠吗？

2. 王女士剖宫产后的治疗措施有哪些？

3. 王女士还可能出现哪些并发症？

4. 如何对王女士的宝宝进行 Apgar 评分？

案例二　姑娘的爱与痛

【学习目标】

一、主要学习目标

1. 输卵管妊娠的病因、病理分析。

2. 输卵管妊娠的临床表现、诊断及鉴别诊断。

3. 输卵管妊娠的治疗。

二、一般学习目标

1. 女性生殖系统的解剖及生理特征。

2. 卵子从受精，到受精卵的输送、发育、着床过程。

3. 异位妊娠的紧急处理流程。

4. 异位妊娠手术治疗不同方案的选择。

5. 异位妊娠的预防。

6. 其他部位妊娠，如卵巢妊娠、宫颈妊娠、腹腔妊娠等。

7. 患者的心理疏导与人文关怀。

8. 家庭伦理中的亲情关怀。

【问题提示】

情境 1

1. 琳琳人工流产后为什么会出现盆腔炎？

2. 人工流产可能会有哪些并发症？

3. 琳琳这次出现腹痛，可能会是什么原因？

情境 2

1. 女性腹痛患者首次就诊时，需要重点询问哪些病史？在病史询问过程中有哪些注意事项？

2. 琳琳出现腹痛突然加重，应考虑什么疾病？

3. 为明确琳琳的病因，应完善哪些化验与辅助检查来协助判断？

情境 3

1. 为什么要给琳琳做后穹隆穿刺？后穹隆穿刺抽出不凝血性液有什么意义？

2. 如何诊断琳琳为"异位妊娠"？应与哪些疾病相鉴别？如何鉴别？

3. 本次异位妊娠的手术方案如何决定？

4. 若琳琳出现大量腹腔内出血，甚至休克，应该如何组织抢救？

5. 本次手术谈话时应注意哪些人文与伦理相关的问题？

情境 4

1. 术中肝周见琴弦征，有什么意义？

2. 琳琳这次异位妊娠，考虑是什么原因引起的？如何预防异位妊娠的发生？

3. 术后应如何对琳琳进行人文关怀？

4. 结合琳琳的病情、生育史及手术情况，如何宣教后续的随访，给予合适的避孕及生育的指导？

案例三　一位准妈妈的历险记

【学习目标】

一、主要学习目标

1. 输卵管妊娠的临床表现、诊断及治疗方法。

2. 常见妇科急腹症的鉴别诊断要点。

3. 失血性休克的临床表现、发生机制及治疗原则。

二、一般学习目标

1. 女性内生殖器及其邻近器官的解剖学特点。

2. 受精及受精卵发育、输送与着床的生理过程。

3. 异位妊娠的病因和病理类型。

4. 外科急腹症的临床表现。

5. 休克的分类及其发生机制。

6. 阴道后穹隆穿刺术的适应证、禁忌证及操作步骤。

7. 腹腔穿刺术的适应证、禁忌证及操作步骤。

8. 自体血回输的适应证和禁忌证。

9. 医患沟通的基本原则和医学生应具有的人文精神。

【问题提示】

情境 1

1. 小红月经推迟可能有哪些原因？

2. 小红阴道少量流血的可能原因是什么？

3. 可能是哪些原因导致小红晚饭后出现腹痛？

情境 2

1. 该患者就诊时，首先需要排查哪种疾病？

2. 根据患者的症状、体征、辅助检查结果，初步诊断是什么？

3. 根据其临床特征，该患者目前处于休克哪一期？该期微循环特点及其发生的机制是什么？

4. 什么是休克体位？该患者采取的体位对呼吸和血液循环有何影响？

情境 3

1. 当 B 超提示宫内妊娠和盆腹腔大量积液时，该患者还需要排除哪些妇科疾病？

2. 该患者的白细胞为何显著升高？解释其发生的病理生理机制。

3. 妇产科医生为何邀请普外科医生会诊？简述外科急腹症的诊断及鉴别诊断。

4. 该患者腹腔穿刺抽出的血液为什么不凝固？

5. 分别叙述腹腔穿刺和阴道后穹隆穿刺的适应证和禁忌证。

6. 当患者神志不清，而需要紧急手术时，哪些人可以代签手术知情同意书？

情境 4

1. 如何做好医患沟通，并体现出医者的人文精神？

2. 试述失血性休克输液和输血的原则。

3. 自体输血的适应证和禁忌证有哪些？

案例四　HPV 感染之后

【学习目标】

一、主要学习目标

1. 宫颈癌癌前病变发病相关因素、分型、随访策略。

2. 宫颈癌的临床分期、临床表现。

3. 宫颈癌的诊断及鉴别诊断。

4. 宫颈癌的治疗原则。

二、一般学习目标

1. HPV 疫苗知识。

2. 宫颈癌癌前病变的治疗。

3. 宫颈癌的病因、流行病学、预防。

4. 宫颈癌的组织发生、发展、病理。

5. 宫颈癌的诊断标准。

6. 宫颈癌的转移途径。

7. HPV 和 TCT 在宫颈癌普查、防治中的重要意义。

8. 宫颈癌的随访流程。

9. 肿瘤靶向治疗和精准医学。

10. 安全性行为知识。

11. 患者的心理疏导与人文关怀。

【问题提示】

情境 1

1. 如何向小玲解释 HPV 分型和感染特点？

2. 宫颈癌癌前病变如何诊断？

情境 2

1. LEEP 手术指征是什么？

2. LEEP 术后小玲该如何随访？

情境 3

1. 宫颈癌如何诊断？如何分型？

2. 宫颈癌的治疗措施有哪些？

3. 如何对小玲进行心理疏导？

情境 4

1. 小玲疾病的最终诊断是什么？属于哪一期？

2. 术后小玲的辅助治疗方式如何制订？

情境 5

1. 宫颈癌的转移途径有哪些？

2. 宫颈癌的综合治疗措施有哪些，如何制订小玲的个体化治疗方案？

案例五　危险的胎盘早剥

【学习目标】

一、主要学习目标

1. 胎盘的功能。

2. 产前出血的诊断思路。

3. 胎盘早剥的病因、分类、诊断、并发症及治疗原则。

4. 胎盘早剥的高危因素。

二、一般学习目标

1. 胎盘的形成与结构。

2. 胎盘源性疾病、胎盘缺血性疾病与胎盘早剥的关系。

3. 胎盘早剥的急救流程。

4. 影像技术的发展对胎盘疾病的诊断价值。

5. 胎盘早剥的预防。

6. 胎盘早剥患者剖宫产术中止血策略。

7. 家庭伦理中的亲情关怀。

8. 不同原因所致产前出血患者及其家属的心理需求和人文关怀。

【问题提示】

情境 1

1. 为什么小余跌倒后会阴道出血？小余两次阴道流血的原因一样吗？

2. 小余腹痛的可能原因有哪些？

3. 孕晚期腹痛、阴道出血的病因有哪些？

情境 2

1. 小余需要做哪些血液检查？

2. 小余的腹痛为何会如此频繁？是要生产了吗？

情境 3

1. 小余第一胎是顺产，为什么这一胎要剖宫产？

2. 小余丈夫不在身边，医生要手术谈话，怎么办？

3. 小余丈夫无法赶到，医生交代病情需要注意哪些方面？

4. 小余的羊水怎么会是血性的？

5. 新生儿出生时需要注意什么？

情境 4

1. 小余的胎盘娩出为什么那么快？

2. 小余为什么会宫缩不好？

3. 小余的子宫为什么会局部泛紫？

案例六 "烧心"的发热

【学习目标】

一、主要学习目标

1. 发热的原因和机制。

2. 儿童发热的诊断思路。

3. 川崎病的临床表现、诊断标准和治疗方案。

二、一般学习目标

1. 人体正常体温的维持和体温正、负调节学说。

2. 常见热型及相关疾病。

3. 新型冠状病毒疫情常态化期间，儿科防控相关知识。

4. 儿童发热的伴随症状和体征。

5. 儿童病史询问技巧和注意事项。

6. 川崎病的流行病学特点。

7. 川崎病的病因、发生机制、辅助检查、并发症和预后。

8. 阿司匹林的作用机制、用法和副作用。

【问题提示】

情境 1

1. 发热的发生机制是什么？有哪些常见热型？发热的分度及标准是什么？

2. 能够引起发热的疾病有哪些？

3. 新型冠状病毒常态化期间，发热儿童就诊流程如何？

4. 儿童患者如何进行病史询问和体格检查？

5. 诚诚最可能的诊断是什么？还需要给诚诚做哪些辅助检查？

6. 儿童发热如何进行家庭护理？

情境 2

1. 诚诚再次检查的血常规是否正常？有何变化？什么意义？

2. 诚诚的初步诊断是什么？诊断依据有哪些？如何鉴别诊断？

3. 还需要给诚诚做哪些辅助检查？

4. 根据诊断，如何制订诚诚的初步治疗方案？

5. 面对焦虑的家长，如何有效沟通？

情境 3

1. 川崎病应如何治疗？

2. 阿司匹林的用法如何？有何副作用？

3. 诚诚的心脏超声结果正常吗？

4. 诚诚的血常规发生了什么变化？

5. 还需要给诚诚做哪些辅助检查来评估丙种球蛋白的治疗效果？

情境 4

1. 诚诚的心脏超声结果发生了什么改变？

2. 对于并发症，作为医生需要如何进行有效的医患沟通？

3. 诚诚的血常规结果发生了什么改变？

4. 川崎病冠状动脉病变患儿如何随访？

案例七　宝宝呕吐的"元凶"

【学习目标】

一、主要学习目标

1. 新生儿呕吐的诊断思路。

2. 新生儿颅内出血的常见病因。

3. 血友病 B 的临床表现、诊断及治疗。

二、一般学习目标

1. 新生儿哭闹不安的鉴别分析（常见原因）。

2. 新生儿败血症的临床表现。

3. 新生儿颅内高压的常见病因、临床表现（包括症状、体格检查等）。

4. 新生儿颅内出血的影像学判读、治疗方案。

5. 新生儿胆红素的代谢特点。

6. 部分活化凝血活酶时间（APTT）延长的临床意义。

7. 血友病 B 婴儿后续随访及家庭护理注意事项。

8. 血友病的遗传方式及基因诊断。

【问题提示】

情境 1

1. 哭闹是新生儿常见现象，列举常见原因（生理性／病理性）。

2. 新生儿呕吐的诊断思路是什么？

情境 2

1. 急诊医生给宝宝的初步诊断是什么？

2. 新生儿败血症的临床表现有哪些？

情境 3

1. 结合病例，讨论新生儿颅内高压的临床表现。

2. 新生儿颅内高压的常见病因、初步诊治方案是什么？

3. 新生儿颅内出血的常见病因有哪些？

4. APTT 延长的临床意义是什么？

5. 该宝宝的皮肤中度黄染，是否与颅内出血有关？

情境 4

1. 结合病例，脑疝的临床表现有哪些？如何进行影像学分析？

2. 分析血友病 B 的临床表现、诊断及治疗。

3. 该宝宝的后续随访及家庭护理的注意事项有哪些？

4. 该宝宝的母亲如果再生育，有何建议？

案例八　早到的天使

【学习目标】

一、主要学习目标

1. 新生儿呼吸窘迫综合征的临床表现、诊断及治疗方法。

2. 新生儿呼吸暂停的病因、发生机制及治疗原则。

3. 新生儿败血症的临床表现、诊断及治疗。

4. 新生儿支气管肺发育不良的发病机制、诊治及预防。

5. 早产儿视网膜病的预防和筛查。

二、一般学习目标

1. 胎儿肺发育的过程。

2. 呼吸系统解剖及生理学。

3. 新生儿呼吸窘迫的病理生理基础。

4. 酸碱平衡紊乱的判断及处理原则。

5. 新生儿窒息复苏技术，包括气管插管、胸外按压、脐静脉置管术的操作步骤。

6. 新生儿黄疸的生理基础、病理性黄疸的病因及处理。

7. 新生儿高血糖的定义及病因。

8. 早产儿出院标准及随访内容。

9. 早产儿家属的心理疏导与人文关怀。

10. 袋鼠式护理的具体实施方案及益处。

11. 早产的预防知识。

【问题提示】

情境 1

1. 根据乐乐的体重，如何进行早产儿分类？

2. 针对乐乐，她的 Apgar 评分是多少？需要处理吗？应该如何处理？

3. 乐乐为什么会突然出现呼吸困难？应和哪些疾病相鉴别？

4. 乐乐的血气分析结果如何解读？应该如何处理？

5. 乐乐体重这么小，为了解决她的打针问题，我们可以做什么？

6. 遇到危重新生儿，应如何跟家属谈话？

7. 得知有早产的宝宝，我们可以提前做哪些准备？

情境 2

1. 乐乐偶尔出现呼吸、心率、氧饱和度下降，她怎么了？为什么会出现这些症状？

2. 乐乐还有其他一些表现，如血糖波动、皮肤黄，这些是不是正常？应该如何判断？需要做什么检查？

3. 乐乐妈妈有胎膜早破 48 h 病史，宫腔分泌物提示大肠埃希菌，这些和乐乐有没有关系？

4. 胎膜早破多久应该引起我们的重视？

5. 乐乐需要怎么治疗？

情境 3

1. 乐乐已经出生 28 天了，为什么还不能脱离呼吸机？

2. 乐乐的胸片和之前的胸片一样吗？

3. 乐乐出生后一直在使用呼吸机和吸氧，应该警惕什么疾病发生？

情境 4

1. 乐乐脱离氧气治疗了，体重也增加了，这时可以出院了吗？

2. 乐乐出院后还需要回来随访吗？

3. 乐乐出院后还需要继续随访眼底吗？

第十章　传染病与感染

案例一　"亲密"有间

【学习目标】

一、主要学习目标

1. 布鲁菌病的发病机制、临床表现、鉴别诊断、治疗方案。

2. 布鲁菌病的病原学和流行病学特点。

二、一般学习目标

1. 正常呼吸系统的解剖结构、组织学特征及生理学。

2. 布鲁菌病感染、免疫机制及其介导的炎症反应。

3. 布鲁菌病的感染原因。

4. 布鲁菌病的快速诊断。

5. 感染布鲁菌病的对症治疗。

6. 布鲁菌病的并发症。

7. 患者的心理疏导与人文关怀。

8. 布鲁菌病的防控措施。

【问题提示】

情境 1

1. 阿汤的脖子后疼痛是劳累引起的吗？

2. 阿汤的脖子后疼痛为什么没有缓解反而越来越重？

3. 阿汤发热的原因是什么？是脖子后面的疼痛引起的吗？

情境 2

1. 为什么医生看了检查结果后，强烈要求阿汤住院治疗？

2. 为什么 CT 会提示肺部炎症改变，B 超检查会提示生殖系统的炎症改变？发热的原因是什么呢？

3. 根据阿汤的症状，还需进一步向他了解哪些情况？

4. 根据阿汤的症状、体征、实验室检查及 CT 表现，初步诊断是什么疾病？

情境 3

1. 主治医生的什么猜想得到证实，与阿汤的经历有什么关系？

2. 阿汤为什么突然出现肩膀疼痛？

3. 结合阿汤的症状，为什么医生一开始给出的治疗方案与后面的不一样，治疗依据是什么？

4. 根据医生的猜想，可以解释阿汤出现的所有症状吗？

情境 4

1. 阿汤患病的病因是什么？

2. 阿汤为什么出院后还要继续服药治疗？

3. 布鲁菌病有哪些临床表现？如何诊断？如何治疗？

4. 阿汤出院后，要如何门诊随访？在今后的生活中应该注意些什么？

案例二　潜伏的"火山"

【学习目标】

一、主要学习目标

1. 败血症的病因和发病机制。

2. 肝脓肿的发病机制、临床表现、治疗方案。

二、一般学习目标

1. 肝的解剖结构及组织学结构特征。

2. 肝脓肿形成的原因。

3. 酸碱平衡紊乱的病因、发病机制及临床表现。

4. 菌血症和败血症的区别。

5. 感染性休克的病因、发病机制和紧急治疗。

6. 热休克和冷休克的区别。

7. 医患沟通的基本原则，以及患者的心理疏导与人文关怀。

【问题提示】

情境 1

1. 周先生易感疲累可能是什么原因？

2. 周先生怕冷，并且会忍不住发抖，可能是什么原因？

3. 周先生右大腿疼痛，有哪些可能的原因？

4. 周先生腿上出现皮疹，可能是什么原因？

情境 2

1. 周先生首次就诊时，有哪些情况应予以注意？

2. 根据周先生的病情，需进一步向他了解哪些情况？

3. 分析周先生的症状、体征、实验室检查及 CT 表现，初步诊断是什么疾病？

情境 3

1. 根据周先生入院后的各项检查，可以得出什么诊断？

2. 糖尿病的典型临床特征和诊断原则是什么？

3. 糖尿病酮症酸中毒的诊断依据是什么？

4. 低蛋白血症形成的原因和临床危害有哪些？

5. 周先生的血常规和尿常规结果对诊断有什么临床意义？

情境 4

1. 周先生的各项治疗措施的依据是什么？

2. 如何区分败血症和菌血症？

3. 肝脓肿穿刺引流的适应证、禁忌证有哪些？

4. 为什么在周先生签署知情同意书后，医生才给周先生做肝脓肿置管引流术和右大腿脓肿穿刺引流？

案例三 像蜘蛛的红痣

【学习目标】

一、主要学习目标

1. 病毒性肝炎的病因和发病机制。

2. 病毒性肝炎的临床表现、分型和治疗方案。

3. 肝硬化的病因、发病机制、病理、临床表现、诊断、并发症和治疗方案。

二、一般学习目标

1. 肝的解剖结构及组织学结构特征。

2. 乙型肝炎病毒感染、免疫机制及其介导的炎症反应。

3. 门静脉高压形成的原因。

4. 腹水形成的原因。

5. 范科尼综合征的病因和发病机制。

6. 乙型病毒性肝炎与其他病毒性肝炎的区别。

7. 患者的心理疏导与人文关怀。

8. 乙型病毒性肝炎的预防措施。

【问题提示】

情境 1

1. 林大爷总觉得累可能是什么原因造成的？

2. 林大爷出现胃口不好，不喜欢吃肉，恶心、呕吐，可能是什么原因？

3. 林大爷胳膊上有"蜘蛛"，可能是什么原因？

情境 2

1. 肝功能、甲胎蛋白在肝病诊疗中的意义是什么？

2. 乙肝三大抗原抗体系统有什么临床意义？

3. FibroScan 有什么临床意义？

4. 为什么要在林大爷签署知情同意书后，医生才给林大爷做肝穿刺？

5. 慢性肝炎的组织病理分级、分期标准有哪些？

情境 3

1. 阿德福韦酯抗病毒治疗的适应证、药物副作用有哪些？

2. 林大爷觉得很累，行走困难，四肢肌肉酸痛、腰背痛，需考虑哪些疾病？

3. 根据林大爷的情况，下一步需要做哪些检查？

情境 4

1. 为什么诊断林大爷为肝硬化？

2. 诊断范科尼综合征的依据有哪些？

3. 范科尼综合征的治疗措施有哪些？饮食上有什么注意事项？

4. 林大爷出院后，要如何门诊随访？在今后的生活中应该注意些什么？

案例四　胡言乱语的吾大哥

【学习目标】

一、主要学习目标

1. 艾滋病的定义、传播方式、感染过程。

2. 艾滋病的治疗情况和预防措施。

3. 正确认识艾滋病，正确地与艾滋病患者接触，消除歧视。

二、一般学习目标

1. 艾滋病的并发症。

2. 选择正确的检查、检验方式进行机会性感染诊断。

3. 艾滋病患者机会性感染的治疗。

4. 机会性感染治疗效果的评判。

【问题提示】

情境 1

1. 吾大哥的主要临床表现有哪些？

2. 吾大哥发热、咳嗽可能的原因有哪些？

3. 需要安排哪些检查进行诊治？

情境 2

1. 吾大哥出现神志改变，需要考虑哪些原因？

2. 根据急诊检查，你能提出哪些可能的诊断？

3. 下一步的诊治计划如何？

情境 3

1. 哪些常见疾病可能出现发热伴皮疹？请举例说出 5 种以上。

2. TM 感染后的皮疹有何特点？

3. 如何 / 为什么进行 HIV 确诊试验？

4. 从哪些方面考虑患者肝功能异常的原因？

5. 常见的革兰氏阳性球菌有哪些？丝状真菌有哪些？

情境 4

1. 伏立康唑是哪一类抗真菌药物？常用于治疗哪些真菌感染？

2. 注射用盐酸万古霉素使用过程中应该注意哪些事项？

情境 5

1. 综合分析，为什么停用注射用盐酸万古霉素？

2. HIV 阳性时，抗 TM 治疗方案是什么？

3. AIDS 易合并的机会性感染有哪些？应如何进行预防性治疗？

情境 6

1. HAART 治疗的时机是什么时候？成人常用的 HAART 方案是什么？

2. 为什么需要在治疗 2 周后开始 HAART？

3. 你认为在诊疗过程中有需要改进的地方吗？

4. 根据以上病史及化验检查，最终完整的诊断是什么？

案例五　丽丽咯血了

【学习目标】

一、主要学习目标

1. 肺结核的病因与发病机制。

2. 肺结核病的临床表现及治疗原则。

3. 咯血的鉴别诊断。

4. 肺结核的病原学及流行病学特点。

二、一般学习目标

1. 呼吸系统解剖结构及生理。

2. 咯血的发病机制、并发症。

3. 大咯血窒息的抢救。

4. 结核病结节的病理特点。

5. 结核病化疗原则、方案，以及化疗不良反应。

6. 患者心理疏导及人文关怀。

7. 结核病的预防。

【问题提示】

情境 1

1. 围绕咯血的血的来源，复习局部解剖结构。

2. 丽丽咯血可能原因是什么？

情境 2

1. 发热患者就诊需注意哪些情况？

2. 针对发热、咯血，问诊时需向患者了解哪些情况（如职业、工作性质等）？

3. 分析患者的症状、体征、实验室检查和 CT，初步诊断是什么疾病？

情境 3

1. 根据患者入院检查报告，可以诊断什么疾病？

2. 丽丽突然咯血、胸闷，表情痛苦，心率 113 次 / 分，呼吸 25 次 / 分，经皮氧饱和度 89%，考虑什么情况？有没有出现通气障碍及 Ⅱ 型呼吸衰竭？

3. 丽丽痰检查结果为抗酸杆菌阴性，可能的原因有哪些？痰检查抗酸杆菌阴性，能排除肺结核吗？

4. 咯血可能的并发症是什么？最严重的并发症及处理方法是什么？

5. 肺结核的传播途径是什么？易感人群有哪些？

情境 4

1. 抗结核治疗原则是什么？

2. 为什么需要叮嘱丽丽避免情绪激动，避免剧烈活动，避免热饮，如有便秘给予通便治疗？

3. 如果止血效果不好，还有哪些止血治疗方法？

4. 抗结核治疗过程中需关注哪些药物不良反应？

案例六　神奇的"火山口"

【学习目标】

一、主要学习目标

1. 恙虫病的临床表现。

2. 恙虫病的诊断依据及病原学治疗。

3. 恙虫病的病原学及流行病学特点。

4. 发热的概念，恙虫病引起发热的主要机制。

二、一般学习目标

1. 恙虫病东方体的生物学性状。

2. 恙虫病的发病机制与病理。

3. 恙虫病的实验室检查及其他检查。

4. 恙虫病的预防。

5. 恙虫病的并发症。

6. 患者的心理疏导及人文关怀。

7. 发热与水、电解质代谢及酸碱平衡紊乱的关系。

【问题提示】

情境 1

1. 围绕患者虫咬病史，虫咬后可能感染哪些疾病？

2. 为预防虫咬性疾病，可以采取哪些措施？

情境 2

1. 发热患者就诊需要注意哪些情况？

2. 发热问诊需要向患者了解哪些情况？如职业、工作性质等。

3. 患者存在呼吸衰竭吗？是Ⅰ型还是Ⅱ型？

情境 3

1. 发热伴有血三系下降需要考虑哪些疾病？

2. 针对陈大伯的持续发热，是否需要解热？

3. 简述恙虫病的流行病学特征，如传染源、传播途径、易感人群。

4. 恙虫病的典型临床表现及实验室检查怎样？

5. 恙虫病的并发症有哪些？

情境 4

1. 恙虫病的治疗措施有哪些？

2. 恙虫病可选择的抗菌药物有哪些？

3. 患者自主咳嗽、咳痰能力差，如何进行有效的人工辅助呼吸？如何判断其有效性？

案例七　一碗变质的肉汤

【学习目标】

一、主要学习目标

1. 发热的病因和发病机制。

2. 缺氧的原因、分类、血氧变化特点。

3. 休克的病因、发生机制及机体的代谢与功能变化。

4. 弥散性血管内凝血（DIC）的发生机制。

5. 呼吸衰竭时机体的功能代谢变化。

二、一般学习目标

1. 电解质与酸碱平衡紊乱的分析。

2. 多器官功能障碍（MODS）的发病机制。

3. MODS 时机体主要的功能代谢变化。

4. DIC 的临床表现及防治。

5. 发热的治疗。

6. 休克的防治。

【问题提示】

情境 1

1. 引起患者体温高达 39.5℃的可能原因是什么？为何患者心率加快？

2. 患者面部及眼睑部有轻度水肿，考虑可能由什么原因引起？

情境 2

1. 发热时机体的代谢与功能有哪些变化？

2. 何谓肾病综合征？肾病综合征的主要临床表现是什么？

情境 3

1. 患者又出现了哪些新的病理过程？其机制怎样？

2. 为何使用升压药时要先纠正酸中毒？

3. 患者为什么会出现手足搐搦？

情境 4

1. 患者又出现了哪些新的病理过程？其机制怎样？

2. 29 日，患者呼吸症状突然加重，可能发生了什么情况？

情境 5

1. 导致患者死亡的原因和机制是什么？

2. 休克与 DIC 有何关系？

第十一章 运动骨关节系统

案例一 "幸运"的快递小哥

【学习目标】

一、主要学习目标

1. 小腿骨筋膜室的概念，小腿骨筋膜室综合征的病理生理机制和临床表现。

2. 骨折的常见并发症。

3. 胫骨骨折及骨筋膜室综合征的急诊诊治流程。

二、一般学习目标

1. 骨科常用专科查体操作技能。

2. 常见四肢骨折的阅片。

3. 四肢骨折的石膏固定技术。

4. 胫骨骨折部位的解剖结构。

5. 胫骨骨折外固定的指征和禁忌证。

6. 胫骨骨折内固定的指征。

7. 小腿骨筋膜室综合征需要切开的结构。

8. 骨折外固定转内固定的时机。

【问题提示】

情境 1

根据小张现有的病史资料，下一步的诊疗方案是什么？

情境 2

1. 根据小张现有的检查结果，你可以给出哪些诊断？

2. 针对主诊断，体格检查可能还有什么发现？应做哪些处理措施？

情境 3

1. 为什么小张会突然出现目前的情况？

2. 小张的主要诊断是什么？

3. 对小张下一步的处理措施是什么？

4. 查体还可能发现什么体征？

情境 4

1. 什么是小腿骨筋膜室？

2. 小腿骨筋膜室综合征发生的机制是什么？

3. 如果该患者不及时切开减压，哪些症状提示骨筋膜室综合征进展？可能会有什么严重的后果？

4. 哪些部位的骨折应该警惕骨筋膜室综合征的发生？

5. 为什么小张的胫骨骨折从"外固定架"固定最后更换成"钢板"固定？

案例二　胖人的脊梁

【学习目标】

一、主要学习目标

1. 脊髓节段的概念。

2. 临床上肌力的分级标准，根据肌力表现对脊髓损伤进行初步定位。

3. 椎管的概念及椎管内主要解剖结构。

4. 临床上椎管狭窄的常见病因、临床表现及治疗原则。

二、一般学习目标

1. 临床上肌无力的鉴别诊断。

2. 黄韧带骨化的流行病学。

3. 黄韧带骨化的发病原因、临床表现、诊断标准。

4. 黄韧带骨化的影像学分型。

5. 黄韧带骨化的治疗方式。

6. 脊柱手术的常见入路选择，各自的优缺点。

7. 脊柱手术常见的固定方式。

8. 脊柱手术术后常见并发症及预防方式。

【问题提示】

情境 1

1. 慢性腰背痛可能的原因有哪些？

2. 对于徐阿姨的症状，需要考虑哪些可能的疾病，应当如何鉴别？

情境 2

1. 什么是脊髓节段？如何对脊柱的 X 线或 MRI 片进行脊椎节段的定位？

2. 临床上肌力的分级原则是怎样的？如何根据肌力对病变的部位进行大致定位？

3. 根据徐阿姨目前已有的病史信息及检查结果，首先考虑什么诊断？

4. 徐阿姨为什么会出现腰背酸痛、下肢乏力的症状？

5. 若要明确诊断，徐阿姨目前还应完善哪些检查？

情境 3

1. 如果你是医生，如何对徐阿姨解释她的疑惑？

2. 导致椎管狭窄的可能原因有哪些？

3. 椎管狭窄可能导致怎样的临床表现？

4. 黄韧带骨化可能的发病机制是什么？

5. 黄韧带骨化的诊断标准是怎样的？

6. 请给徐阿姨制订最佳治疗方案。

情境 4

1. 脊柱手术常见的入路有哪些？应当如何选择？各自有什么优缺点？

2. 如果你是刘医生，你打算在徐阿姨出院前和她沟通哪些内容？

3. 通过这个案例的学习，谈谈你的思考与感想。

案例三　脚踏实地

【学习目标】

一、主要学习目标

1. 骨筋膜室综合征的病因和发病机制。

2. 马蹄内翻足的发病机制、临床表现及治疗方案。

二、一般学习目标

1. 踝关节的解剖结构。

2. 足部的解剖结构。

3. 踝部的生物力学。

4. 足踝部病变的影像学检查。

5. 足踝部常见的畸形病变。

6. 踝关节内翻畸形的病因及发病机制。

7. 踝关节内翻畸形的手术治疗。

8. 踝关节畸形患者的常见并发症。

【问题提示】

情境 1

1. 林师傅第一次受伤时的可能诊断是什么?

2. 骨折的专有体征有哪些?

3. 骨折的早期并发症有哪些?

4. 创伤患者可能出现的"5P"体征指的是什么,用于鉴别诊断什么疾病?

5. 林师傅术后脚后跟上抬的原因是什么?

6. 林师傅只能左脚尖着地的病理生理学机制是什么?

7. 你认为应该做什么检查来明确诊断?

情境 2

1. 骨折切开复位内固定的适应证有哪些?

2. 骨折的晚期并发症有哪些?

3. 如何诊断骨折延迟愈合及不愈合?

4. 造成林师傅骨折不愈合的原因是什么?

5. 骨折不愈合的治疗方法有哪些?

6. 骨筋膜室综合征的常见后遗症有哪些?

7. 造成林师傅马蹄内翻足的病因是什么?

8. 马蹄内翻足的治疗方案有哪几种,其优缺点是什么?

情境 3

1. 预防性使用抗生素的指征有哪些?

2. 马蹄内翻足的手术方案有哪几种?

3. 手术风险主要有哪些?

4. 林师傅术后切口发黑的原因是什么?容易发黑的部位在哪里?

情境 4

1. 骨折愈合的标准是什么?

2. 林师傅何时能负重下地?

3. 林师傅何时可以重返岗位?

4. 林师傅手术植入的内固定需不需要拔除?

案例四　高枕真的无忧吗

【学习目标】

一、主要学习目标

1. 脊髓型颈椎病的临床表现。

2. 脊髓型颈椎病的诊断和鉴别诊断。

3. 脊髓型颈椎病的治疗和手术指征。

二、一般学习目标

1. 颈椎的解剖结构。

2. 脊髓型颈椎病的病因。

3. 颈椎病相关体格检查。

4. 脊髓型颈椎病的保守治疗方式。

5. 脊髓型颈椎病的手术治疗方式。

6. 脊髓型颈椎病的预后。

【问题提示】

情境 1

根据李大伯现有的病史资料，下一步的诊疗方案是什么？

情境 2

1. 根据症状、体征及检查结果，李大伯的主要诊断是什么？如何鉴别诊断？

2. 李大伯进一步的治疗措施是什么？

情境 3

李大伯进一步的治疗方案是什么？

情境 4

1. 脊髓型颈椎病的自然史有哪几种类型？

2. 脊髓型颈椎病的手术指征是什么？

3. 李大伯的预后如何？

案例五　包大爷的腰腿痛

【学习目标】

一、主要学习目标

1. 腰椎间盘突出症的临床表现及体格检查。

2. 腰椎间盘突出症的诊断和鉴别诊断。

3. 腰椎间盘突出症的治疗和手术指征。

二、一般学习目标

1. 腰椎神经根的解剖分布与支配范围。

2. 腰椎间盘突出症的病理生理机制。

3. 腰椎间盘突出症的阅片。

4. 腰椎间盘突出症的常见手术治疗方式。

5. 马尾综合征的临床表现及发生机制。

【问题提示】

情境 1

根据包大爷现有的病史资料，下一步的诊疗方案是什么？

情境 2

1. 根据包大爷现有的检查结果，可以给出哪些诊断？

2. 针对主诊断，体格检查可能还有什么发现？

3. 应给包大爷做哪些处理措施？

情境 3

1. 为什么给包大爷保守治疗后症状无法缓解？

2. 包大爷的主要诊断是什么？

3. 给包大爷下一步的处理措施是什么？

4. 查体还可能发现什么体征？

情境 4

1. 包大爷腰椎间盘突出症的病因和发病机制是什么？

2. 如果不及时手术治疗，哪些症状提示可能发生了马尾综合征，可能会有什么严重的后果？哪些节段和类型的腰椎间盘突出更容易发生马尾综合征？

3. 不同节段椎间盘突出症有哪些临床表现和体征区别？

4. 腰椎间盘突出症的手术适应证有哪些？手术方法有哪些？

5. 腰椎间盘突出症需要与哪些疾病进行鉴别诊断？

案例六 "拉门"惹的祸

【学习目标】

一、主要学习目标

1. 股骨颈骨折的病因及分型。

2. 股骨头的血供。

3. 股骨颈骨折的临床表现、诊断方法。

4. 股骨颈骨折的治疗及并发症的防治。

二、一般学习目标

1. 股骨颈的解剖学结构。

2. 骨质疏松症的定义、病因及发病机制。

3. 下肢深静脉血栓形成（DVT）的概念、诊断及预防。

4. 股骨颈骨折的并发症。

5. 人工股骨头置换和全髋置换术的优、缺点。

6. 骨质疏松的治疗。

7. 国家对骨折治疗的医保政策。

【问题提示】

情境 1

1. 为何赵大娘"扭伤"导致左髋疼痛，伤科药物外敷无效并加剧？

2. 月经史、饮食习惯及既往史对赵大娘的发病有何意义？

情境 2

1. 老年人询问病史时需要注意哪些问题？

2. 为何赵大娘"扭伤"会发生骨折？

3. 骨折的临床表现有哪些？

4. Bryant 三角和 Nelaton 线发生异常，有何意义？

5. 需要给赵大娘做哪些辅助检查以明确诊断？

6. 该患者的初步诊断是什么？应与哪些疾病相鉴别？

7. 月经史和既往史对骨质疏松有何意义？

情境 3

1. 赵大娘明确的诊断是什么？

2. 股骨颈骨折有哪些分型？

3. 心电图关于"左心室肥大伴 ST 段改变"的诊断标准是什么？

4. 如给予赵大娘保守治疗，可能有哪些并发症？

5. 给予赵大娘手术治疗，具体术式有哪些？

6. 国家对骨折治疗的医保政策如何？

情境 4

1. 半髋与全髋置换适应证的差别是什么？

2. 髋关节置换术的常用手术入路有哪些？

3. 髋关节置换术的并发症有哪些？

4. 赵大娘髋关节置换术后的康复训练有哪些注意事项？

5. 骨质疏松目前治疗的方法有哪些？

案例七　麻烦的肩膀痛

【学习目标】

一、主要学习目标

1. 肩袖的解剖和功能。

2. 肩袖损伤的病因、发病机制、症状和体征。

3. 肩袖损伤的影像学检查：X 线、关节造影、CT、磁共振成像、超声波、关节镜等。

4. 肩袖损伤的诊断与鉴别诊断。

5. 肩袖损伤的治疗方案。

二、一般学习目标

1. 肩关节功能解剖和生物力学特点。

2. 肩袖损伤非手术治疗与手术治疗的适应证。

3. 肩袖损伤修补术后的分期康复治疗。

4. 各阶段的康复目标。

5. 肩袖肌的稳定性训练。

【问题提示】

情境 1

1. 你认为杨阿姨可能得了什么病？

2. 肩袖损伤有哪些症状和体征？

情境 2

1. 患者诊断考虑什么？要与哪些疾病相鉴别？

2. 肩袖损伤如何分型、分期、分度？

3. 如何进行影像学评估？

情境 3

1. 肩袖损伤如何选择治疗方式?

2. 关节镜修复肩袖损伤的适应证与禁忌证有哪些?

情境 4

杨阿姨术后康复治疗需要注意什么问题?

案例八　护工的困惑

【学习目标】

一、主要学习目标

1. 病理性骨折的原因。

2. 骨肿瘤的影像学表现。

3. 骨肿瘤的诊断原则。

二、一般学习目标

1. 股骨颈的解剖学结构。

2. 骨折愈合过程。

3. 骨淋巴瘤的临床表现与治疗。

4. 骨肿瘤患者的医患沟通与人文关怀。

【问题提示】

情境 1

1. 腰椎间盘突出症的临床表现是什么?

2. 腰腿痛的鉴别诊断有哪些?

3. 腰椎间盘突出症如何治疗?该患者有手术指征吗?

情境 2

1. 该患者体检中的"4"字征、左股骨大粗隆处叩痛有何意义?

2. 该患者左髋疼痛,负重时加重有何提示意义?

3. 如果腰椎间盘突出症治疗有效,除了症状改善,体征会有何改变?

情境 3

1. 骨肿瘤有哪些临床表现?

2. 如何鉴别良、恶性骨肿瘤?

3. 骨肿瘤的诊断原则是什么?

4. X 线、CT、MRI 在骨肿瘤的诊断方面各有何优缺点?

5. 护工按常规搬运,患者为何发生骨折?

第十二章　急诊与重症医学

案例一　电击之殃

【学习目标】

一、主要学习目标

1. 现场心肺复苏的步骤。

2. 复苏有效的指标。

二、一般学习目标

1. 电击伤的现场急救流程。

2. 电击伤伤口的表现。

3. 除颤仪的操作流程。

4. 各型心律失常电除颤或电复律时的选用参数。

5. GCS 评分分度。

6. 脑水肿的治疗方案。

7. 目标体温管理相关内容。

8. 心搏骤停患者复苏后的神经功能预后评估。

9. 心搏骤停患者血钾的改变与产生机制。

10. 影响心肺复苏效果的因素。

11. 高压氧治疗呼吸心搏骤停昏迷与脑水肿的作用机制。

【问题提示】

情境 1

1. 作为医生，发现电击伤时，要如何处理？

2. 如果你是"120"调度员，如何帮助患者工友？

3. 该患者出现相关临床表现的主要病理生理机制是什么？

情境 2

1. 在救护车转运途中要注意哪些情况？

2. 在救护车上心肺复苏和普通心肺复苏有哪些区别？

3. 在基层医院无法进一步进行脑复苏时，如何与患者家属沟通？

情境 3

1. 作为急诊科医生，接诊该患者的评估流程是怎样的？

2. 该患者体检要注意哪些要点？

3. 根据最新的心肺复苏指南，如该患者心电监护一直提示心室颤动，抢救流程要怎样操作？

情境 4

1. 该患者的心搏骤停抢救和其他心源性心搏骤停抢救有什么不同吗？

2. 患者家属询问患者预后情况，你要如何判断并回答？

情境 5

1. 该患者的目标温度管理具体的流程和措施怎样？

2. 该患者出院告知的注意事项有哪些？

案例二　烦人的海鲜

【学习目标】

一、主要学习目标

1. 皮肤软组织感染的特点及分类。

2. 坏死性筋膜炎的临床表现、体征及治疗原则。

3. 创伤弧菌感染的特点、预后和治疗方案。

4. 脓毒性休克的病因、分期、始动环节、机体功能代谢变化与防治。

5. 脓毒性休克治疗中血管活性药物的合理选用。

二、一般学习目标

1. 皮肤软组织的解剖结构及感染分型。

2. 皮肤过敏与皮肤软组织感染的鉴别。

3. 坏死性筋膜炎的病原学特点。

4. 创伤弧菌的形态特征、流行病学特点及感染途径。

5. 脓毒症与脓毒性休克的诊断标准。

6. 创伤弧菌治疗与其他细菌所致坏死性筋膜炎治疗的异同。

7. 坏死性筋膜炎的抗生素选择。

8. 患者的心理疏导技巧与人文关怀。

【问题提示】

情境 1

1. 皮肤软组织感染的临床表现与局部体征是什么？

2. 过敏性疾病的临床表现与局部体征是什么？

3. 老李的临床表现是由过敏引起的吗？请说明原因。

4. 脓毒性休克的常见病因有哪些？有哪些始动环节参与脓毒性休克的发生？哪些因素可作为脓毒性休克发生的诱因？

情境 2

1. 如何通过生命体征评估老李的危重程度？

2. 如何根据生化检查及体征判断老李的病情？

3. 可作为休克状态诊断依据的临床表现和实验室检查有哪些？

4. 如何防治脓毒性休克？

情境 3

1. 老李的哪些临床表现和实验室检查结果符合脓毒性休克的表现？

2. 病原学检查对老李的治疗有何意义？

3. 老李在抢救室出现呼吸急促及肺底湿啰音的发生机制是什么？

4. 脓毒性休克对老李的心功能有何影响？

5. 外科医生为什么要立即给老李在床旁做手术？

6. 脓毒性休克早期液体复苏的原则是什么？

7. 在脓毒性休克治疗中应如何合理选用血管活性药物？

情境 4

1. 创伤弧菌感染有何地域特点？

2. 老李感染创伤弧菌的来源和感染途径是什么？

3. 在对老李的救治中如何进行人文关怀？

案例三　祸起黄蜂

【学习目标】

一、主要学习目标

1. 过敏性休克的临床表现。

2. 过敏性休克的病因、始动环节、机体的代偿反应及功能代谢变化与防治。

3. 超敏反应的类型与特点。

4. 蜂蜇伤所致肾损伤的发生机制与防治。

二、一般学习目标

1. 识别常见蜂的种类。

2. 不同蜂蜇伤后的自我急救方法。

3. 蜂蜇伤后需要紧急就医的情况。

4. 过敏性休克的治疗原则。

5. 蜂蜇伤和过敏性休克的用药方案。

6. 肾上腺素的使用方法。

7. 如何预防过敏。

8. 蜂毒的致病机制。

【问题提示】

情境 1

1. 冯某蜂蜇伤的临床表现有哪些？除此之外，冯某还可能出现哪些局部与全身性临床表现？

2. 什么是晕厥？冯某发生晕厥的可能原因有哪些？

3. 冯某对蜂蜇伤的现场处理措施是否适当？如何正确处理蜂蜇伤创口并进行现场救治？

4. 生活中可能遇到的引起过敏性休克的生物性毒素有哪些？

5. 蜂蜇伤后机体可能发生哪些类型的超敏反应？不同超敏反应有哪些不同的特征？介导不同超敏反应的免疫分子有何不同？

6. 过敏性休克的始动环节是什么？过敏性休克发生时机体出现哪些功能代谢变化和代偿反应？

情境 2

1. 判断高血压患者发生低血压的临界值是多少？可否根据冯某血压的降低判定休克

的发生？为什么？

2. 什么是风团样皮疹？引起风团样皮疹的常见病因有哪些？

3. 冯某的血常规检查为何出现白细胞升高？

4. 冯某的实验室检查出现了哪些异常？

5. 蜂蜇伤患者哪些临床表现（或实验检查异常）提示发生了肾损伤？蜂蜇伤引起肾损伤的可能机制有哪些？如何防治蜂蜇伤引起的肾损伤？

情境 3

1. 过敏性休克的防治原则是什么？

2. 如何正确使用肾上腺素？

3. 使用激素时，为何要加用质子泵抑制剂（PPI）？

4. 激素可引起哪些不良反应，如何避免？

5. 冯某在野外护林工作中需要采取哪些防护措施？需要携带哪些应急治疗药物？

6. 作为野外郊游的游客，在欣赏祖国壮美河山时如何规范自己的行为来维护护林人员的劳动成果并避免意外伤害？

案例四　一朝被蛇咬

【学习目标】

一、主要学习目标

1. 毒蛇咬伤的紧急处理方案。

2. 蛇咬伤中毒的临床表现、发生机制及治疗原则。

3. 毒蛇的分类及蛇毒毒素的分类。

二、一般学习目标

1. 根据齿痕辨别毒蛇和无毒蛇。

2. 毒蛇咬伤部位的清创消毒过程。

3. 蛇毒血液毒素的作用机制、治疗原则。

4. 蛇毒神经毒素的作用机制、治疗原则。

5. 季德胜蛇药的用法和用量。

6. 目前已有的抗蛇毒血清种类。

7. 抗蛇毒血清过敏患者的脱敏治疗方法。

8. 筋膜室综合征的临床表现及治疗方案。

9. 重症监护室患者的心理疏导与人文关怀。

【问题提示】

情境 1

1. 本地区常见的毒蛇有哪几种？

2. 被毒蛇咬伤如何进行紧急现场自救？

3. 在野外活动时如何预防蛇咬伤？

情境 2

1. 李大爷首次就诊时，有哪些情况应予以注意？

2. 如何根据齿痕辨别毒蛇和无毒蛇？

3. 为什么李大爷的左小腿肿胀明显，可见大量水疱，左侧足背动脉不能触及？

情境3

1. 分析医生对患者紧急处理方案的病理生理机制。

2. 蛇毒血液毒素的分类、作用机制及治疗原则是什么？

3. 季德胜蛇药的用法和用量如何？

4. 目前已有的抗蛇毒血清种类有哪些？

5. 抗蛇毒血清过敏患者的脱敏治疗有哪些方法？

情境4

1. 对李大爷的毒蛇咬伤部位如何进行清创消毒？

2. 筋膜室综合征的临床表现及治疗方案是什么？

3. 如何做好李大爷的心理疏导与人文关怀？

案例五　来自化工厂的工人

【学习目标】

一、主要学习目标

1. 化学性吸入性肺炎的临床表现。

2. 化学性吸入性肺炎的治疗原则。

3. 急性呼吸窘迫综合征（ARDS）的诊断标准及分度。

二、一般学习目标

1. 吸入性肺炎的 CT 表现。

2. 血气分析结果的解读。

3. 吸入性肺炎的氧疗原则。

4. 无创呼吸机相关参数的解读。

5. 有创机械通气模式的选择。

6. 激素的使用原则。

7. 抗生素的选择与使用。

8. 门诊随访内容。

【问题提示】

情境1

1. 徐某主要的临床表现是什么？

2. 呼吸困难的常见原因有哪些？

3. 硝酸有哪些化学特点？

情境2

1. 徐某被送至急诊抢救室，如果你是接诊医生，看到徐某当时的情况，最先采取的抢救措施是什么？

2. BiPAP 无创呼吸机的应用指征和禁忌证是什么？BiPAP 呼吸机各参数的意义是什么？结合该病例，各参数如何调整？

情境 3

1. 医生诊断徐某存在"急性呼吸衰竭"，诊断的依据是什么？

2. 徐某发生呼吸衰竭的病理生理机制是什么？

3. 激素有哪些药理作用和不良反应？在该病例中应用的主要目的是什么？该疾病激素如何应用？疗程要多久？

4. 如何做抗生素皮试？如何判读皮试结果？

5. 徐某的肺部 CT 影像学有哪些特点？

6. 辅助检查有哪些目标分类？

情境 4

1. 徐某 BiPAP 呼吸机何时可以撤离？评估的标准是什么？

2. 徐某如果在入院第 4 天出现高热，体温达 39℃，伴有畏寒、寒战，请问最先需考虑的原因是什么？

案例六　夏日的"隐形杀手"

【学习目标】

一、主要学习目标

1. 中暑的分类。

2. 热射病的分型、临床表现及诊断标准。

二、一般学习目标

1. 热射病的易感因素、发病机制与器官功能改变。

2. 持续热暴露过程中机体核心温度变化的时相及引起体温过高的主要机制。

3. 热射病的现场急救措施。

4. 热射病的治疗原则。

5. 热射病的液体治疗及降温措施。

6. 热射病患者器官功能的维持及并发症的防治。

7. 热射病的预防措施。

【问题提示】

情境 1

1. 哪些易感因素导致该患者发病？其主要临床表现是什么？

2. 意识障碍的常见病因有哪些？哪些机制导致该患者中枢神经系统功能异常？

3. 依据临床症状轻重程度，中暑分哪几类？该患者属于哪一类中的何种类型？

4. 中暑的现场急救措施有哪些？

情境 2

1. 老张的主要体征和可能的辅助检查结果有哪些？

2. 老张可能出现哪些器官功能的改变？简述这些改变的发生机制。

情境 3

1. 当老张被送至急诊抢救室，若你是接诊医生，会首先采取哪些抢救措施？

2. 可用于老张的降温措施有哪些？非甾体抗炎药能否用于老张的降温？请说明理由。

3. 中暑导致机体体温过高的发生机制是什么？

情境 4

1. 医生对老张进行床旁 CRRT 的目的是什么？试述老张体内相关病理过程的发生机制。

2. 在对老张的治疗过程中需要采取哪些措施以维持器官的功能，减少并发症的发生？

3. 如果你是工厂负责人，应如何避免此类"事故"的发生？

案例七　刻不容缓

【学习目标】

一、主要学习目标

1. 急性冠脉综合征的分类。

2. 急性心肌梗死的诊断标准。

3. 典型急性心肌梗死的心电图表现。

4. 急性心肌梗死的治疗原则。

5. 心肌收缩功能障碍的机制。

6. 心源性休克的病因、始发环节和临床表现。

7. 冠状动脉不同分支的供血范围。

二、一般学习目标

1.《2020 版心肺复苏指南》的基础生命支持措施。

2. 判断气管插管是否在气管内的方法。

3. 肾上腺素的使用方法。

4. 心室颤动心电图的表现与处理。

5. 电除颤的能量选择及操作。

6. ECMO 的概念。

7. ECMO 的适应证及禁忌证。

8. ECMO 的常见并发症。

9. 急性心肌梗死患者出院后的门诊随访内容。

【问题提示】

情境 1

1. 急性胸痛的病因有哪些？哪些病因引起的胸痛可危及生命？

2. 急性心肌梗死的胸痛特点有哪些？

3. 在等待救护车到来前，刚子及家属该如何自救？

4. 刚子存在哪些发生急性心肌梗死的危险因素及诱因？

情境 2

1. 救护车到达后，需要了解刚子哪些情况？

2. 救护车转运途中需注意哪些情况？

3. 刚子表现出透不过气、心音低钝的原因是什么？试述其发生机制。

4. 刚子的哪些临床表现提示发生了心源性休克？他存在哪些可能病因，通过怎样的始发环节触发了心源性休克的发生？

情境 3

1. 刚子突发神志不清，需要考虑哪些病理过程？

2. 神志不清需要检查哪些体征？

情境 4

1. 院内危重患者转运途中有哪些注意事项？

2. 为何冠状动脉左主干闭塞病情最危重？

3. 简述冠状动脉血流分级。

情境 5

1. 停止 CRRT 的指标有哪些？

2. 如何对该患者进行出院后宣教？

案例八　爱生闷气的张大爷

【学习目标】

一、主要学习目标

1. 有机磷农药的毒理学作用及中毒机制。

2. 急性有机磷中毒的临床表现。

3. 急性有机磷中毒的急救原则。

二、一般学习目标

1. 有机磷中毒的鉴别诊断。

2. 有机磷中毒的严重程度分度。

3. 有机磷农药的毒性分型。

4. 清除毒物的方法。

5. 洗胃的原理及是否有效的评估方法。

6. 中间综合征的临床表现。

7. 阿托品化的指标。

8. 如何预防有机磷中毒。

9. 医患沟通及家庭人文关怀。

【问题提示】

情境 1

1. 张大爷主要的临床表现是什么？

2. "意识障碍"的常见病因有哪些？其发生机制是什么？

3. 农药进入人体的途径有哪些？急性农药中毒的一般处理原则是什么？敌敌畏属于哪种类型的农药？该类型的农药有哪些毒理学特点？

情境 2

1. 当张大爷被送至急诊抢救室时，如果你是接诊医生，看到张大爷的情况，最先采取的抢救措施是什么？

2. 急性有机磷农药中毒有哪些临床表现？该患者出现了哪些临床表现？急性有机磷农药中毒严重程度如何划分？中毒的机制是什么？

3. 阿托品有哪些药理作用？

4. 急性有机磷农药中毒时如何使用阿托品？需要多少剂量？如何评估？

5. 如何应用急性有机磷农药中毒复能剂？

情境3

1. 洗胃如何操作？需要注意哪些方面？

2. 血液净化治疗包括哪些种类？该患者应采取哪种方式？

情境4

1. 何谓呼吸衰竭？急性有机磷农药引起呼吸衰竭的原因和机制是什么？回顾张大爷的抢救过程，引起呼吸衰竭的原因最可能是什么？

2. 有机磷农药中毒复能剂如何停药？需要等胆碱酯酶完全恢复正常才停药吗？

3. 通过医生的积极抢救，张大爷成功脱离危险，顺利出院。如果你是张大爷的儿子，如何避免这样的"悲剧"发生？

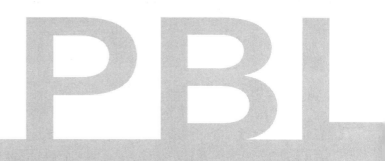

参考文献

[1] 曹永孝. 器官 – 系统整合课程 PBL 教程. 北京：人民卫生出版社，2015.

[2] 董卫国. 临床医学 PBL 教程. 北京：人民卫生出版社，2015.

[3] 夏强，钱睿哲. 生物医学 PBL 教学案例集. 北京：人民卫生出版社，2016.

[4] 李宗芳，狄文. 临床医学 PBL 教学案例集. 北京：人民卫生出版社，2016.

[5] 陈永平，程明亮，邓存良. 传染病学（案例版）. 2 版. 北京：科学出版社，2017.

[6] 中华医学会糖尿病学分会. 中国 2 型糖尿病防治指南（2017 年版）. 中华糖尿病杂志，2018，10（1）：4–67.

[7] 中华医学会内分泌学会. 原发性醛固酮增多症诊断治疗的专家共识. 中华内分泌代谢杂志，2016，32（03）：188–195.

[8] 金可可，诸葛启钏，王万铁，等. 基础与临床医学整合课程 PBL 教程. 杭州：浙江大学出版社，2021.

[9] 金可可，邱晓晓，许益笑. 中国医学教育 PBL 案例库. 北京：人民卫生出版社，2021.

郑重声明

高等教育出版社依法对本书享有专有出版权。任何未经许可的复制、销售行为均违反《中华人民共和国著作权法》，其行为人将承担相应的民事责任和行政责任；构成犯罪的，将被依法追究刑事责任。为了维护市场秩序，保护读者的合法权益，避免读者误用盗版书造成不良后果，我社将配合行政执法部门和司法机关对违法犯罪的单位和个人进行严厉打击。社会各界人士如发现上述侵权行为，希望及时举报，我社将奖励举报有功人员。

反盗版举报电话　　(010) 58581999　58582371

反盗版举报邮箱　　dd@hep.com.cn

通信地址　　北京市西城区德外大街4号　高等教育出版社法律事务部

邮政编码　　100120

读者意见反馈

为收集对教材的意见建议，进一步完善教材编写并做好服务工作，读者可将对本教材的意见建议通过如下渠道反馈至我社。

咨询电话　　400-810-0598

反馈邮箱　　gjdzfwb@pub.hep.cn

通信地址　　北京市朝阳区惠新东街4号富盛大厦1座　高等教育出版社总编辑办公室

邮政编码　　100029

防伪查询说明

用户购书后刮开封底防伪涂层，使用手机微信等软件扫描二维码，会跳转至防伪查询网页，获得所购图书详细信息。

防伪客服电话　　(010) 58582300